Institut für Biologische Chemie und Ernährungswissenschaft
Fachgebiet Pharmakologie und Toxikologie der Ernährung
Universität Hohenheim
Prof. Dr. med. H. G. Classen

Institut für Klinische Chemie und Laboratoriumsmedizin
Katharinenhospital Stuttgart
Prof. Dr. med. J. D. Kruse-Jarres

Methode zur Bestimmung der Spurenelementversorgung

Untersuchung bei Patienten mit Diabetes mellitus

Dissertation
zur Erlangung des Grades eines Doktors der Naturwissenschaften

der Fakultät I
Allgemeine und Angewandte Naturwissenschaften
der Universität Hohenheim

von
Margarete Rükgauer-Flusche
aus Künzelsau
1999

D 100

Dissertation Universität Hohenheim

Institut für Biologische Chemie und Ernährungswissenschaft, Fachgebiet Pharmakologie und Toxikologie der Ernährung, Prof. Dr. med. H. G. Classen

und

Institut für Klinische Chemie und Laboratoriumsmedizin, Katharinenhospital Stuttgart, Prof. Dr. med. J. D. Kruse-Jarres

Die vorliegende Arbeit wurde am 28. April 2000 von der Fakultät I – Allgemeine und Angewandte Naturwissenschaften – der Universität Hohenheim als „Dissertation zur Erlangung des Grades eines Doktors der Naturwissenschaften" angenommen.

Tag der mündlichen Prüfung: 16. Juni 2000

Dekan:	Prof. Dr. K. Bosch
Berichterstatter:	Prof. Dr. H. G. Classen
Mitberichterstatter:	Prof. Dr. J. D. Kruse-Jarres
3. Prüfer:	Prof. Dr. K. Biesalski

Margarete Rükgauer-Flusche

METHODE ZUR BESTIMMUNG DER SPURENELEMENTVERSORGUNG

Untersuchung bei Patienten mit Diabetes mellitus

ibidem-Verlag
Stuttgart

Die Deutsche Bibliothek - CIP-Einheitsaufnahme:

Ein Titeldatensatz für diese Publikation ist bei
Der Deutschen Bibliothek erhältlich

∞

Gedruckt auf alterungsbeständigem, säurefreien Papier
Printed on acid-free paper

ISBN: 3-89821-046-4

Printed in Germany

1 Einleitung

Die 4 für den Menschen essentiellen Spurenelemente Chrom, Kupfer, Selen und Zink sind an lebenswichtigen biologischen Prozessen beteiligt, beispielsweise an Schaltstellen des Zellstoffwechsels, der DNA- und RNA-Synthese, der Erhaltung der Membranintegrität und der Entgiftung von hochreaktiven Sauerstoffverbindungen. Die Wirkungsmechansimen der Spurenelemente bei diesen Vorgängen sind unterschiedlich, sie können am Beispiel von Zink in drei Bereiche eingeteilt werden [Kruse-Jarres, 1999]:

1. katalytische Funktionen als Bestandteil von Enzymen, Metalloenzymen und Metalloproteinen,

2. regulatorische Einflüsse auf Hormone, die Transkription von Genen, die zelluläre und humorale Abwehr sowie auf antioxidative Schutzsysteme,

3. stabilisierende Funktionenen zur Aufrechterhaltung der Quartärstruktur von Enzymen sowie zum Schutz von Membranen und Strukturen.

Chrom ist integraler Bestandteil eines Glukosetoleranzfaktors, der die Wirkung von Insulin verbessert [Mertz et al., 1959]. Kupfer ist in Oxidoreduktasen vor allem am Aufbau von Bindegewebe, bei der Energiegewinnung, beim Eisenstoffwechsel sowie bei Wachstum und Reproduktion beteiligt [Arnaud, 1993a]. Selen wird als Radikalfänger von Peroxiden u. a. auch eine antikarzinogene, protektive und immunstimulierende Wirkung zugesprochen [Zumkley, 1988; Neve et al., 1985]. Zink spielt eine bedeutende Rolle bei über 200 biochemischen Reaktionen des Stoffwechsels, des Wachstums und der reproduktiven Entwicklung [Rimbach et al., 1996]. Außerdem wirkt es antioxidativ, membranstabilisierend, immunstimulierend und möglicherweise antiatherogen. Ein Mangel an Spurenelementen führt vielfach zu allgemeinen Symptomen, wie beispielsweise Wachstumsstörungen, Unwohlsein, Appetitverlust, Anämie, Infektionen und Hautveränderungen. Veränderungen im Spurenelementhaushalt können einmal primär durch Mangeldiät oder Malabsorption entstehen, aber auch sekundär durch andere Krankheiten, wie beispielsweise durch Pankreas- und Niereninsuffizienz oder Diabetes mellitus.

Zur besseren Übersicht wurde die physiologische und pathophysiologische Bedeutung der Spurenelemente Chrom, Kupfer, Selen und Zink in einer Tabelle zusammengefaßt (Tabelle 1).

Tabelle 1: Physiologische und pathophysiologische Bedeutung der Spurenelemente Chrom, Kupfer, Selen und Zink

	Chrom	Kupfer	Selen	Zink
Beteiligung und Funktionen	Baustein des (hypothetischen) Glukosetoleranzfaktors	Cytochrom-C-Oxidase Superoxiddismutase Tyrosinase Lysyloxidase Uricase Monoaminoxidase Phenolase Ceruloplasmin	Gluthationperoxidasen Typ-I-Iodthyronin-Deiodase Thioredoxinreduktase Selenoprotein P	Oxidoreduktasen (LDH, Malat-, Alkohol-, Glutamat-DH, SOD) Transferasen (DNA-, RNA-Polymerase, Glukokinase, Tymidinkinase) Hydrolasen (AP, Carboxypeptidase) Lyasen (Enolase), Isomerasen Ligasen (Pyruvatcarboxylase) Einfluß auf Hormone (Thymulin, Insulin, Sexual-, Steroid-, Wachstumshormon), Integrität von Membranen und Strukturen Humorale und zelluläre Immunität Metallothionein
Ursachen des Mangels	Mangeldiät Malabsorption Totale parenterale Ernährung	Mangeldiät Malabsorption Totale parenterale Ernährung Steroidtherapie Hypoproteinämie M. Wilson Kwashiorkor Menkes-Syndrom Nephrotisches Syndrom Chronische Zinksupplementation	Mangeldiät Malabsorption Totale parenterale Ernährung Verbrennungen Störungen im Aminosäurestoffwechsel (Phenylketonurie, Ahornsirupkrankheit)	Mangeldiät („Junk-Food") Malabsorption Totale parenterale Ernährung Chronisch entzündliche Darmerkrankungen (Zöliakie, M. Crohn) Alkoholismus Pankreasinsuffizienz Nierenerkrankungen Diabetes mellitus Gewebeverletzung, Infektionen Acrodermatitis enteropathica Medikamente (Chelatbildner) Kupferbelastung
Symptome bei Mangel	Gestörte Glukosetoleranz Insulinresistenz Hypertriglyzeridämie	Hypochrome Anämie Verminderte Pigmentierung Osteoporose Dermatitiden Hyperalbuminämie Anorexie Wachstumsstörungen Neurologische und psychische Veränderungen	Kardiomyopathie (Keshan Disease) Skelettmuskelmyokardie Muskeldystrophie Pseudoalbinismus Wachstumsverzögerung Erythrozytäre Makrozytose Kashin-Beck-Krankheit Krebsrisiko? Infarktrisiko? Arterioskleroserisiko?	Wachstumsverzögerung Hypogonadismus Verzögerte Wundheilung Infektionen Durchfälle, Haarausfall Ekzematische Dermatiden Anorexie, Kachexie Geschmacks-, Geruchsstörung Lethargie, Depressionen
Symptome bei Intoxikationen	Chrom (VI): Durchfälle, Nierenversagen Schleimhautveränderungen Ulzerationen, Kanzerogen ?	Übelkeit Krämpfe Nierenversagen	Knoblauchgeruch der Atemluft Erbrechen, Durchfall Leberschaden Rhythmusstörungen	Fieber, Erbrechen Magenkrämpfe, Diarrhöe Kopfschmerzen, Lungenödem Nekrotische Pneumonie

1.1 Diabetes mellitus

Der Begriff „Diabetes mellitus“ umfaßt eine heterogene Gruppe von Krankheitsbildern, die sich in Ätiologie, Pathogenese, Genetik und dem klinischen Bild unterscheiden. Ihre Gemeinsamkeit besteht in einen absoluten oder relativen Mangel an Insulin mit einer daraus resultierenden Hyperglykämie (Plasma-Glukose nüchtern über 120 mg/dl und / oder postprandial über 200 mg/dl) [Kerner, 1998].

1.1.1 Einteilung und Therapie

Der Diabetes mellitus wird klassifiziert in Typ 1 und Typ 2, letzterer wurde in der Zeit, als die vorliegende Arbeit durchgeführt wurde, weiter unterteilt in Typ 2a und Typ 2b.

Bei Diabetes Typ 1 kommt es infolge einer genetischen Fehlanlage oder einer Autoimmunerkrankung zur Zerstörung der Langerhans´schen Inseln im Pankreas und somit zu einer fehlenden bzw. erliegenden Insulinsekretion (absoluter Insulinmangel). Die Manifestation der Krankheit erfolgt meist im jugendlichen Alter bis zum 30. Lebensjahr. Sie hat einen Anteil von unter 10% an allen Diabetikern und ist zu 3 – 6% genetisch bedingt [Thews et al., 1991].

Der Diabetes Typ 2b ist zumeist assoziiert mit (stammbetonter) Adipositas und häufig Teil eines sogenannten Metabolischen Syndroms, zu dem weiter Hypertonie, Dyslipoproteinämie und Hyperurikämie gehören. Ursache der Erkrankung ist eine Insulinresistenz durch Insulinrezeptordefekte, woraus sich ein relativer Insulinmangel ergibt und zur Metabolisierung von Glukose höhere Insulinspiegel benötigt werden. Ein Hyperinsulinismus erhöht das Hungergefühl und führt in der Folge zur (fortschreitenden) Adipositas und weiteren Schädigung von Rezeptoren. Mit zunehmendem Hyperinsulinismus erhöht sich so die Insulinresistenz bis die Kapazität der Inselzellen erschöpft ist und die Einstellung der Insulinproduktion zu einem absoluten Insulinmangel, klassifiziert als Diabetes Typ 2a, führt. Zur Gruppe der Typ-2-Diabetiker (Typ 2a und 2b) gehören 90% aller Diabetiker. Die Ursache für die konstitutionelle

Insulinresistenz sind Erbfaktoren (Prädisposition zu mindestens 50% erblich bedingt) und für die erworbene Insulinresistenz v. a Übergewicht, Fettstoffwechselstörungen und physische Inaktivität.

Die Therapie des Diabetes Typ 2b besteht in erster Linie in einer Diät zur Beseitigung der Adipositas und zur Verminderung der Insulinresistenz. Die Hyperglykämie wird mit oralen Antidiabetika behandelt, die entweder die intestinale Glukoseresorption verzögern (z. B. Acarbose), oder die Resorption und die Gluconeogenese hemmen bzw. die Glukoseaufnahme in die Zelle fördern (z. B. Biguanide) oder die Insulinsekretion stimulieren (Sulfonylharnstoffe). Als weiterer Schritt der Behandlung erfolgt die kombinierte Gabe einer Insulindosis täglich zusammen mit oralen Antidiabetika. Zur Therapie des Diabetes Typ 1 und Typ 2a (mit absolutem Insulinmangel) wird oft 2 bis 4 mal täglich eine feste Dosis eines Mischinsulins verabreicht (konventionelle Therapie). Die beste Stoffwechseleinstellung wird jedoch durch Gabe eines basalen Verzögerungsinsulins mit Bolusgaben für den postprandialen Spitzenbedarf erreicht (intensivierte konventionelle Therapie).

1.1.2 Biochemie und Pathophysiologie

Die Wirkung von Insulin besteht neben Membraneffekten, die die Aufnahme von Glukose in Fett- und Muskelzellen bewirken, in metabolischen Effekten auf die Enzyme des Kohlenhydrat-, Fett- und Eiweißstoffwechsels im Sinne anaboler Prozesse (Glykogen-, Lipid- und Proteinsynthese) und der Drosselung kataboler Prozesse. Die unzureichende Glukoseverwertung von Muskel- und Fettzellen beim Diabetes mellitus führt, zusammen mit einem verstärkten Glykogenabbau und einer verstärkten Gluconeogenese aus Aminosäuren in der Leber, zum Anstieg der Glukosekonzentration im Blut und zur Ausscheidung von Glukose im Urin. Die Biosynthese von Proteinen und Triglyzeriden ist reduziert und ihr Abbau gesteigert. Dadurch wird das Angebot an Fettsäuren erhöht und die Bildung von Ketonkörpern in der Leber stimuliert [Müller, 1982]. Insulin regt ferner die renale Natriumrückresorption an, woraus eine Zunahme des extrazellulären Volumens resultiert, es aktiviert das sympathische Nervensystem und fördert über spezielle Insulinrezeptoren an der Arterienwand die Proliferation von Muskelzellen [Stout, 1987]. Der Hyperinsulinismus nimmt somit auch Einfluß auf die Pathogenese der Arteriosklerose.

Das wichtigste pathogen wirksame Merkmal der Hyperglykämie ist die vermehrte nichtenzymatische Glykosilierung von Proteinen (Enzyme, Transportproteine, Lipo- und Basalmembranproteine). Die Glykosilierung von Plasmaproteinen erreicht nach kurzer Zeit ein Gleichgewicht und ist reversibel [Brownlee et al., 1988], während langlebige Proteine (z. B. Kollagen) und Membranproteine durch chemische Umlagerungen irreversible „Advanced Gylcolysation Endproducts“ (AGEs) bilden, die ein Leben lang in den Gefäßwänden akkumulieren. Diese Verbindungen sind die Ursache für die Vernetzung extrazellulärer Proteine, die Störung der Basalmembranfunktion und die Stimulation wachstumsfördernder Zytokine [Rösen, 1999]. Sie tragen daher zur Entwicklung einer Mikroangiopathie bei.

Zur Entstehung von reaktiven Sauerstoffverbindungen können beim Diabetes mellitus neben der nichtenzymatische Glykosilierung von Proteinen, die Autooxidation von Glukose, Veränderungen im Energiemetabolismus sowie lokale Gewebezerstörung durch Hypoxie beitragen [Leonhardt, et al., 1997; Baynes, 1991]. Als Beispiel sei die Folgereaktion der nichtenzymatischen Glykosilierung von HbA_{1c} mit Disauerstoff genannt, bei der Superoxidanionradikale entstehen [Monboisse et al., 1990]. Aus der höheren Produktion von freien Radikalen, dem höheren Verbrauch von Reduktionsäquivalenten und / oder der verminderten Effizienz von Radikalfängersystemen resultiert ein vermehrter oxidativer Streß [Wolff, 1990]. Dadurch kommt es zu einer Peroxidation von ungesättigten Membranlipiden, die u. a. zu einer verringerten Zellmembranfluidität bis hin zum Zelluntergang und somit zu einer Schädigung des Gefäßendothels führen kann. Die Peroxidation von Lipiden in LDL-Partikeln (Low-Density-Lipoproteine) spielt eine wichtige Rolle in der verstärkten Atherogenese bei Diabetes mellitus [Ross, 1993]. Durch oxidierte LDL-Partikel und Superoxidanionen wird das NO-Synthase-System inaktiviert, was sich in einer beschleunigten Entwicklung atherosklerotischer Läsionen äußert [Rösen, 1997]. Weitere radikalinduzierte Reaktionen führen zu DNA-Strangbrüchen und zur chemischen Modifizierung von Proteinen.

1.1.3 Folgeerkrankungen

Die akuten Gefahren des Diabetes mellitus bei absolutem Insulinmangel liegen in einer Stoffwechselentgleisung mit einer vermehrten Ausscheidung von Glukose, Ketonkörpern und Elektrolyten im Urin. In der Folge kann es zu einer metabolischen Azidose und zum ketoazidotischen Koma kommen oder durch Dehydratation zu einem hyperosmolaren Koma.

Langfristig führt die anhaltende Stoffwechselstörung neben einer vielfach beobachteten verminderten Infektabwehr zur Schädigung von Gefäßen und peripheren Nerven. Die diabetesbedingten Folgeerkrankungen werden unterteilt in

1. unspezifische Makroangiopathien (Koronare Herzkrankheit, zerebrale und periphere Verschlußkrankheiten), die einen Infarkt oder Apoplex zur Folge haben können. Sie treten bei Typ-1-Diabetikern häufig schon als Früharteriosklerose auf und sind dann bereits als Verdickung der Carotiswand zu diagnostizieren [Frost et al., 1994],
2. diabetische Mikroangiopathien (Retinopathie und Nephropathie), die zu Erblindungen oder Beeinträchtigungen der Nierenfunktion führen können [Thews et al., 1991] und vor allem durch Glykosilierung von Strukturproteinen und glomerulären Basalmembranproteinen in peripheren Gefässen entstehen,
3. diabetische Neuropathien (Polyneuropathie, autonome Neuropathie und Fußkomplikationen), die sich nach unterschiedlicher Diabetesdauer – oft frühzeitig und auch bei guter Einstellung – entwickeln können.

Hyperinsulinismus, Adipositas, Hyperlipidämie und Hypertonie sind neben der Hyperglykämie bei dieser Stoffwechselerkrankung weitere Risikofaktoren einer vermehrten Morbidität und Mortalität durch renale und kardiovaskuläre Erkrankungen. Eine gute Diabetes- und Blutdruckeinstellung vermag das Risiko für diabetische Folgeschäden zu vermindern, ein Schwellenwert zur Vermeidung von Schäden konnte jedoch auch in großen Studien nicht ermittelt werden [UKPDS 33, 1998; UKPDS 38, 1998; DCCT Research Group, 1993].

1.2 Bedeutung der Spurenelemente bei Diabetes mellitus

1.2.1 Chrom

Chromhaltige Enzyme sind nicht bekannt (Bedeutung und Funktionen s. Tabelle 1). Die Essentialität des Elements liegt in seiner Beteiligung am Glukosemetabolismus als Baustein des (hypothetischen) Glukosetoleranzfaktors [Elwood, 1983, Mertz et al., 1959], dessen genaue Struktur noch immer nicht aufgeklärt ist. Allerdings wurde kürzlich ein möglicher Mechanismus für die Verstärkung der Insulinwirkung beschrieben: Danach stimuliert Insulin die Beladung eines Oligopeptids (LMWCr) mit 4 Chromionen, letzteres verstärkt dann umgekehrt den Insulineffekt. So war in Anwesenheit von Chrom die Tyrosin-Kinase-Aktivität des Insulinrezeptors in der Membran von Rattenadipozyten um das 8-fache erhöht [Vincent, 1999; Davis et al., 1997].

Die tägliche Chromaufnahme mit der Nahrung ist nach Anderson in den USA und in den meisten Industrienationen suboptimal [1997a]. Bei Diabetikern war zwar die enterale Resorption von Chrom erhöht, die Fähigkeit der Nutzung sowie die Gewebekonzentration jedoch vermindert und die renale Ausscheidung erhöht [Anderson, 1997b]. Bei diabetischen Ratten fand sich zwar ebenfalls eine vermehrte Aufnahme und Ausscheidung von Cr-50, der Chromgehalt von Organen und Geweben war gegenüber normalen Ratten aber unverändert [Feng et al., 1998].

Ein Chrommangel, erzeugt durch eine Mangelernährung, führte bei Ratten zu erhöhten Konzentrationen von Glukose, Triglyzeriden und Cholesterin im Blut, die Parameter normalisierten sich nach Chromgaben wieder [Wolliscroft et al., 1977]. Bei Patienten mit totaler parenteraler Ernährung ohne Chromsubstitution wurden diabetesähnliche Symptome beobachtet, die durch Chromsuppelmentation reversibel waren [Jeejeeboy et al., 1977]. Nach einer Chrommangeldiät zeigten Patienten mit Hyperglykämie eine starke – durch Chromzufuhr reversible – Zunahme der Glukose- und Insulinkonzentration im Plasma, während bei Kontrollpersonen keine Effekte auftraten [Anderson et al., 1991].

Der Sicherheitsbereich für die Gabe von trivalentem Chrom ist hoch, denn Symptome einer Intoxikation bei einer Zufuhr bis 1 mg pro Tag (Tagesdosis zur Erhaltung der Körperspeicher: 33 µg [WHO, 1996]) wurden bislang nicht dokumentiert [Anderson, 1997a]. Jedoch wurde die Aktivität der Superoxiddismutase in vitro proportional zu einer hohen Chrom-VI-Konzentrationen (0,16 bis 0,33 mg/l in der Reaktionslösung) gehemmt [Shainkin-Kestenbaum et al., 1991]. Seit vor 40 Jahren in Tierexperimenten gezeigt wurde, daß Chrom einer Insulinresistenz entgegenwirkt [Mertz et al., 1959], fanden wegen der geringen Toxizität von Chrom zahlreiche Untersuchungen zum Nutzen einer Chromsupplementation statt. Viele Autoren berichteten nach Chromgaben von positiven Effekten auf den Glukose-, Insulin- und Lipidstoffwechsel bei Typ-1- und Typ-2-Diabetikern [Anderson et al., 1997c; Abraham et al., 1992], andere Untersucher ermittelten bei Typ-2-Diabetikern in einer doppelblind, plazebokontrollierten Studie [Lee et al., 1994] und bei gesunden Senioren [Offenbacher et al., 1985] keine Unterschiede in den Glukose- und Cholesterinkonzentrationen. Negative Wirkungen durch eine orale Supplementation wurden nicht beschrieben [Hathcock, 1997].

1.2.2 Kupfer

Kupfer ist Bestandteil zahlreicher Oxidoreduktasen (Bedeutung und Funktionen s. Tabelle 1). Eine besondere Bedeutung im diabetischen Stoffwechsel hat die antioxidativ wirksame, zytosolische kupfer-/zinkhaltige Superoxiddismutase, die die Umsetzung von Superoxidanionradikalen zu Disauerstoff und Wasserstoffperoxid katalysiert. Bei einem In-vitro-Versuch wurde die Aktivität der Superoxiddismutase durch Glykosilierung (Glukosekonzentration: 10 – 100 µM) um bis zu 40% gehemmt [Oda et al., 1994]. Coeruloplasmin fungiert als Haupttransportprotein für Kupfer im Plasma, als Akute-Phase-Protein und als Radikalfänger von Superoxidanionen. Durch seine Ferroxidaseaktivität nimmt es Einfluß auf die Eisenhomoöstase und die Hemmung der eiseninduzierten Lipidperoxidation [Uauy et al., 1998; Cunningham et al., 1995].

Mechanismen der Resorption und Exkretion regulieren den Kupfergehalt im Körper streng, woraus ein relativ kleiner und konstanter Körperpool resultiert

[Turnland, 1998]. Die Konzentrationen von Kupfer im Plasma/Serum sind von zahlreichen biologischen und pathologischen Faktoren abhängig, sie liegen beispielsweise bei am Morgen höher als am Abend, beim weiblichen Geschlecht höher als beim männlichen und nehmen mit dem Alter zu [Milne, 1998].

In Tierversuchen beobachteten erstmals 1934 Keit und Nelson bei einem nutritiv erzeugten Kupfermangel eine gestörte Glukosetoleranz. Bei 2 Männern wurde nach einer Kupferdepletion eine durch Kupfersupplementation reversible Glukoseintoleranz festgestellt [Klevay et al., 1996]. Ein Kupferdefizit äußert sich in einer verminderten Aktivität der Superoxiddismutase, der Glutathionperoxidase sowie der Katalase und ist damit mit einem erhöhten oxidativen Streß verbunden [Klevay, 1998].

Ein hoher Kupferspiegel wird gefunden bei Streß, Schwangerschaft, Infektionen, inflammatorischen Prozessen, M. Parkinson oder Diabetes mellitus [Beshgetoor et al., 1998; Milne, 1998]. Wie Eisen, so kann auch Kupfer in vitro die Bildung von reaktiven Sauerstoffspezies katalysieren. Außerdem wird durch Kupferionen die Oxidation von isolierten LDL-Partikeln durch eine Radikalkettenreaktion unter Bildung von Lipidperoxid- und Lipidoxidradikalen aufrechterhalten [Leonhardt et al., 1997]. Die Inkubation von Kollagen mit Glukose führte in Abhängigkeit von der Konzentration an Kupferionen zu einer höheren Akkumulation von Advanced Gylcolysation Endproducts [Sajithlal et al., 1998]. Damit übereinstimmend zeigten epidemiologische Studien einen Zusammenhang zwischen erhöhten Kupferkonzentrationen im Serum und einer beschleunigten Progression der Arterioskleose [Salonen et al., 1982].

1.2.3 Selen

Selen nimmt als Bestandteil verschiedener Glutathionperoxidasen [Behne et al., 1995] direkt am katalytischen Prozeß der Reduktion von Hydro- und Lipidperoxyden mit Glutathion teil und dient damit dem Schutz vor Peroxidradikalbildung und der Erhaltung der Integrität von Membranen und Strukturen. Je höher die Zufuhr an Selen, desto höher ist – bis zum Erreichen eines Sättigungsplateaus – die Aktivität des Enzyms in verschiedenen Geweben [Gramm et al., 1995]. Selenoprotein P, ein selenhaltiges Plasmaprotein, ist möglicherweise ebenfalls an Redoxreaktionen beteiligt [Akesson et al., 1994]. Des weiteren spielt das Element bei der Umsetzung von Trijodthyronin zu Thyroxin, im Häm-Metabolismus und bei der Spermatogenese eine Rolle (Bedeutung und Funktionen s. Tabelle 1).

Die Aufnahme von Selen hängt stark von der geologischen Beschaffenheit der Böden ab. Es kann, trotz dem relativ niedrigen Selengehalt der deutschen Böden, angenommen werden, daß der tägliche Selenbedarf durch die übliche Kost in Deutschland ausreichend ist [Biesalski et al., 1997]. Vom Risiko einer Unterversorgung betroffen sind möglicherweise Vegetarier (mehr noch: Veganer) und Patienten mit einem erhöhten metabolischen Bedarf [Gramm et al., 1995]. Das Risiko eines Mangels aufgrund renaler Verluste besteht bei Patienten mit glomerulärem Nierenschaden und Proteinurie, sowie bei Patienten mit Diuretikatherapie und mit Diabetes mellitus [Oster, 1996].

An Mäusen wurde gezeigt, daß durch einen Selenmangel Coxsackieviren in einen virulenten Phenotyp mutieren – die Veränderung im Genom betraf 6 Nukleotide – und typische Herzerkrankungen auslösen [Beck et al., 1995]. Dieser erste Bericht über Modifikationen in einem Virusgenom durch einen nutritiven Mangel wurde heftig diskutiert. Bei Ratten erhöhte ein Mangel an Selen und Vitamin E die diabetogenen Effekte von Chemikalien, während durch vorherige Gabe von Selen und Vitamin E ein chemisch induzierter Diabetes verhindert werden konnten [Slonim et al., 1983]. Typ-1- und Typ-2-Diabetiker wiesen niedrigere Selenkonzentrationen in Erythrozyten auf, besonders Patienten mit Retinopathie [Holler et al., 1993]. In Finnland wurde in einer großen epidemiologischen Untersuchung ein Zusammenhang zwischen niedrigen Selenspiegeln und einem hohen Todesrisiko durch Koronare Herzkrankheit, kardiovaskuläre Erkrankungen und Infarkt beobachtet [Salonen et al., 1982].

Bei hohen Selengaben wurde eine vermehrte Expression des Interleukin-2-Rezeptors und eine erhöhte Proliferation an T-Lymphozyten beobachtet und dadurch eine erhöhte T-Lymphozyten-vermittelte Immunantwort [Roy et al., 1994]. Typ-1- und Typ-2-Diabetiker mit Folgeerkrankungen zeigten nach einer Selensupplementation eine verminderte Fettsäureoxidation, eine verminderte Albuminurie und verbesserte Symptome der Neuropathie [Kähler et al., 1993].

1.2.4 Zink

In mehr als 200 Enzymen ist Zink am Kohlenhydrat-, Protein-, Lipid- und Nukleinsäurestoffwechsel beteiligt (Bedeutung und Funktionen s. Tabelle 1). Weiter kontrolliert das Element die Integrität von Biomembranen und greift regulierend in das Immunsystem ein. Zink beeinflußt dabei die zellvermittelte Immunität, die Antikörperreaktionen und -affinität, das Komplementsystem und die Phagozytenaktivität [Kruse-Jarres, 1995a]. Zink wirkt mit bei der Wundheilung, zum einen durch die Aktivierung des Thymushormons Thymulin und der damit verbundenen Lymphozytenproliferation, zum anderen durch seine Funktionen bei der DNA-, Protein- und Kollagensynthese, die für das Zellwachstum unerläßlich sind [Kruse-Jarres, 1997b]. Eine Schlüsselrolle spielt Zink bei der Synthese, der Lagerung und der Speicherung von Insulin in den Inselzellen (als Zink-Insulin-Oligomer) sowie bei der Aktivierung und Inaktivierung von Insulin [Chausmer, 1998]. Nach Beladung mit Glukose nimmt der Zinkgehalt isolierter Inselzellen ab [Zalewski et al., 1994]. Bei Diabetes mellitus ist die Hyperglykämie die Ursache für eine Hyperzinkurie, die im Verlauf der Erkrankung zu einem Verlust an Körperzink führen kann.

Das Zinkangebot der Nahrung repräsentiert im Mittel in Deutschland ein bedarfsdeckendes Angebot [Anke et al., 1996; Sandström, 1989]. Ein Defizit an Zink kann entstehen durch eine verminderte Zufuhr, eine reduzierte Verfügbarkeit, durch Zinkverluste, z. B. über den Urin, und durch einen erhöhten Bedarf infolge von Grunderkrankungen, die die Zinkhomöostase stören [Schmidt et al., 1996]. Einfluß auf die Konzentrationen im Plasma nehmen Alter, Tagesrhythmik, Ernährung, Proteinstatus, Hormone, Streß, Akute-Phase-Reaktionen bei Infektionen sowie die Regelmechanismen der Absorption und Exkretion.

Bereits 1966 wurde an Ratten gezeigt, daß die Fähigkeit des Pankreas, nach Glukosegaben Insulin zu sezernieren, durch einen nutritiven Zinkmangel vermindert ist [Quarterman et al., 1966]. Bei weiteren Versuchen an Ratten mit Zinkdefizit resultierte die Gabe von Fischöl in erhöhten Plasmakonzentrationen von Cholesterin, Triglyzeriden und Phospholipiden [Eder et al., 1994]. Beim Menschen führte schon ein geringer Mangel an Zink zu einer verminderten – und nach Zinkgaben reversiblen – Thymulinaktivität und Lyseaktivität von Killerzellen [Prasad, 1998]. In einer Untersuchung an 3575 Probanden zeigten Personen mit geringer Zinkzufuhr eine höhere Prävalenz für Koronare Herzkrankheit, Diabetes mellitus, Hypertonie und Hypertriglyzeridämie [Singh et al., 1998].

Bei Kaninchen mit Arteriosklerose führte eine hohe Zinkzufuhr zu verminderten Konzentrationen an Cholesterin, LDL- und VLDL-Cholesterin und Triglyzeriden im Serum sowie zu Verbesserungen der atherosklerotischen Veränderungen in histologischen Untersuchungen [Vijaya et al., 1996b]. In zahlreichen klinischen Studien wurden Zinksupplementationen bei Diabetikern durchgeführt, beispielsweise bei Patienten mit Wundheilungstörungen. Die Ergebnisse dieser Untersuchungen sind widersprüchlich [Chausmer, 1998; Albina, 1994].

1.3 Untersuchungsmaterial zur Analytik von Spurenelementen

Das klassische Verfahren, die Qualität von Biomarkern zu beurteilen, besteht darin, ihre Änderungen während der alimentären Depletion mit anschließender Repletion zu verfolgen. Tierexperimentelle Studien an Huhn, Schwein und Ratte wurden beispielsweise für das Spurenelement Kupfer durchgeführt. Die beste lineare Beziehung ergab sich zwischen der Abnahme von Kupfer in der Nahrung und dem Kupfergehalt in der Leber, gefolgt von der Aktivität der Superoxiddismutase in der Leber; auch der Überschuß in der Nahrung korrelierte am besten mit der Zunahme des Kupfergehalts in der Leber (Baker et al., 1995).

Bisher wird der Versorgungsstatus von Spurenelementen jedoch zumeist durch Bestimmungen der Elemente im Serum oder Plasma ermittelt, da dieses Untersuchungsmaterial einfach zu gewinnen und zu verarbeiten ist. Die Konzentration im Blut – d. h. also dem Transportmedium zwischen den Körperkompartimenten – spiegelt bei vielen klinisch-chemischen Parametern die biochemischen Prozesse in den Organen gut wider, beispielsweise die Glukosekonzentration. Dieser Zusammenhang gilt nicht für die Konzentrationen von Spurenelementen [Aggett et al., 1993; Arnaud et al., 1993b; Ladefoget et al., 1988]. Ursachen dafür sind die fehlende Organspezifität der Elemente, die unterschiedlich starke Bindung an verschiedene Proteine [Akesson, 1987] und homöostatische Mechanismen für den Austausch zwischen dem Extra- und Intrazellulärraum [Schumann et al., 1997]. Weiterhin kann es durch den aktuellen Bedarf von essentiellen Spurenelementen bei Stoffwechselvorgängen in verschiedenen Geweben zu kurzfristigen Veränderungen ihrer Blutspiegel kommen [Schmidt et al., 1996; Wastney et al., 1986].

Die Empfehlungen für einen geeigneten Biomarker zur Bestimmung der Konzentration der Elemente beim Menschen sind sehr unterschiedlich. Als Untersuchungsmaterialien für den Versorgungsstatus kommen neben Leberzellen oder Zellen anderer Organe auch Muskelzellen in Betracht. Die Probennahme ist jedoch zum einen invasiv und ethisch schwer vertretbar, zum anderen auch schwer standardisierbar. Die Meßwerte von Gewebezellen unterliegen daher komplexen Einflüssen und sind nur eingeschränkt aussagekräftig. Die Aktivität von „Indikatorenzymen" – beispielsweise der Superoxiddismutase – wird gelegentlich zur Diagnostik eines Kupfermangels eingesetzt. Einige Untersuchungen konnten zeigen, daß die Aktivität des Enzyms beim Menschen bei einer Kupferdepletion vermindert ist und bei einer –repletion wieder zunehmen kann [Milne et al., 1993]. Ungeeignet zur Diagnose einer Mangelversorgung ist die Konzentrationsbestimmung im Urin [Oster et al., 1990], da einerseits bei einer niedrigen Exkretion nicht zwischen einer Unterversorgung im Gewebe und einer verminderten aktuellen Aufnahme unterschieden werden kann, und andererseits z. B. eine hohe Zinkausscheidung auch bei einem Zinkmangel vorkommen kann [Ladefoget et al., 1988]. Eine nur eingeschränkte Aussagekraft besitzt die Untersuchung von Haaren oder Nägeln bei toxikologischen Fragestellungen. Zur Erkennung einer Mangelversorgung essentieller Elemente sind diese Probenmaterialien aber unbrauchbar [Kruse-Jarres, 1994a].

Genaue Informationen über Bioverfügbarkeit, Essentialität und Toxizität von Spurenelementen sind nur durch Speziesanalytik (Speciation) im Plasma zu gewinnen [Brätter et al., 1998; Michalke et al., 1998]. Die Identifizierung und Quantifizierung der Bindungsformen und Valenzzustände eines Elements durch speziespezifische Trennverfahren wird in verschiedenen Forschungslaboratorien durchgeführt. Die Methode ist jedoch noch nicht standardisiert und für Routinelaboratorien bislang zu aufwendig.

Zur Beurteilung des Versorgungsstatus beim Menschen wird vielfach die Analyse von Spurenelementen in Erythrozyten vorgeschlagen [Neve, 1991]. Noch aussagekräftiger könnte die Analyse des intrazellulären Gehalts aller peripheren Blutzellen sein [Schmitt, 1997]. Sie stammen aus dem stoffwechselaktiven Knochenmark und besitzen eine unterschiedliche Lebensdauer (Thrombozyten ca. 10 Tage, polymorphnukleäre und mononukleäre Leukozyten ca. 6 Stunden bzw. 30 Stunden bis 200 Tage und Erythrozyten ca. 120 Tage) und eine unterschiedliche Funktion. Diese Merkmale lassen möglicherweise Rückschlüsse auf verschiedene Versorgungszeiträume bzw. auf die Rolle der Elemente in den Blutzellen zu.

1.4 Problemstellung der Arbeit

„A substantial body of evidence has accumulated to indicate major disturbances of micronutritient and antioxidant status in diabetic state“ [Strain, 1991]. In der vorliegenden Arbeit sollten daher die Konzentrationen der essentiellen Spurenelemente Chrom, Kupfer, Selen und Zink in den Fraktionen des Vollbluts (Plasma, Erythrozyten, Thrombozyten und Leukozyten) bei Diabetikern untersucht werden. Dazu wurde eine Dichtegradientenzentrifugation zur Isolierung der Fraktionen des Vollbluts optimiert, um die Zelltypen möglichst einfach, rein und in hoher Ausbeute aus dem Vollblut abzutrennen. Zur Bestimmung der Spurenelementgehalte in den Blutzellen mit elektrothermaler Atomabsorptionsspektrometrie wurden Meßprogramme adaptiert und Methoden zur Durchführung einer umfassenden Qualitätskontrolle erarbeitet.

Mit dem entwickelten Verfahren sollten die Spurenelementgehalte von Chrom, Kupfer, Selen und Zink in den 6 Fraktionen des Vollbluts für die folgenden Gruppen ermittelt werden:

- 300 gesunde Erwachsene,
- 50 gesunde Kinder,
- 125 erwachsene Patienten mit Diabetes Typ 1,
- 125 erwachsene Patienten mit Diabetes Typ 2 (a oder b) und
- 125 Kindern mit Diabetes Typ 1.

Die Spurenelementkonzentrationen sollten in Abhängigkeit von persönlichen Daten (Geschlecht, Alter, Body Mass Index sowie Nikotin- und Alkoholkonsum) beschrieben werden. Anhand der Meßergebnisse und der erhobenen klinischen Daten sollten schließlich die folgenden Fragen geklärt werden:

- Sind bei Diabetikern im Vergleich zu gesunden Probanden Konzentrationsveränderungen oder -verschiebungen der Spurenelemente in den Blutfraktionen feststellbar?

- Stehen Spurenelementkonzentrationen bei Diabetikern im Zusammenhang mit Krankheitsdauer, Stoffwechseleinstellung oder klinisch-chemischen Parametern, die den Krankheitsverlauf (z. B. Nierenfunktion, Fettstoffwechsellage) beschreiben?

- Unterscheiden sich Spurenelementkonzentrationen von Diabetikern unter verschiedenen Therapieformen oder verschiedenen diabetesbedingten Folgeerkrankungen?

Nachdem keine Möglichkeit besteht, die Spurenelementversorgung anhand von Leber- oder Muskelzellen zu untersuchen, sollte die Eignung einer der Blutfraktionen als Marker zur Beurteilung des Versorgungsstatus geprüft werden. Dazu wurden am Beispiel von Diabetikern die Veränderungen im Spurenelementgehalt bei Patienten mit Folgeerkrankungen sowie die Beziehungen zwischen den Konzentrationen in Blutzellen und den klinischen Daten bewertet und in Bezug auf die physiologischen Funktionen der Spurenelemente und die pathologischen Folgen bei einem Mangel interpretiert.

2 Material und Methoden

2.1 Material

2.1.1 Apparative Ausrüstung

Isolierung der Fraktionen des Vollbluts

- Zentrifuge Rotanta/AP — Hettich, Tuttlingen
- Zellzähler Sysmex K-4500 — TOA, Medical Electronics, Kobe, J
- 10 - 1000 µl Eppendorfpipetten — Greiner, Nürtingen

Spurenelementanalytik

- Atomabsorptionsspektrometer SPECTRAA 250 plus — Varian, Darmstadt
- Hohlkathodenlampe für Chrom — Varian, Darmstadt
- Drucker SQ 870 — Epson, Düsseldorf
- Atomabsorptionsspektrometer Zeeman 3030 mit Graphitofen HGA 600 und Autosampler AS 60 — Perkin-Elmer, Überlingen
- Drucker EX 800 — Epson, Düsseldorf
- Hohlkathodenlampen für Kupfer und Zink — Perkin-Elmer, Überlingen
- Elektrodenlose Lampe für Selen — Perkin-Elmer, Überlingen

2.1.2 Verbrauchsmaterialen

Probengewinnung

- 10 ml metallfreie Serummonovetten mit Lithiumheparinat und Einmalkanülen — Sarstedt, Nümbrecht
- 5 ml Monovetten mit EDTA — Sarstedt, Nümbrecht
- 2 ml Monovetten mit EDTA — Sarstedt, Nümbrecht
- 10 ml Einmalspritzen (PE+PP) — B. Braun, Melsungen
- 5 ml Einmalspritzen (PE+PP) — B. Braun, Melsungen
- Sterican® Luer-Lock Einmal-Injektionskanülen (0,90 × 4,0 mm) — B. Braun, Melsungen

Isolierung und Homogenisierung der Fraktionen des Vollbluts

- 12,5 ml Polypropylenröhrchen mit Deckel — Greiner, Nürtingen
- 1,5 ml Polypropylenreaktionsgefäße — Greiner, Nürtingen
- 1000 µl Pipettenspitzen — Greiner, Nürtingen

- 100 µl Pipettenspitzen — Greiner, Nürtingen
- Pasteurpipetten — Multimed Wicker, Kirchheim/Teck

Spurenelementanalytik

- 2,5 ml Polyethylencups für AS 60 — Perkin-Elmer, Überlingen
- 2,5 ml Polyethylencups für Varian — Varian, Darmstadt
- Graphitrohre für AAS, pyrolytisch beschichtet
  ohne Plattform — Perkin-Elmer, Überlingen
  mit integrierter Plattform — Perkin-Elmer, Überlingen
  ohne Plattform — Varian, Darmstadt

2.1.3 Chemikalien

Isolierung und Homogenisierung der Fraktionen des Vollbluts

- Waschpuffer pH 7,4 (142 mmol/l NaCl, 0,33 mmol/l Na_2HPO_4, 0,5 mmol/l Glukose — Katharinenhospital, Stuttgart
- 1,8%-ige Natriumchloridlösung — Katharinenhospital, Stuttgart
- Nycoprep™ (Dichte: 1,063 g/ml) — Nycomed Pharma, Oslo, N
- HistoDenz™ (Dichte: 1,063 g/ml) — Sigma Chemical, St. Louis, USA
- Polymorphprep™ (Dichte: 1,113 g/ml) — Nycomed Pharma, Oslo, N
- Lymphoprep™ (Dichte: 1,113 g/ml) — Nycomed Pharma, Oslo, N
- Proteinase K — Böhringer, Mannheim

Spurenelementanalytik

- Wasser p. a., Titripac — Merck, Darmstadt
- Triton X-100 — Fulka, Buchs
- Salpetersäure p. a. 65% — Merck, Darmstadt
- Wasserstoffperoxid, suprapur (30%) — Merck, Darmstadt
- Palladium-Magnesium-Nitrat-Modifier — Kraft, Duisburg
- Chromstandardlösung (1000 mg/l) — Merck, Darmstadt
- Inertgasversorgung des Spektrometers mit Argon — Kraiß & Fritz, Stuttgart

2.1.4 Biologische Materialien

Referenzmaterialien für die Spurenelementanalytik

• ClinRep®-Control, Level I und II, Serum-, Vollblutkontrolle für Schwermetalle	Recipe, München
• Contox®, Level I und II, Trace Metal Serum Control	Science item, Frankenthal
• Monitrol® I E und II E	Dade Diagnostika, Unterschleißheim
• Nist Standard Reference Material 1598	Promochem, Wesel
• Seronorm™ Trace Elements Serum	Nycomed Pharma, Oslo, N
• Seronorm™ Trace Elements Whole Blood	Nycomed Pharma, Oslo, N
• Ringversuch 17, 18, 19, 20, 1996 - 97 Serum und Vollblut	Deutsche Gesellschaft für Arbeits- und Umweltmedizin e. V., Erlangen
• Ringversuch A und B	Deutsche Gesellschaft für Klinsche Chemie, Bonn

Blutproben aus dem Raum Stuttgart

• Erwachsene mit Diabetes Typ 1 und 2	Bürgerhospital, Medizinische Klinik Prof. Beischer, OA Dr. Frost, Dr. Zeyfang
• Kinder mit Diabetes Typ 1	Olgahospital, Innere Ambulanz OA Dr. Hecker
• Blutspender	Katharinenhospital, Blutspendezentrale Prof. Sugg, OA Dr. Schabel
• Kinder ohne Stoffwechselstörungen	Olgahospital, Innere Ambulanz OA Dr. Hecker
• Gesunde Kinder	Hechingen, Arztpraxis Dr. Schwarzenberg
• Gesunde geriatrische Probanden	Arztpraxis Dr. Malner
• Gesunde erwachsene Probanden	Katharinenhospital, KCl, Dr. Luz

2.1.5 Untersuchungsgruppen

Die Patientengruppe umfaßte Kinder und Erwachsene mit Diabetes Typ 1 und 2, mit und ohne diabetesbedingte Langzeitschäden, und jeweils eine in Bezug auf das Alter abgestimmte Vergleichsgruppe aus gesunden Personen. Bei allen Probanden wurden neben dem Alter und dem Geschlecht das Gewicht, die Größe, sowie bei erwachsenen Personen der Alkohol- und der Nikotinkonsum erfaßt.

Ausgeschlossen wurden Probanden mit Erkrankungen, Therapien oder Medikationen, die mit bekannten Veränderungen in der Resorption bzw. –ausscheidung von Spurenelementen oder ihrem Metabolismus einhergehen.

Als Ausschlußkriterien wurden festgelegt:

- Leber- und Nierenfunktionsstörungen
- Systemische Infektionen
- Hyperthyreose
- Maligne Erkrankungen
- Makroalbuminurie
- Schwere Verletzungen
- Malabsorption und Fehlernährung
- Spurenelement- oder Jodsubstitution
- Einnahme von hormonellen Ovulationshemmern.

Kinder und Jugendliche: Die Vergleichsgruppe bestand aus 53 Kindern und Jugendlichen bis zu einem Alter von maximal 18 Jahren. 20 davon waren männlich und 33 weiblich, das durchschnittliche Alter betrug 12,0 ± 3,5 Jahre (Mittelwert ± Standardabweichung, Tabelle 2). In die Patientengruppe wurden 121 Kinder und Jugendliche mit Diabetes Typ 1 einbezogen, 66 davon männlich und 55 weiblich, mit einem Alter von 12,2 ± 3,5 Jahren. Für die Kinder mit Diabetes Typ 1 wurden die Konzentrationen von HbA_{1c} sowie die verordnete Tagesdosis an Insulin erfaßt.

Tabelle 2: Charakterisierung der Vergleichsgruppe und der Diabetikergruppe von Kindern

	Dimension	Vergleichsgruppe	Diabetikergruppe
Anzahl	N	53	121
Geschlecht	männlich / weiblich	20 / 33	66 / 55
Alter	Jahre Bereich	12,0 ± 3,5 3,3 – 17,0	12,2 ± 3,5 4,8 – 17,8
Body Mass Index	kg/m^2 Bereich	19,2 ± 3,3 14,1 – 28,4	20,1 ± 3,9 12,9 – 35,9
Diabetesdauer	Jahre Bereich	—	5,1 ± 3,7 0,1 – 15

Erwachsene: Die Vergleichsgruppe der gesunden Erwachsenen umfaßte 336 Blutspender und freiwillige gesunde Probanden, 235 davon männlich und 101 weiblich, mit einem Alter von 42,2 ± 13,2 Jahren (Tabelle 3). Eine der Patientengruppen bestand aus 126 erwachsenen Typ-1-Diabetikern, 47 davon männlich und 79 weiblich, mit einem Alter von 36,0 ± 15,6 Jahren. In der anderen Patientengruppe befanden sich 138 Typ-2-Diabetiker, 67 davon männlich und 71 weiblich, mit einem Alter von 64,5 ± 10,5 Jahren.

Tabelle 3: Charakterisierung der Vergleichsgruppe und der Diabetikergruppen (Typ 1 und Typ 2) von Erwachsenen

	Dimension	Vergleichs-gruppe	Typ 1	Typ 2
Anzahl	n	336	126	139
Geschlecht	männlich/weiblich	235 / 101	47 / 79	67 / 71
Alter	Jahre Bereich	42,2 ± 13,2 19 – 84	36,0 ± 15,6 18 – 76	64,5 ± 10,5 42 – 89
Body Mass Index	kg/m^2 Bereich	24,6 ± 3,7 18,0 – 37,8	23,0 ± 3,0 18,3 – 31,9	27,6 ± 5,1 16,2 – 45,1
Diabetesdauer	Jahre Bereich	—	12,7 ± 11,4 1 – 50	10,2 ± 8,8 1 – 50

Neben den persönlichen Daten wurden bei den erwachsenen Diabetikern aus den Patientenakten zusätzlich routinemäßig erstellte Daten zur klinischen Charakterisierung des Krankheitsbilds und der diabetesbedingten Langzeitschäden erhoben. Als klinische Daten wurden die Diabetesdauer, –einstellung und –therapie erfaßt. Folgeerkrankungen des Diabetes, wie Mikroangiopathie (Retinopathie und Nephropathie), Neuropathie sowie klinisch manifeste Makroangiopathie wurden dokumentiert, ebenso die Einnahme von Diuretika. Weiterhin wurden Laborergebnisse zur Bestimmung der Insulinsekretion (Arginintest), des Fettstoffwechsels und der Nierenfunktion protokolliert. Die Laborparameter wurden mit klinisch-chemischen Routinemethoden bestimmt.

2.2 Methoden

2.2.1 Probengewinnung

Die Blutentnahme bei Kindern der Vergleichs- und der Diabetikergruppen erfolgte in einer Inneren Krankenhausambulanz oder in einer Arztpraxis während der Sprechstunde. Je nach Altersklasse wurden unterschiedliche Blutvolumina mit Einwegspritzen abgenommen (bei Kindern bis 6 Jahren 2 ml Vollblut, bei Kindern von 6 bis 12 Jahren 5 ml und bei Kindern ab 13 Jahren 10 ml Vollblut) und sofort in entsprechende EDTA-Monovetten überführt und durchmischt. Bei gesunden erwachsenen Studienteilnehmern wurden 10 ml Vollblut mit metallfreien Punktionsbestecken und spurenelementfreien lithiumheparinathaltigen Sicherheitsmonovetten abgenommen, bei Blutspendern wurden die Proben am Ende der Blutspende abgefüllt. Die Blutproben von erwachsenen Typ-1- und Typ-2-Diabetiker wurden mit demselben Entnahmesystem in einer Medizinischen Klinik oder einer Tagesklinik entnommen. Die Abnahmen erfolgten in der Regel am Morgen, bei den Blutspendern auch am Nachmittag.

2.2.2 Isolierung der Fraktionen des Vollbluts

Von jeder Blutprobe wurde am automatischen Zellzähler ein Blutbild erstellt und die Zahl an Erythrozyten, Thrombozyten, polymorphnukleären und mononukleären Leukozyten sowie der Hämatokrit notiert. Ein Aliquot des Materials wurde zur Bestimmung der Spurenelementkonzentration im Vollblut entnommen und bei –20°C eingefroren. Blutplasma wurde durch Zentrifugation (3500 x g für 5 Minuten) von den Blutzellen abgetrennt, am Zellzähler auf Zellfreiheit überprüft und ebenfalls tiefgefroren gelagert. Die Isolierung von Thrombozyten, polymorph- und mononukleären Leukozyten sowie von Erythrozyten erfolgte spätestens zwei Stunden nach der Blutabnahme bei Raumtemperatur durch eine Dichtegradientenzentrifugation in mehreren Schritten [Rükgauer et al., 1995, Schmitt et al., 1993] (Abbildung 1).

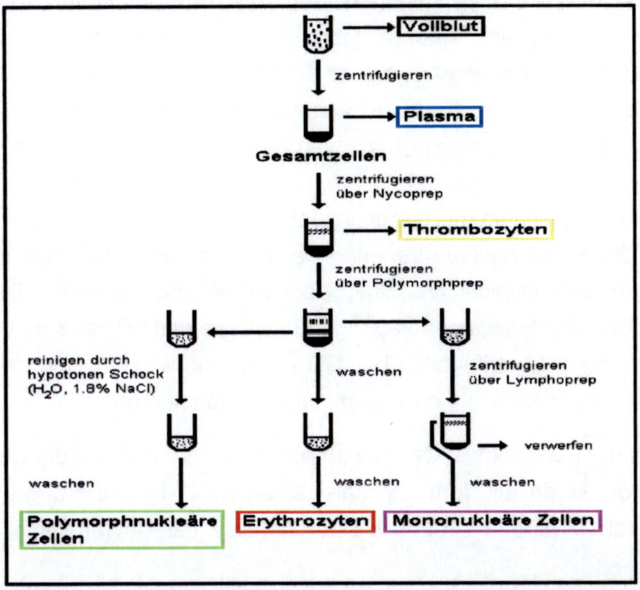

Abbildung 1: Arbeitsschema zur Isolierung der Fraktionen des Vollbluts

Zur Isolierung von Thrombozyten wurden die durch Zentrifugation abgetrennten Blutzellen vorsichtig mit Waschpuffer auf das Ausgangsvolumen an Vollblut aufgeschlämmt (oder alternativ Vollblut direkt eingesetzt) und mit einer Pasteurpipette vorsichtig auf ca. 5 ml des Trennmediums HistoDenz™ (bis Oktober 96: Trennmedium Nycoprep™) geschichtet und zentrifugiert (370 x g für 20 Minuten). Die helle Bande der Thrombozyten in der oberen Phase wurde durch behutsames Abpipettieren separiert, und der verbleibende Überstand wurde sorgfältig abgenommen und verworfen. Der Bodensatz aus Erythrozyten und Leukozyten wurde – ohne Berührung mit der Röhrchenwand, an der noch Thrombozyten haften – aufgenommen und über ca. 5 ml des Trennmediums Polymorphprep™ geschichtet und zentrifugiert (530 x g für 30 Minuten). Die im Überstand befindlichen mononukleären Leukozyten in einer deutlich abgegrenzten milchigweißen oberen Zone und die polymorphnukleären Leukozyten in einer darunter liegenden rötlich schimmernden Zone wurden separiert. Die mononukleären Zellen wurden in ca. 2 ml Waschpuffer aufgenommen und über 5 ml Lymphoprep™ gereinigt (Zentrifugation bei 170 x g für 10 Minuten). Bei den polymorphnukleären Zellen wurde, falls erforderlich, eine Verunreinigung mit Erythrozyten durch einen hämolysierenden Schritt entfernt (Lyse der Erythrozyten durch Zugabe von 3 ml bidestilliertem Wasser, nach 40 Sekunden Zugabe von 3 ml 1,8%-iger Natriumchloridlösung). Polymorph- und mononukleäre Leukozyten wurden ein bis zweimal mit Waschpuffer gewaschen und zur Aufbewahrung in ca. 1,5 ml Waschpuffer aufgeschlämmt. Zur Isolierung der Erythrozyten wurde der verbleibende Überstand nach Abtrennung der Leukozyten zusammen mit der oberen Erythrozytenschicht großzügig abgetragen und verworfen. Der Bodensatz wurde über Polymorphprep™ gereinigt, zweimal mit ca. 3 ml Waschpuffer gewaschen (Zentrifugation bei 170 x g für 10 Minuten) und das konzentrierte Zellsediment in 1,5 ml Waschpuffer aufgenommen.

Die Zellzahl der gewonnenen Zellsuspensionen und die Reinheit der Zellen in einer Fraktion wurde mit dem Zellzähler sofort nach der Isolierung kontrolliert. Die Proben wurden sodann bis zur Analyse der Spurenelemente bei –20°C gelagert.

Vor der Spurenelementanalytik mit Atomabsorptionsspektroskopie wurden die aufgetauten Proben mit einer 2%-igen Proteinase K-Lösung in spurenelementfreiem Wasser versetzt und etwa 36 Stunden bei 37° C zur Verdauung von Zellmembranen und -bestandteilen homogenisiert. Der Zusatz an verdünnter Enzymlösung betrug 8% bei Erythrozytensuspensionen und 4% bei allen übrigen Blutfraktionen, wobei die Erythrozyten- und die Vollblutproben zuvor noch im Verhältnis 1:2 mit Waschpuffer vorverdünnt wurden. Eine Probe aus Waschpuffer mit einem Zusatz von 8% Proteinase K-Lösung wurde als Reagenzienleerwert bei der Analytik mitgeführt.

2.2.3 Spurenelementanalytik

2.2.3.1 Chrom

Technische Parameter und Probenvorbereitung: Die Bestimmung der Chromkonzentrationen mit elektrothermaler Atomabsorptionsspektroskopie (ETAAS) wurde mit Hilfe eines SPECTRAA 250 Plus durchgeführt. Die Proben wurden in pyrolytisch beschichteten Graphitrohren atomisiert, die Messung erfolgte ohne Untergrundkorrektur unter Einsatz einer Hohlkathodenlampe als Strahlungsquelle. Die technischen Daten des Verfahrens sind in Tabelle 4 zusammengestellt.

Tabelle 4: Technische Parameter zur Bestimmung der Chromkonzentration mit ETAAS

Spektrometer	SPECTRAA 250 Plus
Untergrundkorrektur	Deuteriumlampe „off“
Wellenlänge	357,9 nm
Spaltbreite	0,5 nm
Signalverarbeitung	Peakhöhe
Meßzeit	1 Sekunde
Lampe / Lampenstrom	Hohlkathodenlampe / 7 mA
Schutzgas	Argon
Graphitrohrtyp	pyrolytisch beschichtet

Vor der Analyse wurden die Vollblut- und Erythrozytenproben im Verhältnis 1:18 mit einer 0,1%-igen Salpetersäurelösung verdünnt – die Gesamtverdünnung betrug damit unter Berücksichtigung des Homogenisierungsschritts 1:36 (s. 2.2.2). Das Plasma wurde im Verhältnis 1:3 verdünnt, Thrombozyten- und Leukozytensuspensionen wurden unverdünnt zur Messung eingesetzt. Die Bestimmung der Chromkonzentration erfolgte mit jeweils 20 µl Probe, für Thrombozyten- und Leukozytenfraktionen in Einzelpipettierung, für Plasma-, Vollblut- und Erythrozytenfraktionen in Doppelpipettierung. Die Meßcups wurden mit einer 1%-igen Salpetersäurelösung vorgereinigt. Alle Proben wurden mit dem gleichen Temperatur- und Zeitprogramm getrocknet, mit Luftsauerstoff bei 600°C und unter Argon bei 1100°C thermisch vorbehandelt und anschließend bei 2500°C atomisiert (Tabelle 5).

Tabelle 5: Temperatur- und Zeitprogramm zur Bestimmung der Chromkonzentration mit ETAAS

Schritt	Ofen-temperatur (°C)	Zeit Rampe (Sekunden)	Interner Gasstrom (l/min)	Messen
1	95	30	3	
2	110	80	3	
3	300	30	3	
4	600	20	3	
5	600	40	3A*	
6	600	10	3	
7	1100	5	3	
8	1100	20	3	
9	1100	2	0	
10	2500	0,7	0	
11	2500	2	0	an
12	2700	2	3	

*Alternativgas (Luft)

Kalibrierung: Um Matrixeffekte auszuschließen, wurde zur Bestimmung der Chromkonzentration eine Standardadditionkalibrierung durchgeführt. Dazu wurden verschiedene Volumina einer wäßrigen Chromstandardlösung (1 g/l) entsprechend dreier Konzentrationsstufen zu einem Probenpool gegeben und gemessen (Tabelle 6).

Tabelle 6: Zusammensetzung der Bezugslösungen (Volumina in µl) für die Standardadditionskalibrierung zur Bestimmung der Chromkonzentration mit ETAAS

	Arbeitsstandard 76,9 nmol Cr/l	Matrixpool	Blindlösung 0,1%-ige HNO_3
Bezugslösung 1	0	20	10
Bezugslösung 2	5	20	5
Bezugslösung 3	10	20	0

Der Arbeitsstandard wurde in einer Verdünnung von 4 µg/l oder 76,9 nmol/l in 0,1%-iger Salpetersäure eingesetzt (1:125 000-fache Verdünnung der Chromstandardlösung). Der Probenpool, der die für die Kalibrierung benötigte Matrix liefert, wurde jeweils durch Mischen von Erythrozyten-, Plasma- oder Thrombozyten- und Leukozytenproben von Blutspendern gewonnen und in Portionen bei –20 °C bis zur Analyse gelagert. Die Zugabe von 5 bzw. 10 µl des Arbeitstandards zum Probenpool entspricht bei der Verdünnung von Vollblut und Erythrozytensuspensionen einer Addition von 346 bzw. 692 nmol Chrom/l, bei Plasma von 57 bzw. 115 nmol Chrom/l sowie bei Thrombozyten/ Leukozytenfraktionen von 38,5 bzw. 77 nmol Chrom/l. Aus der Steigung dieser matrixhaltigen Bezugskurven wurde anhand der Absorption einer unbekannten Probe mit identischer Matrix deren Konzentration errechnet. Die Reagenzienleerwerte lagen unterhalb der Nachweisgrenze des Systems (3 nmol Chrom/l).

2.2.3.2 Kupfer

Technische Parameter und Probenvorbereitung: Die Bestimmung der Kupferkonzentrationen im Vollblut und in den Fraktionen des Vollbluts wurde mit elektrothermaler Atomabsorptionsspektroskopie (ETAAS) unter Einsatz eines Zeeman 3030 durchgeführt [Rükgauer et al., 1996a]. Die Analytik erfolgte in pyrolytisch beschichteten Graphitrohren mit einer Hohlkathodenlampe als Strahlungsquelle. Für die Untergrundkorrektur kam der Zeemaneffekt zur Anwendung (Tabelle 7).

Tabelle 7: Technische Parameter zur Bestimmung der Kupferkonzentration mit ETAAS

Spektrometer	**Zeeman 3030**
Untergrundkorrektur	Zeemaneffekt
Wellenlänge	324,8 nm
Spaltbreite	0,7 nm
Signalverarbeitung	Peakfläche
Meßzeit	3 Sekunden
Lampe / Lampenstrom	Hohlkathodenlampe / 15 mA
Schutzgas	Argon (maximaler Gasfluß 300 kPa)
Graphitrohrtyp	pyrolytisch beschichtet

Vor der Analyse wurden die homogenisierten Vollblutproben im Verhältnis 1:10, die Plasmaproben 1:20, die Erythrozyten- und Thrombozytensuspensionen 1:5 sowie die Leukozytensuspensionen 1:2 verdünnt (Gesamtverdünnung der Vollblutproben 1:20 und der Erythrozytenproben 1:10, s. 2.2.2). Die

Verdünnungslösung bestand aus einer frisch hergestellten Lösung aus 0,2% Triton X-100 in 0,2%-iger Salpetersäure. Zur Analyse wurden jeweils 20 µl von allen Blutfraktionen eingesetzt. Alle Proben wurden mit dem gleichen Temperatur- und Zeitprogramm getrocknet, anschließend bei 900°C thermisch vorbehandelt und bei 2000°C atomisiert (Tabelle 8).

Tabelle 8: Temperatur- und Zeitprogramm zur Bestimmung der Kupferkonzentration mit ETAAS

Schritt	Ofen-temperatur (°C)	Zeit Rampe (Sekunden)	Zeit Halten (Sekunden)	Interner Gasstrom (ml/min)	Messen
1	80	5	5	300	
2	120	60	20	300	
3	900	30	15	300	
4	2000	0	3	0	an
5	2650	2	2	300	
6	20	2	5	300	

Kalibrierung: Zur Bestimmung der Kupferkonzentration wurde das Standardkalibrierungsverfahren eingesetzt. Die Bezugskurve wurde durch Bestimmung der Extinktionen von fünf verschiedenen Volumina (0, 5, 10, 15, 20 µl) einer matrixhaltigen Bezugslösung erstellt. Für alle Blutfraktionen bestand das Referenzmaterial aus dem serumhaltigen Kontrollmaterial ClinRep II, das wie Plasma im Verhältnis 1:20 verdünnt wurde (s. o.). Entsprechend der angegebenen Konzentration für das Referenzmaterial (27,2 µmol/l) lagen die Bezugspunkte bei 0, 6,8, 13,6, 20,4 und 27,2 µmol/l Kupfer in der Originallösung. Aufgrund der Verdünnung der Blutfraktionen wurden die Konzentrationen von Plasma- bzw. Vollblutproben direkt in der Bezugskurve abgelesen, die Meßwerte der Suspensionen von Erythrozyten verdoppelt, von Thrombozyten vervierfacht und von Leukozyten verzehnfacht. Die Reagenzienleerwerte lagen bei 0,5 µmol Kupfer/l für Erythrozyten-, Thrombozyten- und Leukozytensuspensionen, sie wurden bei den Meßwerten dieser Blutfraktionen berücksichtigt. In Plasma- und Vollblutproben waren keine reagenzienbedingten Kontaminationen nachweisbar (Reagenzienleerwerte unterhalb der Nachweisgrenze von 0,2 µmol/l).

2.2.3.3 Selen

Technische Parameter und Probenvorbereitung: Die Selenkonzentrationen im Plasma, Vollblut und den Blutzellen wurden mit elektrothermaler Atomabsorptionsspektroskopie (ETAAS) mit Hilfe eines Zeeman 3030 bestimmt [Rükgauer et al., 1996b}. Zum Einsatz kam eine elektrodenlose Lampe als Strahlungsquelle sowie pyrolytisch beschichtete Graphitrohre mit integrierter Plattform. Als Matrixmodifier wurde Palladium-Magnesium-Nitrat (1,5 g Pd^{2+} und 1g $Mg(NO_3)_2$ in 2 mol/l HNO_3) und als Oxidationsmittel Luft/-Wasserstoffperoxid verwendet. Die technischen Parameter der Methode sind in Tabelle 9 zusammengestellt.

Tabelle 9: Technische Parameter zur Bestimmung der Selenkonzentration mit ETAAS

Spektrometer	Zeeman 3030
Untergrundkorrektur	Zeemaneffekt
Wellenlänge	196 nm
Spaltbreite	2,0 nm
Signalverarbeitung	Peakfläche
Meßzeit	3 Sekunden
Lampe / Lampenstrom	Elektrodenlose Lampe / 280 mA
Schutzgas	Argon (maximaler Gasfluß 300 kPa)
Oxidationsmittel	Luft (Gasfluß 300 kPa), Wasserstoffperoxid
Modifier	Palladium-Magnesium-Nitrat
Graphitrohrtyp	pyrolytisch beschichtet mit integrierter Plattform

Zur Analyse wurden die homogenisierten Blutfraktionen mit einer 0,2% Triton X-100- und einer 0,2% salpetersäurehaltigen Verdünnungslösung im Verhältnis 1:3 verdünnt (Gesamtverdünnung von Vollblut- und Erythrozytenproben: 1:6, s. 2.2.2). Die Suspensionen der Thrombozyten, polymorph- und mononukleären Leukozyten wurden unverdünnt zur Bestimmung eingesetzt. Vom Probendosierer wurden 20 µl Probe in das Graphitrohr eingebracht, anschließend 10 µl Palladium-Magnesium-Nitrat-Modifier und 5 µl Wasserstoffperoxid zugegeben. Durch ein für alle Matrizes identisches Temperatur- und Zeitprogramm wurden die Proben zunächst getrocknet, dann unter Luftsauerstoff bei 500°C und unter Argon bei 1200°C thermisch vorbehandelt und bei 2200°C atomisiert (Tabelle 10).

Tabelle 10: Temperatur- und Zeitprogramm zur Bestimmung der Selenkonzentration mit ETAAS

Schritt	Ofen-temperatur (°C)	Zeit Rampe (Sekunden)	Zeit Halten (Sekunden)	Interner Gasstrom (ml/min)	Messen
1	100	1	10	300	
2	130	80	40	300	
3	500	20	30	300A*	
4	1200	30	30	300	
5	2200	0	5	0	an
6	2650	1	5	300	
7	20	1	5	300	

*Alternativgas (Luft)

Kalibrierung: Zur Bestimmung der Selenkonzentration wurde eine Standardkalibrierung mit dem Kontrollmaterial ClinRep II durchgeführt. Das Referenzmaterial auf Serumbasis wurde dazu wie die Plasmaproben mit Verdünnungslösung (s. o.) im Verhältnis 1:3 verdünnt. Fünf verschiedene Volumina (0, 5, 10, 15, 20 µl) dieser Bezugslösung wurden entsprechend fünf Konzentrationsstufen gemessen und die Signale dem Gehalt der verwendeten Charge des Referenzmaterials (1,72 µmol/l) zugeordnet. Die Konzentrationen lagen für Plasmaproben in der Originalprobe bei 0, 0,43, 0,86, 1,29 und 1,72 µmol/l. Die Analyse die Konzentration in Vollblut- und Erythrozytenproben erfolgte mit derselben Bezugskurve. Die ermittelten Meßwerte wurden gemäß der zweifach höheren Verdünnung dieser Matrizes verdoppelt. Die Meßwerte der unverdünnt ermittelten Selenwerte in Thrombozyten- und Leukozytensuspensionen wurden durch drei dividiert. Die Reagenzienleerwerte lagen für alle Probenmatrizes unterhalb der Nachweisgrenze des Systems von 0,05 µmol/l.

2.2.3.4 Zink

Technische Parameter und Probenvorbereitung: Die Analyse der Zinkkonzentrationen im Vollblut und in den Blutfraktionen erfolgte mit elektrothermaler Atomabsorptionsspektroskopie (ETAAS) unter Einsatz eines Zeeman 3030 und des Zeemaneffekts zur Untergrundkorrektur [Rükgauer et al.,

1996c]. Als Strahlungsquelle diente eine Hohlkathodenlampe und zur Atomisierung des Elements wurden pyrolytisch beschichtete Graphitrohre verwendet (Tabelle 11).

Tabelle 11: Technische Parameter zur Bestimmung der Zinkkonzentration mit ETAAS

Spektrometer	Zeeman 3030
Untergrundkorrektur	Zeemaneffekt
Wellenlänge	213,9 nm
Spaltbreite	0,7 nm
Signalverarbeitung	Peakfläche
Meßzeit	10 Sekunden
Lampe / Lampenstrom	Hohlkathodenlampe / 15 mA
Schutzgas	Argon (maximaler Gasfluß 300 kPa)
Graphitrohrtyp	pyrolytisch beschichtet

Vor der Analyse wurden die Vollblut- und Erythrozytenfraktionen im Verhältnis 1:75 (Gesamtverdünnung nach dem Homogenisierungsschritt 1:150, s. 2.2.2), Plasma 1:20 und Thrombozyten- und Leukozytensuspensionen 1:5 verdünnt. Die Verdünnungslösung (0,1%-ige Triton X-100) wurde an jedem Meßtag neu hergestellt, die Messung wurde in vorgereinigten Cups durchgeführt. Von allen Blutfraktionen wurden mit dem gleichen Temperatur-Zeit-Programm 20 µl der Probe getrocknet, dann bei 400°C thermisch vorbehandelt und bei 1400°C atomisiert. Das Signal wurde unter einem Argonstrom von 200 kPa ausgewertet (Tabelle 12).

Tabelle 12: Temperatur- und Zeitprogramm zur Bestimmung der Zinkkonzentration mit ETAAS

Schritt	Ofen-temperatur (°C)	Zeit Rampe (Sekunden)	Zeit Halten (Sekunden)	Interner Gasstrom (ml/min)	Messen
1	100	1	30	300	
2	110	30	10	300	
3	180	1	10	300	
4	400	1	30	300	
5	1400	1	10	200	an
6	2650	2	2	300	
7	20	2	5	300	

Kalibrierung: Für alle Blutfraktionen wurde zur Bestimmung von Zink das Standardkalibrierungsverfahren mit dem Referenzmaterial ClinRep II eingesetzt. Dazu wurde das serumhaltige Material wie die Plasmaproben im Verhältnis 1:20 verdünnt und die Extinktionen von 0, 5, 10, 15 und 20 µl dieser Bezugslösung gemessen. Entsprechend der angegebenen Konzentration ergaben sich für die Bezugspunkte bei der Bestimmung von Plasma ein Gehalt von 0, 7, 14, 21 und 28 µmol Zink/l in der Originallösung. Umgerechnet auf die Verdünnung der Blutfraktionen wurden die mit dieser Bezugskurve ermittelten Meßwerte für Erythrozyten und Vollblut mit 7,5 und für Thrombozyten bzw. Leukozyten mit 0,25 multipliziert. Die Zinkkonzentrationen der Reagenzienleerwerte lagen für alle Probenmatrizes unterhalb der Nachweisgrenze des Systems von 0,5 µmol/l.

2.2.3.5 Zuverlässigkeit der Spurenelementanalytik

Verunreinigungen der Proben durch Spurenelemente aus den benutzten Reagenzien wurden bei der Analytik als Reagenzienleerwerte berücksichtigt. Zur Untersuchung von präanalytischen Kontaminationen aus dem Probenaufarbeitungssystem wurden je 5 ml eines Plasmapools mit den zur Blutabnahme verwendeten Kanülen über Adapter in Lithiumheparin-haltige Monovetten aufgezogen und entsprechend der Proben bearbeitet. Die Verunreinigung der Proben wurde als Differenz der Spurenelementkonzentration des Plasmapools vor und nach dieser Behandlung angegeben (Tabelle 13) [Rükgauer et al., 1994].

Die Zuverlässigkeit der Analytik von Spurenelementen mit ETAAS wurde anhand der Präzision und der Richtigkeit der Methode überprüft. Die Nachweisgrenze wurde als dreifache Standardabweichung von 20 Messungen des Probenleerwerts errechnet. Die Angabe der Präzision von Tag zu Tag erfolgte als Mittelwert mit zweifacher Standardabweichung der Konzentration von 20 an aufeinanderfolgenden Tagen gemessenen Präzisionskontrollen [Schlemmer et al., 1989] bzw. als Variationskoeffizient (Standardabweichung in Prozent vom Mittelwert) (Tabelle 13). Veränderungen der Bezugsgeraden im Verlauf von Serienbestimmungen wurden durch Mitführen eines Präzisionsserums nach jeder 10. Probandenprobe ausgeschlossen.

Tabelle 13: Zuverlässigkeit der Analytik von Spurenelementen mit ETAAS (in µmol/l)

Element	Cr	Cu	Se	Zn
Kontamination des Probensystems	<0,003	<0,19	<0,05	<0,5
Nachweisgrenze	0,003	0,19	0,05	0,5
Präzision	0,0154±0,00085	13,4 ± 0,31	1,50 ± 0,03	22,9 ± 0,74
Variationskoeffizient (%)	5,5	2,3	2,0	1,6

Die Richtigkeit der Methode wurde als prozentuale Abweichung eines Meßwerts vom Sollwert eines Referenzmaterials (Herstellerangaben) bestimmt (Tabelle 14). Die interne Qualitätskontrolle erfolgte durch die Materialien ClinRep®-Control, Level I und II, Contox® Level I und II, Monitrol® I E und II E, Nist Standard Reference Material 1598 und Seronorm™ Trace Elements Serum bzw. Whole Blood. Als externe Richtigkeitskontrollen kamen serumhaltige Ringversuchsmaterialien von der Deutschen Gesellschaft für Klinische Chemie und der Deutschen Gesellschaft für Arbeits- und Umweltmedizin zum Einsatz.

Tabelle 14: Richtigkeit der Analytik von Spurenelementen im Plasma mit ETAAS (Sollwert der Referenzmaterialien (nmol/l bzw. µmol/l) und Abweichung (%))

Element	Cr		Cu		Se		Zn	
Referenzmaterial	nmol/l	%	µmol/l	%	µmol/l	%	µmol/l	%
Ringversuch 19 A	149,2	96	19,3	102				
Ringversuch 19 B			27,2	95				
Ringversuch 18 A					0,67	96	20,2	98
ClinRep I	184,6	99	10,4	97	1,05	96	13,6	99
ClinRep II			27,2	98	1,82	99	28,0	97
Seronorm™	31	102	19,8	97	0,98	101		
Contox I	96,2	104	15,7	95	1,01	98	16,1	98
Contox II			22,6	101			26,0	101
Monitrol I			16,7	101			10,9	95
NIST	0,0025	98			0,55	97		

Zur Kontrolle der Richtigkeit der Meßmethoden in den zellulären Blutfraktionen standen keine käuflichen Referenzmaterialien mit einer entsprechenden Matrix zur Verfügung. Die Qualität der Messung wurde daher als prozentuale Wiederfindung eines zugefügten Analyten (Referenzmaterial auf Serumbasis) zu den Suspensionen von Erythrozyten, Thrombozyten, polymorphnukleären und mononukleären Leukozyten ermittelt (Tabelle 15).

Tabelle 15: Richtigkeit der Analytik von Spurenelementen in den Fraktionen des Vollblut mit ETAAS als Wiederfindung einer addierten Konzentration (Abweichung vom Zielwert %)

Fraktion	Cr	Cu	Se	Zn
Vollblut	102	98	97	102
Vollblut	102	96	99	100
Vollblut	102	104	103	96
Erythrozyten	102	103	104	97
Erythrozyten	100	101	98	101
Erythrozyten	96	98	96	100
Thrombozyten	102	102	*	99
Thrombozyten	97	103	*	104
Thrombozyten	96	103	*	106
Leukozyten	104	104	*	95
Leukozyten	96	103	*	101
Leukozyten	97	100	*	105

* Meßwerte unterhalb der Nachweisgrenze

2.3 Auswertung

2.3.1 Verknüpfung von Spurenelementkonzentration und Zellzahl

Die Grundlagen zur Berechnung des Spurenelementgehalts der Blutzellen und der Verteilung von Spurenelementen auf die Fraktionen des Vollbluts sind:

1. die Zellzahlen der Blutzellen im Vollblut vor der Isolierung (Auszählung des Blutbilds, in Anzahl Zellen/µl Vollblut) und

2. die Zellzahlen der Zellsuspensionen nach der Isolierung der Blutzellen (Ausbeute an isolierten Zellen, in Anzahl Zellen/µl Zellsuspension) (Tabellen 16 und 17) und

3. die Spurenelementkonzentrationen in den 5 Vollblutfraktionen (Plasma, Erythrozyten, Thrombozyten, polymorph- und mononukleäre Leukozyten) sowie im Vollblut (in µmol Element/l Lösung).

Tabelle 16: Blutbild von Vergleichsgruppen (V) und Diabetikergruppen (Typ 1 und Typ 2) von Kindern und Erwachsenen (Mittelwerte ± Standardabweichung)

Gruppen	Dimension	Kinder		Erwachsene		
Blutfraktionen		**V**	**Typ 1**	**V**	**Typ 1**	**Typ 2**
Anzahl	n	53	121	336	126	138
Erythrozyten	10^6/µl	4,8 ± 0,5	4,8 ± 0,6	4,7 ± 0,4	4,7 ± 0,5	4,7 ± 0,6
Thrombozyten	10^3/µl	280 ± 62	278 ± 80	196 ± 51	228 ± 65	185 ± 77
Polymorphnukleäre Leukozyten	10^3/µl	—*	—*	3,3 ± 1,1	3,9 ± 1,3	3,9 ± 1,3
Mononukleäre Leukozyten	10^3/µl	6,9 ± 1,7*	6,9 ± 2,0*	1,8 ± 0,6	3,0 ± 1,9	2,2 ± 0,8
Hämatokrit	%	39,1 ± 3,3	39,7 ± 2,9	41,8 ± 3,2	41,2 ± 4,1	41,7 ± 4,8

*Summe aus polymorph- und mononukleären Leukozyten

Tabelle 17: Ausbeute an isolierten Zellen in einer Zellsuspension von Vergleichsgruppen (V) und Diabetikergruppen (Typ 1 und Typ 2) von Kindern und Erwachsenen

Gruppen	Dimension	Kinder		Erwachsene		
Blutfraktionen		V	Typ 1	V	Typ 1	Typ 2
Anzahl	n	53	121	336	126	138
Erythrozyten	10^6/µl	5,2 ± 1,2	5,0 ± 1,2	5,3 ± 1,3	4,9 ± 1,3	5,2 ± 1,8
Thrombozyten	10^3/µl	122 ± 76	124 ± 78	134 ± 66	136 ± 67	69 ± 43
Polymorphnukleäre Leukozyten	10^3/µl	—*	—*	2,8 ± 1,8	3,8 ± 2,6	2,2 ± 1,6
Mononukleäre Leukozyten	10^3/µl	4,2 ± 3,2*	4,7 ± 4,2*	2,0 ± 1,1	2,8 ± 2,5	1,7 ± 1,3

*Summe aus polymorph- und mononukleären Leukozyten

2.3.1.1 Spurenelementgehalt von Blutzellen

Aus der Spurenelementkonzentration einer Zellfraktion (Erythrozyten, Thrombozyten, polymorph- und mononukleäre Leukozyten) pro Liter Suspension und der entsprechenden Zellzahl dieser Fraktion pro µl Zellsuspension wurde der Spurenelementgehalt der Blutzellen (in µmol Element/10^9 Zellen) ermittelt (Abbildung 2; Auswertung 1):

Spurenelementgehalt einer Blutzelle (µmol/109 Zellen) =

$$\frac{\text{Spurenelementkonzentration einer Zellsuspension (µmol/l)} \bullet 10^9\text{Zellen}}{\text{Zellzahl der Suspension (Zellen/µl)} \bullet 10^6}$$

2.3.1.2 Verteilung von Spurenelementen im Vollblut

Aus dem Spurenelementgehalt der Blutzellen (µmol Element/10^9 Zellen, s. 2.3.1) und der Zellzahl dieser Zellart pro µl Vollblut wurde die Spurenelementkonzentration einer Zellfraktion bezogen auf einen Liter Vollblut (in µmol Element in einer Zellfraktion/l Vollblut) berechnet (Abbildung 2; Auswertung 2):

Spurenelementkonzentration einer Zellfraktion / l Vollblut =

Spurenelementgehalt einer Blutzelle (µmol/10^9Zellen) •
Zellzahl im Vollblut (Zellen/µl) • 10^6

Aus der Spurenelementkonzentration pro Liter Plasma und dem Hämatokrit im Vollblut erfolgte die Berechnung der Plasmakonzentration bezogen auf einen Liter Vollblut (in µmol Element im Plasma/l Vollblut):

Spurenelementkonzentration im Plasmaanteil / l Vollblut =

Spurenelementkonzentration im Plasma (µmol/l) •
(100 – Hämatokrit (%))

Aus der Summe der Spurenelementkonzentration aller Zellfraktionen pro Liter Vollblut und der Spurenelementkonzentration im Plasma pro Liter Vollblut ergab sich die rechnerisch ermittelte Spurenelementkonzentration pro Liter Vollblut (in µmol Element/l Vollblut) (Abbildung 2; Auswertung 3):

Errechnete Spurenelementkonzentration im Vollblut (µmol/l Vollblut) =

Spurenelementkonzentration aller Zellfraktionen (µmol/l Vollblut) +
Spurenelementkonzentration im Plasmaanteil (µmol/l Vollblut)

Aus dem Anteil der Spurenelementkonzentrationen aller Blutfraktionen pro Liter Vollblut an der errechneten Spurenelementkonzentration pro Liter Vollblut wurde die prozentuale Verteilung der Elemente auf die Fraktionen des Vollbluts ermittelt.

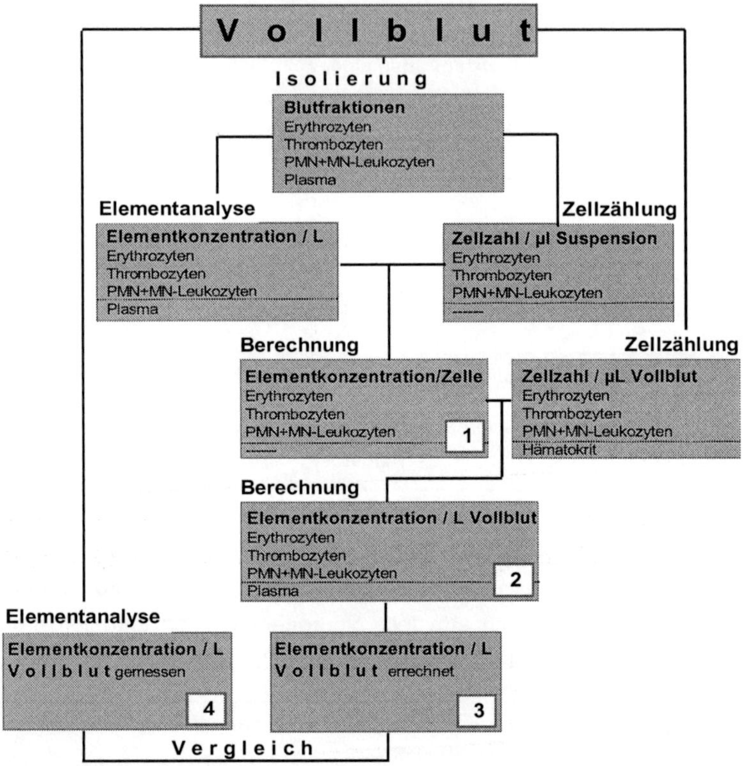

Abbildung 2: Arbeitsschema zur rechnerischen Auswertung der Spurenelementbestimmungen in den Fraktionen des Vollbluts (PMN: polymorphnukleäre und MN: mononukleäre Leukozyten)

2.3.1.3 Zuverlässigkeit des Analysenverfahrens

Die Kontrolle der Qualität des etablierten Analysenverfahrens zur Bestimmung von Spurenelementkonzentrationen erstreckt sich über die Bewertung 1. der Isolierung von Blutfraktionen, 2. der Auszählung von Blutzellen und 3. der Analytik von Spurenelementen in den Fraktionen des Vollbluts.

Analysen einzelner Probanden: Bei jedem Probanden wurde die aus den fünf Fraktionen des Vollbluts errechnete Vollblutkonzentration mit der gemessenen Spurenelementkonzentration im Vollblut verglichen. Die Differenz zwischen den beiden Werten entspricht einer Kontrolle für die Richtigkeit der gemessenen Werte in den Fraktionen des Vollbluts von einzelnen Probanden (Abbildung 2; Auswertung 4).

Zur Prüfung der Ursachen von hohen Abweichungen zwischen errechneten und gemessenen Vollblutkonzentrationen bei einigen Patienten wurde der Zusammenhang zwischen dem Spurenelementgehalt (µmol/10^9 Zellen) und der Zellzahl einer Zellart in der isolierten Fraktion (Anzahl/µl) untersucht. Als Beispiel für die gefundenen Beziehungen ist in Abbildung 3 der Zinkgehalt von Thrombozyten bezogen auf die Thrombozytenzahl dargestellt (n=116): Die Analytik von Zink in Suspensionen mit einer Zahl von <100 000 Thrombozyten/µl lieferte z. T. höhere Zinkgehalte in Thrombozyten als die Bestimmung aus konzentrierteren Zellsuspensionen.

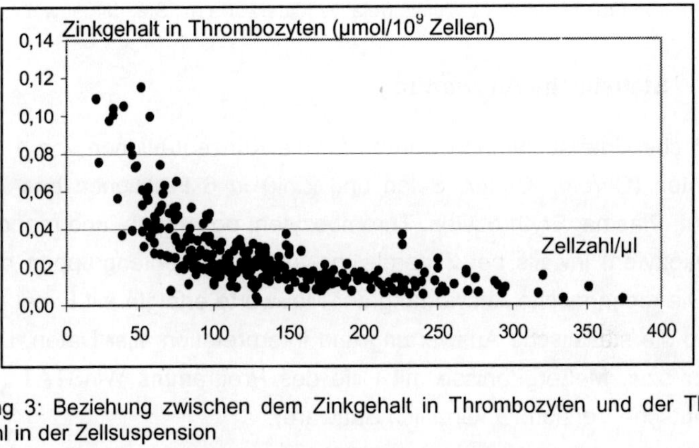

Abbildung 3: Beziehung zwischen dem Zinkgehalt in Thrombozyten und der Thrombozytenzahl in der Zellsuspension

Analysenverfahren einzelner Elemente: Für jedes Spurenelement wurde die mittlere prozentuale Differenz aus den einzelnen Abweichungen zwischen errechneten und gemessenen Vollblutkonzentrationen von allen Probanden errechnet. Sie erlaubt bei einer großen Anzahl von Probanden eine Aussage über die Zuverlässigkeit des Analysenverfahrens zur Bestimmung von Spurenelementkonzentrationen in isolierten Blutfraktionen. Die Abweichungen lagen bei der Isolierung und Auszählung von Blutzellen verbunden mit der Konzentrationsbestimmung von Chrom bei 12,8 ± 14,6%, von Kupfer bei 10,3 ± 9,6%, von Selen bei 5,6 ± 10,4% und von Zink bei 7,8 ± 10,7% (Abbildung 4).

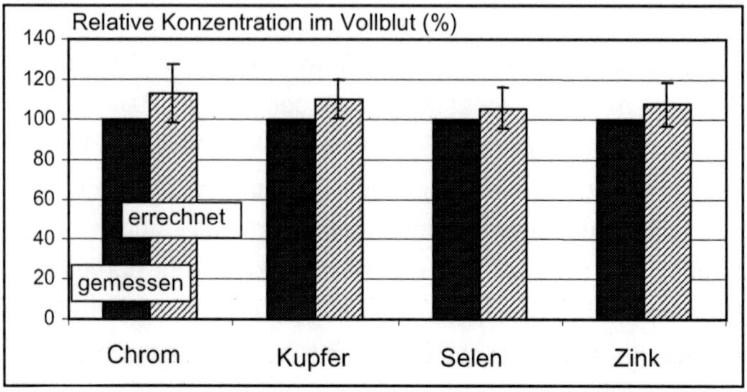

Abbildung 4: Zuverlässigkeit des Analysenverfahrens zur Bestimmung von Spurenelementen in den Fraktionen des Vollbluts (relative Mittelwerte mit Standardabweichung)

2.3.2 Statistische Auswertung

Statistische Untersuchungen wurden für die Konzentrationen von 4 Spurenelementen (Chrom, Kupfer, Selen und Zink) in 6 Fraktionen des Vollbluts (Vollblut, Plasma, Erythrozyten, Thrombozyten, polymorph- und mononukleäre Leukozyten) jeweils bei 2 Vergleichs- und 3 Patientengruppen durchgeführt. Die rechnerische Auswertung der Meßwerte erfolgte mit Excel (Version 97) und die statistische Auswertung und Interpretation aller Daten, Laborparameter bzw. Meßergebnisse mit Hilfe des Programms WinSTAT (Version 3.0, deutsche Version: G. Greulich Software).

Lagen alle Meßwerte einer Zellfraktion unterhalb der Nachweisgrenze, so wurde zur Abschätzung des maximalen Spurenelementgehalts dieser Zellart der Betrag für die Nachweisgrenze in die Formel eingesetzt und die erhaltenen Werte mit „<" (kleiner als) gekennzeichnet. Statistische Berechnungen wurden mit diesen Werten nicht durchgeführt.

Beschreibung der Stichproben: Die Spurenelementkonzentrationen der 5 Stichproben (gesunde Kinder bzw. Erwachsene, Kinder mit Diabetes Typ 1 bzw. Erwachsene mit Typ 1 und Typ 2) wurden durch Mittelwert, Median, 1. und 3. Quartil sowie Minimum und Maximum der Werte beschrieben. Die Ergebnisse wurden z. T. als Box & Whisker-Grafik dargestellt (mit Median, 1. und 3. Quartil sowie Minimum und Maximum).

Zum Vergleich von Gruppen wurden aus den 5 Stichproben jeweils 2 Teilgruppen gegenübergestellt, die in Bezug auf das Geschlecht und das Alter homogen waren. Die „Matched-Pairs-Technik“ erfolgte für das Geschlecht (Gegenüberstellung von Mann/Frau 1:1) sowie für das Alter (nach Überprüfung der Regressionsgeraden für den Altersverlauf der Spurenelementkonzentrationen von maximal ± 3 Jahren). Zum Vergleich von Gruppen aus gesunden und kranken Kindern wurden Kollektive in homogener Altersstruktur gegenübergestellt und zum Vergleich von Gruppen aus Kindern und Erwachsenen wurden die gesamten Stichproben herangezogen.

Verfahren zur statistischen Auswertung: Die Normalverteilung von kontinuierlichen Meßreihen wurde mit dem Kolmogoroff-Smirnoff-Tests ($p>0,05$) überprüft. Die Spurenelementkonzentrationen in den Blutfraktionen wurden vor der Auswertung logarithmisch transformiert.

Zur Ermittlung von Gruppenunterschieden zwischen zwei unabhängigen kontinuierlichen und normalverteilten Datenreihen wurde der t-Test für unabhängige Variablen eingesetzt. Mit dem durch das Statistikprogramm erhaltenen F- Wert und der Signifikanz p wurde die Varianzhomogenität abgeschätzt. Das zweiseitige Signifikanzniveau für den Gruppenunterschied wurde auf $p<0,05$ festgelegt. Zum Vergleich der Konzentrationen von mehreren Gruppen mit einer Bezugsgruppe wurde das Signifikanzniveau durch die Anzahl der verglichenen Gruppen dividiert (z. B. von Patienten mit 2 Folgeerkrankungen mit Patienten ohne Spätfolgen: 0,05/3 = 0,017). Die Prüfung auf Unterschiede zwischen mehreren unabhängigen Meßreihen (z. B. von Patienten mit mehreren Therapiearten und kleinen Fallzahlen) erfolgte mit dem Kruskal Wallis Rangsummentest.

Der Zusammenhang zwischen zwei kontinuierlichen und normalverteilten Datenreihen wurde durch den Korrelationskoeffizienten (Abhängigkeitsgrad r) nach Pearson und die zweiseitige Signifikanz (Signifikanzniveau $p<0,05$) bestimmt und durch eine einfache lineare Regressionsgerade mit der Form $y = a + bx$ beschrieben. Zur Untersuchung der linearen Beziehung zwischen mehreren unabhängiger Variablen (Alter und Body Mass Index) und einer abhängigen Variablen (Spurenelementkonzentrationen) wurde die multiple Regressionsanalyse verwendet.

Aufbau der statistischen Auswertung: Im ersten Teil der Auswertung erfolgte eine Charakterisierung der beiden Vergleichsgruppen (Erwachsene und Kinder) und der drei Patientengruppen (Erwachsene mit Diabetes Typ 1 und Typ 2 und Kinder mit Typ 1, s. 2.1.5) anhand der erhobenen persönlichen und klinischen Daten. Im zweiten Teil wurden die Konzentrationen der 4 Elemente in den 6 Fraktionen des Vollbluts für jede Vergleichs- und Patientengruppe beschrieben. Die Spurenelementkonzentrationen von Erwachsenen und Kindern wurden miteinander verglichen – jeweils die beiden Vergleichsgruppen und die beiden Patientengruppen mit Diabetes Typ 1 untereinander. Für jede Vergleichs- und Patientengruppe wurde die Beziehung zwischen den Konzentrationen der 4 Spurenelemente in den Blutfraktionen und den personenspezifischen Daten (Alter, Geschlecht, Body Mass Index, Blutbild, Cholesterin und Triglyzeride, sowie Alkohol- und Nikotinkonsum) untersucht. Schließlich wurde geprüft, ob einerseits der Gehalt eines Spurenelements in den verschiedenen Blutffraktionen miteinander im Zusammenhang steht, oder umgekehrt, ob ein Zusammenhang zwischen den Konzentrationen der verschiedenen Spurenelemente in einer der Blutfraktionen besteht.

Im dritten Teil wurden die Spurenelementkonzentrationen in den Blutfraktionen von Vergleichs- und Patientengruppen (Typ 1, 2, 2a und 2b) miteinander verglichen. Im vierten Teil der Auswertung wurden die Gehalte der Blutfraktionen bei den 3 Diabetikergruppen in Abhängigkeit von der Diabeteseinstellung, der -dauer und der -therapie beschrieben. Die Untersuchung auf Konzentrationsunterschiede durch diabetesbedingte Folgeerkrankungen bei erwachsenen Typ-1- und Typ-2-Diabetikern erfolgte durch Vergleich von Patienten ohne Spätfolgen mit Patienten mit ausschließlicher Mikro- oder Neuropathie, ausschließlicher Makroangiopathie oder mehr als 2 dieser Folgeerkrankungen gleichzeitig (Abbildung 5).

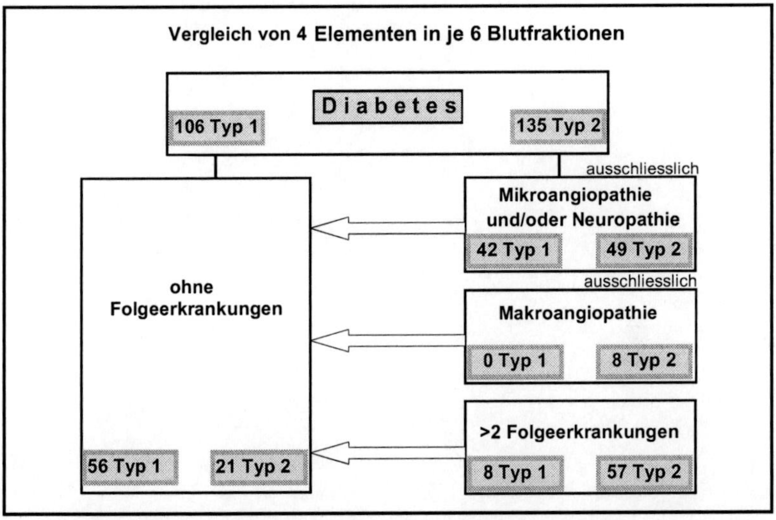

Abbildung 5: Einteilung von Diabetikern (Typ 1 und Typ 2) in Untergruppen zur Untersuchung von Konzentrationsveränderungen bei diabetesbedingten Folgeerkrankungen

3 Ergebnisse

3.1 Personenspezifische und klinische Daten

3.1.1 Vergleichsgruppen

In der Gruppe der gesunden Erwachsenen lagen die Cholesterinkonzentrationen (Mittelwert ± Standardabweichung) bei 194 ± 35 mg/dl (Bereich: 119 – 269 mg/dl, n=55) und die Triglyzeridkonzentrationen bei 108 ± 41 mg/dl (Bereich: 42 – 225 mg/dl, n=52). 52 von 284 Probanden gaben an zu rauchen (18%), und 79 von 111 Personen tranken gelegentlich alkoholische Getränke (71%). Die personenspezifischen Daten und das Blutbild der Probanden sind in den Tabellen 2 und 15 zusammengefaßt.

3.1.2 Diabetikergruppen

Bei Erwachsenen mit Diabetes Typ 1 lagen die Konzentrationen von Cholesterin bei 205 ± 56 mg/dl (n=96) und von Tryglyzeriden bei 94,1 ± 44,2 mg/dl (n=82) (Tabelle 18). 13 Typ-1-Diabetiker von 40 waren Raucher und 19 von 39 nahmen gelegentlich Alkohol zu sich. Erwachsene mit Diabetes Typ 2 hatten Cholesterinwerte von 214 ± 65 mg/dl (n=130) und Triglyzeridwerte von 207 ± 149 mg/dl (n=120). 5 von 70 Typ-2-Diabetikern rauchten, Angaben zum Alkoholkonsum wurden nicht gemacht. Die Diabeteseinstellung der beiden Gruppen war mit HbA_{1c}-Werten von 8,9 ± 2,2% bzw. 9,1 ± 2,2% (n=126 bzw. 139) etwa gleich. Bei 121 Kindern mit Diabetes Typ 1 betrugen die mittleren Cholesterinkonzentrationen 177 ± 35 mg/dl (n=82) und die mittleren HbA_{1c}-Werte 7,9 ± 1,8%. Die Tabellen 1, 2 und 15 enthalten die Daten zur Person und das Blutbild der Patienten.

Bei 95,6% der Erwachsenen und 61,1% der Kinder mit Diabetes Typ 1 wurde zur Diabetesbehandlung eine konventionelle Insulintherapie (CT, s. 1.1.1) mit 3- bis 4-maliger Insulininjektion täglich oder eine intensivierte konventionelle Insulintherapie (ICT) eingesetzt (Tabelle 19). Von 106 Typ-1-Diabetikern wurden Angaben zu den diagnostizierten Folgeerkrankungen notiert: 56 Patienten hatten keine diabetesbedingten Spätfolgen, 42 ausschließlich eine Mikroangiopathie und/oder eine Neuropathie, keine eine klinisch manifeste Makroangiopathie und 8 neben einer Mikroangiopathie oder Neuropathie zusätzlich eine Makroangiopathie (Abbildung 5). 15 Typ-1-Diabetiker (von 45 Angaben) waren Hypertoniker, ein Patient nahm Diuretika ein.

Tabelle 18: Laborparameter von Erwachsenen mit Diabetes Typ 1, Typ 2 und Kindern mit Diabetes Typ 1)

Diabetestyp	Dimension	Typ 1	Typ 2	Kinder
Anzahl		126	139	121
HbA_{1c}	% Bereich	8,9 ± 2,2 5,0 – 16,2	9,1 ± 2,2 4,9 – 14,1	7,9 ± 1,8 5,3 – 15,3
Fruktosamin	µmol/l	371 ± 131	335 ± 81	334 ± 67
Insulinsekretion (Arginintest)	Hyposekretion Hypersekretion	—	47 41	—
Cholesterin	mg/dl Bereich	205 ± 56 40 – 492	214 ± 65 66 – 620	177 ± 35 106 – 267
Triglyzeride	mg/dl Bereich	94,1 ± 44,2 35 – 258	207 ± 149 55 – 1371	—
HDL-Cholesterin	mg/dl Bereich	—	50,5 ± 18,0 25,0 – 111	—
LDL-Cholesterin	mg/dl Bereich	—	154 ± 46 91 – 340	—
Harnsäure	mg/dl Bereich	3,5 ± 1,2 2,0 – 7,7	5,4 ± 1,6 2,5 – 9,6	—
Kreatinin	mg/dl Bereich	1,0 ± 0,5 0,4 – 3,4	1,0 ± 0,4 0,5 – 3,4	—
Albuminurie	mg/24 h Bereich	—	507 ± 1818 0 – 14776	—

Von 104 Typ-2-Diabetikern mit Therapieangaben wurden 30 durch reine Insulintherapie behandelt, 31 durch Insulin in Kombination mit oralen Antidiabetika und 42 durch Antidiabetika (13 davon durch Monotherapie mit Biguanid bzw. 6 mit Sulfonylharnstoff). Von 135 Typ-2-Diabetikern zeigten 21 Patienten keine Folgeerkrankungen, 49 eine Mikroangiopathie und/oder Neuropathie, 8 ausschließliche eine Makroangiopathie und 57 Patienten hatten mehr als 2 Spätfolgen. 67 Typ-2-Diabetiker (von 110 Fällen) waren Hypertoniker und 34 nahmen Diuretika ein.

Tabelle 19: Diabetestherapie und klinische Daten von Erwachsenen mit Diabetes Typ 1, Typ 2 und Kindern mit Diabetes Typ 1 (CT: konventionelle Insulintherapie, ICT: intensivierte konventionelle Insulintherapie)

Diabetestyp	Fälle (Anzahl in Gruppe)	Typ 1	Typ 2	Kinder
Anzahl		126	139	121
Diät	Frei Kalorienreduziert / kcal	—	36 70 / 1400±250	—
Orale Therapie	Sulfonylharnstoff Biguanid ∝-Glukosidase-hemmer	—	50 (104) 58 (104) 10 (104)	—
Insulintherapie	1 x CT 2 x CT 3 – 4 x CT oder ICT	0 (46) 2 (46) 44 (46)	23 (104) 27 (104) 13 (104)	1 (38) 15 (38) 22 (38)
Insulinzufuhr	IE/kg	—	—	0,86 ± 0,27
Mikroganiopathie	Retinopathie Nephropathie	29 (106) 22 (106)	38 (135) 56 (135)	——
Neuropathie	PNP Fußkomplikationen aNP	34 (106) 1 (106) 4 (106)	93 (135) 15 (135) 2 (135)	—
Makroangiopathie	KHK Infarkt cAVK Apoplex pAVK	5 (106) 0 (106) 1 (106) 0 (106) 5 (106)	49 (135) 15 (135) 16 (135) 8 (135) 35 (135)	—

3.2 Spurenelemente in den Fraktionen des Vollbluts

Nach der Umwandlung der Spurenelementkonzentrationen in Vollblut, Plasma und den Blutzellen in logarithmische Daten waren alle Meßreihen und alle aus diesen gematchten Untergruppen für die beiden Vergleichs- und die drei Patientengruppen normalverteilt.

3.2.1 Chrom

3.2.1.1 Vergleichsgruppen

Die Chromkonzentrationen, im folgenden als Median (1. – 3. Quartil) angegeben, betrugen im Plasma bei gesunden Erwachsenen 11,1 (8,4 – 12,9) nmol/l (Tabelle 20). Die höchsten Chromgehalte fanden sich in den beiden Leukozytentypen; der Gehalt war in Thrombozyten etwa um den Faktor 100 bzw. in Erythrozyten um den Faktor 500 geringer.

Tabelle 20: Chromkonzentration in den Fraktionen des Vollbluts bei gesunden Erwachsenen (PMN- und MN-Leukozyten: polymorph- und mononukleäre Leukozyten)

Blutfraktion	Vollblut	Plasma	Erythro-zyten	Thrombo-zyten	PMN-Leuko zyten	MN-Leuko-zyten
Dimension	nmol/l	nmol/l	nmol/10^9 Zellen	nmol/10^9 Zellen	nmol/10^9 Zellen	nmol/10^9 Zellen
Anzahl	86	86	85	84	80	77
Mittelwert	73,6	11,0	0,0088	0,0474	4,79	5,09
Median	69,2	11,1	0,0079	0,0319	4,21	4,73
1. Quartil	58,2	8,4	0,0061	0,0202	2,60	2,19
3. Quartil	84,1	12,9	0,0103	0,0567	6,26	7,48
Minimum	31,6	2,7	0,0022	0,0050	0,21	0,59
Maximum	143,9	24,2	0,0366	0,3814	11,70	12,34

Pro Liter Vollblut lag der Chromanteil der Erythrozyten bei 51,9%, der Thrombozyten bei 10,9%, der polymorph- und der mononukleären Leukozyten bei 17,9% und bei 11,1% sowie der extrazelluläre Anteil bei 8,2% (Abbildung 6).

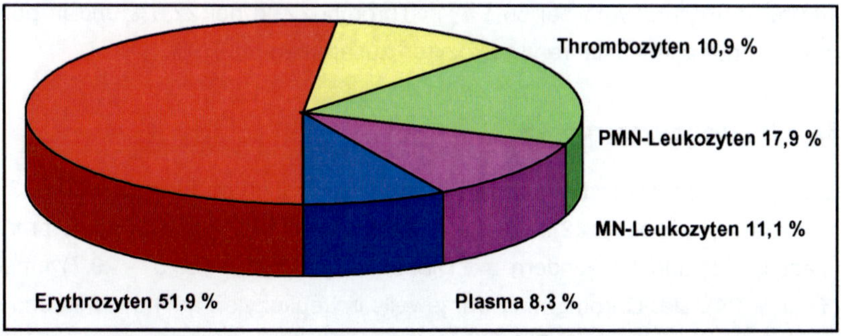

Abbildung 6: Verteilung der Chromkonzentration pro Liter Vollblut auf die Fraktionen des Vollbluts bei gesunden Erwachsenen (n=86) (PMN- und MN-Leukozyten: polymorph- und mononukleäre Leukozyten)

In der Gruppe der gesunden Kinder wurden Chromwerte von 21,4 (20,5 – 32,5) nmol/l im Plasma festgestellt (Tabelle 21). Der Chromgehalt in Erythrozyten war im Mittel um das 100-fache geringer als in polymorph- und mononukleären Leukozyten zusammen.

Tabelle 21: Chromkonzentration in den Fraktionen des Vollbluts bei gesunden Kindern (PMN- und MN-Leukozyten: polymorph- und mononukleäre Leukozyten)

Blutfraktion	Vollblut	Plasma	Erythrozyten	Thrombozyten	PMN- und MN-Leukozyten
Dimension	nmol/l	nmol/l	nmol/10^9 Zellen	nmol/10^9 Zellen	nmol/10^9 Zellen
Anzahl	18	18	18	17	16
Mittelwert	107	24,4	0,0137	0,0976	1,42
Median	112	21,4	0,0146	0,0776	1,30
1. Quartil	94	20,5	0,0136	0,0628	0,88
3. Quartil	117	32,5	0,0156	0,1449	1,99
Minimum	54	4,5	0,0056	0,0275	0,23
Maximum	153	41,9	0,0177	0,2039	2,90

Bei den gesunden Probanden hatten Kinder gegenüber Erwachsenen höhere Chromgehalte in Vollblut, Plasma, Erythrozyten und Thrombozyten (Differenz der Mediane +62%, +93%, +84% und +144%, p jeweils <0,001) und geringere in Leukozyten (–86% in polymorph- und mononukleären zusammen, p<0,001). Bezogen auf einen Liter Vollblut lag der Chromanteil im Plasma bei

14,0%, in Erythrozyten bei 56,1%, in Thrombozyten bei 22,0% und in polymorph- und mononukleären Leukozyten zusammen bei 7,9%.

3.2.1.2 Diabetikergruppen

Bei Typ-1-Diabetikern betrug die Chromkonzentration im Plasma 12,6 (9,3 – 17,6) nmol/l (Tabelle 22), bei Typ-2-Diabetikern 37,2 (24,4 – 53,4) nmol/l (Tabelle 23) und bei Kindern mit Diabetes Typ 1 24,9 (20,5 – 29,7) nmol/l (Tabelle 24). Der Chromgehalt war jeweils in Leukozyten am höchsten und in Erythrozyten um ca. 2 bis 3 Zehnerpotenzen geringer.

Tabelle 22: Chromkonzentration in den Fraktionen des Vollbluts bei Erwachsenen mit Diabetes Typ 1 (PMN- und MN-Leukozyten: polymorph- und mononukleäre Leukozyten)

Blutfraktion	**Vollblut**	**Plasma**	**Erythro-zyten**	**Thrombo-zyten**	**PMN-Leuko zyten**	**MN-Leuko-zyten**
Dimension	nmol/l	nmol/l	nmol/10^9 Zellen	nmol/10^9 Zellen	nmol/10^9 Zellen	nmol/10^9 Zellen
Anzahl	54	54	54	53	43	51
Mittelwert	76	16,9	0,0078	0,0649	5,27	4,34
Median	64	12,6	0,0062	0,0534	5,09	4,02
1. Quartil	57	9,3	0,0045	0,0363	2,57	2,25
3. Quartil	92	17,6	0,0090	0,0777	7,18	5,74
Minimum	41	4,0	0,0017	0,0111	0,99	0,48
Maximum	153	82,0	0,0204	0,1993	12,55	13,59

Der Chromanteil pro Liter Vollblut lag bei Patienten mit Diabetes Typ 1 im Plasma bei 11,5%, in Erythrozyten bei 42,0%, in Thrombozyten bei 16,3%, in polymorph- und mononukleären Leukozyten bei 22,7% und bei 11,7%. Bei Patienten mit Diabetes Typ 2 fanden sich extrazellulär 18,2% der Chrommenge des Vollbluts, 54,3% in Erythrozyten, 12,6% in Thrombozyten und 10,2% bzw. 4,7% in polymorph- und mononukleären Leukozyten.

Tabelle 23: Chromkonzentration in den Fraktionen des Vollbluts bei Erwachsenen mit Diabetes Typ 2 (PMN- und MN-Leukozyten: polymorph- und mononukleäre Leukozyten)

Blutfraktion	Vollblut	Plasma	Erythro-zyten	Thrombo-zyten	PMN-Leukozyten	MN-Leuko-zyten
Dimension	nmol/l	nmol/l	nmol/10^9 Zellen	nmol/10^9 Zellen	nmol/10^9 Zellen	nmol/10^9 Zellen
Anzahl	35	35	35	33	34	35
Mittelwert	113,1	38,2	0,0142	0,0907	3,14	3,32
Median	113,7	37,2	0,0137	0,0806	2,49	1,43
1. Quartil	101,4	24,4	0,0105	0,0303	1,36	0,94
3. Quartil	128,9	53,4	0,0170	0,1320	4,60	4,75
Minimum	62,1	11,0	0,0063	0,0145	0,66	0,27
Maximum	157,2	86,6	0,0234	0,2588	10,05	12,17

Tabelle 24: Chromkonzentration in den Fraktionen des Vollbluts bei Kindern mit Diabetes Typ 1 (PMN- und MN-Leukozyten: polymorph- und mononukleäre Leukozyten)

Blutfraktion	Vollblut	Plasma	Erythro-zyten	Thrombo-zyten	PMN- und MN-Leukozyten
Dimension	nmol/l	nmol/l	nmol/10^9 Zellen	nmol/10^9 Zellen	nmol/10^9 Zellen
Anzahl	66	66	66	60	64
Mittelwert	114	26,2	0,0166	0,0896	2,05
Median	114	24,9	0,0163	0,0734	1,76
1. Quartil	103	20,5	0,0142	0,0540	1,21
3. Quartil	128	29,7	0,0194	0,1067	2,82
Minimum	50	4,8	0,0068	0,0118	0,39
Maximum	152	56,9	0,0272	0,3770	5,93

Bei den Typ-1-Diabetikern lagen die Chromkonzentrationen von Kindern im Vergleich zu Erwachsenen in Vollblut, Plasma, Erythrozyten und Thrombozyten höher (Differenz der Mediane +77%, +97%, +164% und +38%, p jeweils <0,001, für Thrombozyten p=0,009) und in Leukozyten niedriger (–81% in polymorph- und mononukleären Leukozyten zusammen, p<0,001). In einem Liter Vollblut betrug der Chromanteil des Plasma 12,1%, der Erythrozyten 56,9%, der Thrombozyten 18,1% und der Leukozyten 9,5%.

3.2.2 Kupfer

3.2.2.1 Vergleichsgruppen

Gesunde Erwachsene hatten eine mittlere Kupferkonzentration im Plasma, angegeben als Median (1. – 3. Quartil), von 14,9 (13,4 – 16,6) µmol/l (Tabelle 25). Der höchste Kupfergehalt fand sich in den beiden Leukozytenarten, mit Werten, die in etwa das 7-fache der Thrombozyten und das 40-fache der Erythrozyten betrugen.

Tabelle 25: Kupferkonzentration in den Fraktionen des Vollbluts bei gesunden Erwachsenen (PMN- und MN-Leukozyten: polymorph- und mononukleäre Leukozyten)

Blutfraktion	Vollblut	Plasma	Erythro-zyten	Thrombo-zyten	PMN-Leukozyten	MN-Leuko-zyten
Dimension	µmol/l	µmol/l	µmol/10^9 Zellen	µmol/10^9 Zellen	µmol/10^9 Zellen	µmol/10^9 Zellen
Anzahl	216	216	216	117	134	133
Mittelwert	12,8	15,3	0,00094	0,00563	0,0435	0,0596
Median	12,7	14,9	0,00093	0,00500	0,0322	0,0390
1. Quartil	11,5	13,4	0,00085	0,00329	0,0149	0,0217
3. Quartil	13,9	16,6	0,00102	0,00759	0,0627	0,0932
Minimum	9,2	7,9	0,00066	0,00115	0,0040	0,0078
Maximum	19,4	31,3	0,00133	0,01440	0,1733	0,1958

In einem Liter Vollblut verteilte sich Kupfer zu 60,9% auf Plasma, zu 30,9% auf Erythrozyten, zu 7,4% auf Thrombozyten und zu 0,9% bzw. 0,7% auf polymorph- bzw. mononukleäre Leukozyten (Abbildung 7).

Bei gesunden Kindern wurden mittlere Kupferkonzentration im Plasma von 16,7 (13,6 – 19,8) µmol/l gefunden (Tabelle 26). Der Kupfergehalt war in polymorph- und mononukleären Leukozyten zusammen um etwa 20 mal höher als in Erythrozyten.

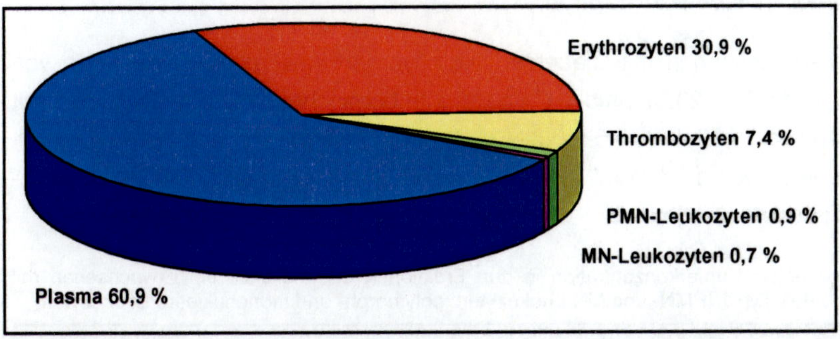

Abbildung 7: Verteilung der Kupferkonzentration pro Liter Vollblut auf die Fraktionen des Vollbluts bei gesunden Erwachsenen (n=216) (PMN- und MN-Leukozyten: polymorph- und mononukleäre Leukozyten)

Tabelle 26: Kupferkonzentration in den Fraktionen des Vollbluts bei gesunden Kindern (PMN- und MN-Leukozyten: polymorph- und mononukleäre Leukozyten)

Blutfraktion	Vollblut	Plasma	Erythro-zyten	Thrombo-zyten	PMN- und MN-Leukozyten
Dimension	µmol/l	µmol/l	µmol/10^9 Zellen	µmol/10^9 Zellen	µmol/10^9 Zellen
Anzahl	23	23	23	23	23
Mittelwert	13,3	16,5	0,00090	0,0041	0,0190
Median	13,2	16,7	0,00093	0,0037	0,0129
1. Quartil	12,2	13,6	0,00085	0,0022	0,0024
3. Quartil	15,2	19,8	0,00097	0,0060	0,0223
Minimum	9,3	10,3	0,00048	0,0007	0,0017
Maximum	18,5	21,5	0,00106	0,0094	0,0693

Gesunde Kinder hatten im Vergleich zu gesunden Erwachsenen geringere Kupfergehalte in Thrombozyten und Leukozyten (polymorph- und mononukleäre zusammen, Differenz der Mediane –26,3% und –81,9%, p=0,034 und p<0,001). Bezogen auf einen Liter Vollblut betrug der Kupferanteil im Plasma 63,0%, in Erythrozyten 28,9%, in Thrombozyten 7,3% und in polymorph- und mononukleären Leukozyten zusammen 0,7%.

3.2.2.2 Diabetikergruppen

Bei Erwachsenen mit Diabetes Typ 1 wurden im Plasma Kupferwerte von 18,8 (15,8 – 23,3) µmol/l (Tabelle 27) beobachtet, bei Erwachsenen mit Diabetes Typ 2 von 18,6 (16,3 – 21,4) µmol/l (Tabelle 28) und bei Kindern mit Diabetes von 17,7 (15,7 – 19,2) µmol/l (Tabelle 29). Der höchste Kupfergehalt befand sich jeweils in Leukozyten, der geringste in Erythrozyten.

Tabelle 27: Kupferkonzentration in den Fraktionen des Vollbluts bei Erwachsenen mit Diabetes Typ 1 (PMN- und MN-Leukozyten: polymorph- und mononukleäre Leukozyten)

Blutfraktion	**Vollblut**	**Plasma**	**Erythrozyten**	**Thrombozyten**	**PMN-Leukozyten**	**MN-Leukozyten**
Dimension	µmol/l	µmol/l	$\mu mol/10^9$ Zellen	$\mu mol/10^9$ Zellen	$\mu mol/10^9$ Zellen	$\mu mol/10^9$ Zellen
Anzahl	96	96	96	43	88	92
Mittelwert	16,1	20,5	0,00093	0,0046	0,0546	0,0654
Median	14,9	18,8	0,00093	0,0041	0,0441	0,0520
1. Quartil	13,5	15,8	0,00086	0,0029	0,0206	0,0282
3. Quartil	17,7	23,3	0,00100	0,0063	0,0614	0,0982
Minimum	10,6	9,9	0,00068	0,0015	0,0051	0,0016
Maximum	34,4	45,1	0,00130	0,0092	0,2619	0,1800

Tabelle 28: Kupferkonzentration in den Fraktionen des Vollbluts bei Erwachsenen mit Diabetes Typ 2 (PMN- und MN-Leukozyten: polymorph- und mononukleäre Leukozyten)

Blutfraktion	**Vollblut**	**Plasma**	**Erythrozyten**	**Thrombozyten**	**PMN-Leukozyten**	**MN-Leukozyten**
Dimension	µmol/l	µmol/l	$\mu mol/10^9$ Zellen	$\mu mol/10^9$ Zellen	$\mu mol/10^9$ Zellen	$\mu mol/10^9$ Zellen
Anzahl	38	38	38	33	36	35
Mittelwert	14,0	19,2	0,00098	0,0060	0,0356	0,0533
Median	13,5	18,6	0,00101	0,0050	0,0249	0,0395
1. Quartil	12,6	16,3	0,00091	0,0041	0,0135	0,0286
3. Quartil	15,8	21,4	0,00105	0,0078	0,0386	0,0609
Minimum	11,0	10,7	0,00072	0,0022	0,0058	0,0109
Maximum	19,6	29,6	0,00114	0,0126	0,2152	0,1760

Tabelle 29: Kupferkonzentration in den Fraktionen des Vollbluts bei Kindern mit Diabetes Typ 1 (PMN- und MN-Leukozyten: polymorph- und mononukleäre Leukozyten)

Blutfraktion	Vollblut	Plasma	Erythro-zyten	Thrombo-zyten	PMN- und MN-Leukozyten
Dimension	µmol/l	µmol/l	µmol/10^9 Zellen	µmol/10^9 Zellen	µmol/10^9 Zellen
Anzahl	38	38	38	37	38
Mittelwert	14,2	18,1	0,00094	0,0048	0,0154
Median	13,9	17,7	0,00093	0,0044	0,0070
1. Quartil	12,8	15,7	0,00088	0,0024	0,0032
3. Quartil	15,3	19,2	0,00100	0,0065	0,0145
Minimum	7,9	8,0	0,00058	0,0008	0,0015
Maximum	20,0	27,1	0,00118	0,0105	0,1560

Bei Typ-1-Diabetikern lag der Kupferanteil im Vollblut bei 68,8% im Plasma, 26,3% in Erythrozyten, 5,5% in Thrombozyten, 1,2% in polymorphnukleären und 0,9% in mononukleären Leukozyten. Der Anteil betrug bei Typ-2-Diabetikern 64,4% im Plasma, 28,2% in Erythrozyten, 6,5% in Thrombozyten und 0,7% bzw. 0,6% in polymorph- und mononukleären Leukozyten.

Von den Typ-1-Diabetikern hatten Kinder gegenüber Erwachsenen geringere Kupferkonzentrationen in Vollblut und Leukozyten (Differenz der Mediane –7,0%, p=0,006 und –92,7%, p<0,001, Werte für Plasmakonzentrationen –5,5%, p=0,090). Der Kupfergehalt pro Liter Vollblut verteilte sich bei Kindern zu 64,9% auf Plasma, zu 28,6% auf Erythrozyten, zu 6,9% auf Thrombozyten und zu 0,5% auf polymorph- und mononukleäre Leukozyten zusammen.

3.2.3 Selen

3.2.3.1 Vergleichsgruppen

Gesunde Erwachsene zeigten extrazelluläre Selenkonzentrationen im Vollblut, angegeben als Median (1. – 3. Quartil), von 0,87 (0,77 – 0,98) µmol/l) (Tabelle 30). Der Gehalt in Thrombozyten, polymorph- und mononukleären Leukozyten lag unter der Nachweisgrenze für das Meßsystem. Der maximale Elementgehalt wurde abgeschätzt (s. 2.3.5); er war <0,00012 µmol/l10^9 Zellen für Thrombozyten, <0,0051 µmol/l10^9 Zellen für polymorphnukleäre und <0,0116 µmol/l10^9 Zellen für mononukleäre Leukozyten.

Tabelle 30: Selenkonzentration in den Fraktionen des Vollbluts bei gesunden Erwachsenen (PMN- und MN-Leukozyten: polymorph- und mononukleäre Leukozyten)

Blutfraktion	**Vollblut**	**Plasma**	**Erythro-zyten**	**Thrombo-zyten**	**PMN-Leuko zyten**	**MN-Leuko-zyten**
Dimension	µmol/l	µmol/l	µmol/10^9 Zellen	µmol/10^9 Zellen	µmol/10^9 Zellen	µmol/10^9 Zellen
Anzahl	285	285	285	285	285	285
Mittelwert	1,00	0,89	0,000098	<0,00012*	<0,0051*	<0,0116*
Median	0,98	0,87	0,000091	<0,00012*	<0,0051*	<0,0116*
1. Quartil	0,89	0,77	0,000080	—*	—*	—*
3. Quartil	1,09	0,98	0,000116	—*	—*	—*
Minimum	0,56	0,46	0,000027	—*	—*	—*
Maximum	1,85	1,60	0,000232	—*	—*	—*

* Werte<Nachweisgrenze

Daraus ergab sich eine Verteilung des Selengehalts in einem Liter Vollblut mit 49,8% im Plasma, 43,3% in Erythrozyten, <2,4% in Thrombozyten sowie <1,9% und <2,6% in polymorph- und mononukleären Leukozyten (Abbildung 8).

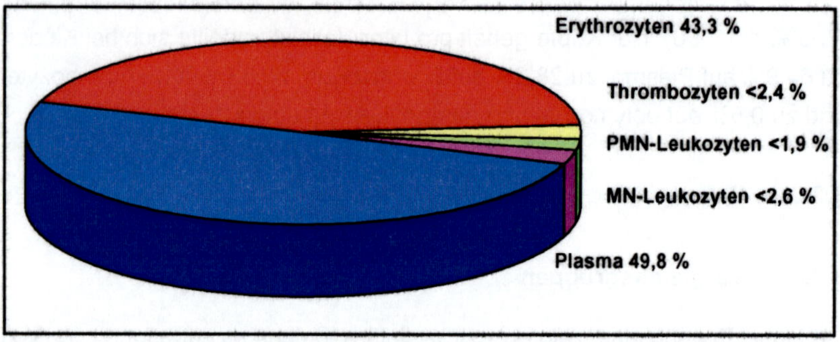

Abbildung 8: Verteilung der Selenkonzentration pro Liter Vollblut auf die Fraktionen des Vollbluts bei gesunden Erwachsenen (n=285) (PMN- und MN-Leukozyten: polymorph- und mononukleäre Leukozyten)

Bei gesunden Kindern wurden Plasmakonzentration 0,75 (0,63 – 0,81) µmol Selen/l ermittelt (Tabelle 31). Der Gehalt in Erythrozyten lag bei 0,000080 (0,000065 – 0,000099) µmol/10^9 Zellen.

Tabelle 31: Selenkonzentration in den Fraktionen des Vollbluts bei gesunden Kindern (PMN- und MN-Leukozyten: polymorph- und mononukleäre Leukozyten)

Blutfraktion	**Vollblut**	**Plasma**	**Erythro-zyten**	**Thrombo-zyten**	**PMN- und MN-Leukozyten**
Dimension	µmol/l	µmol/l	µmol/10^9 Zellen	µmol/10^9 Zellen	µmol/10^9 Zellen
Anzahl	25	25	25	25	25
Mittelwert	0,89	0,76	0,000080	<0,00015*	<0,0035*
Median	0,83	0,75	0,000080	<0,00015*	<0,0035*
1. Quartil	0,75	0,63	0,000065	—*	—*
3. Quartil	0,92	0,81	0,000099	—*	—*
Minimum	0,64	0,36	0,000025	—*	—*
Maximum	1,60	1,35	0,000117	—*	—*

* Werte<Nachweisgrenze

Gesunde Kinder hatten gegenüber gesunden Erwachsenen geringere Selenkonzentrationen in Vollblut, Plasma und Erythrozyten (Differenz der Mediane –14,9%, –14,3% bzw. –11,5%, p=0,002, p<0,001 bzw. p=0,002). Der Selengehalt verteilte sich in einem Liter Vollblut zu 49,6% auf Plasma und zu 43,1% auf Erythrozyten (Thrombozyten <4,5%, polymorph- und mononukleären Leukozyten zusammen <2,8%).

3.2.3.2 Diabetikergruppen

Bei Typ-1-Diabetikern betrug die Selenkonzentration im Plasma 0,84 (0,74 – 1,01) µmol/l (Tabelle 32), bei Typ-2-Diabetikern 0,96 (0,82 – 1,14) µmol/l (Tabelle 33) und bei Kindern mit Diabetes 0,72 (0,64 – 0,80) µmol/l (Tabelle 34).

Der Selengehalt im Vollblut war bei Typ-1-Diabetikern zu 47,7% im Plasma und zu 43,2% in Erythrozyten lokalisiert bzw. bei Typ-2-Diabetikern zu 55,2% im Plasma und zu 37,9% in Erythrozyten. Bei beiden Gruppen lag der Elementanteil in Thrombozyten <2,4% bzw. in polymorph- und mononukleären Leukozyten <2,0% und <2,6%.

Tabelle 32: Selenkonzentration in den Fraktionen des Vollbluts bei Erwachsenen mit Diabetes Typ 1 (PMN- und MN-Leukozyten: polymorph- und mononukleäre Leukozyten)

Blutfraktion	Vollblut	Plasma	Erythro-zyten	Thrombo-zyten	PMN-Leuko zyten	MN-Leuko-zyten
Dimension	µmol/l	µmol/l	$\mu mol/10^9$ Zellen	$\mu mol/10^9$ Zellen	$\mu mol/10^9$ Zellen	$\mu mol/10^9$ Zellen
Anzahl	95	95	95	95	88	95
Mittelwert	0,95	0,86	0,000096	<0,00012*	<0,0051*	<0,0116*
Median	0,94	0,84	0,000091	<0,00012*	<0,0051*	<0,0116*
1. Quartil	0,83	0,74	0,000075	—*	—*	—*
3. Quartil	1,06	1,01	0,000109	—*	—*	—*
Minimum	0,69	0,47	0,000054	—*	—*	—*
Maximum	1,76	1,41	0,000210	—*	—*	—*

* Werte<Nachweisgrenze

Tabelle 33: Selenkonzentration in den Fraktionen des Vollbluts bei Erwachsenen mit Diabetes Typ 2 (PMN- und MN-Leukozyten: polymorph- und mononukleäre Leukozyten)

Blutfraktion	Vollblut	Plasma	Erythro-zyten	Thrombo-zyten	PMN-Leuko zyten	MN-Leuko-zyten
Dimension	µmol/l	µmol/l	$\mu mol/10^9$ Zellen	$\mu mol/10^9$ Zellen	$\mu mol/10^9$ Zellen	$\mu mol/10^9$ Zellen
Anzahl	103	103	103	104	104	104
Mittelwert	0,97	0,98	0,000086	<0,00012*	<0,0051*	<0,0116*
Median	0,94	0,96	0,000080	<0,00012*	<0,0051*	<0,0116*
1. Quartil	0,83	0,82	0,000064	—*	—*	—*
3. Quartil	1,07	1,14	0,000102	—*	—*	—*
Minimum	0,52	0,47	0,000029	—*	—*	—*
Maximum	1,62	1,49	0,000195	—*	—*	—*

* Werte<Nachweisgrenze

Tabelle 34: Selenkonzentration in den Fraktionen des Vollbluts bei Kindern mit Diabetes Typ 1 (PMN- und MN-Leukozyten: polymorph- und mononukleäre Leukozyten)

Blutfraktion	Vollblut	Plasma	Erythro-zyten	Thrombo-zyten	PMN- und MN-Leukozyten
Dimension	µmol/l	µmol/l	µmol/10^9 Zellen	µmol/10^9 Zellen	µmol/10^9 Zellen
Anzahl	38	38	38	38	38
Mittelwert	0,81	0,72	0,000069	<0,00015*	<0,0035*
Median	0,79	0,72	0,000066	<0,00015*	<0,0035*
1. Quartil	0,75	0,64	0,000057	—*	—*
3. Quartil	0,89	0,80	0,000080	—*	—*
Minimum	0,62	0,37	0,000042	—*	—*
Maximum	1,04	1,13	0,000104	—*	—*

* Werte<Nachweisgrenze

Gegenüber erwachsenen Patienten hatten Kinder mit Diabetes Typ 1 geringere Selenkonzentrationen in Vollblut, Plasma und Erythrozyten (Differenz der Mediane −15,6%, −13,5% und −26,8%, p jeweils <0,001). Der Selenanteil im Vollblut betrug bei diabeteskranken Kindern 51,8% im Plasma und 40,3% in Erythrozyten (Elementgehalt in Thrombozyten und Leukozyten zusammengenommen <7,9%).

3.2.4 Zink

3.2.4.1 Vergleichsgruppen

In der Vergleichsgruppe der Erwachsenen wurden Zinkkonzentrationen, angegeben als Median (1. – 3. Quartil), von 13,3 (11,9 – 14,9) µmol/l im Plasma gefunden (Tabelle 34). Der Zinkgehalt der beiden Leukozytenarten war etwa 25 mal höher als in Thrombozyten und in Erythrozyten.

Der extrazelluläre Anteil an Zink pro Liter Vollblut lag bei 8,7%. In Erythrozyten befanden sich 84,0% des Elements, in Thrombozyten 4,5%, in polymorphnukleären 1,8% und in mononukleären Leukozyten 1,0% (Abbildung 9).

Tabelle 34: Zinkkonzentration in den Fraktionen des Vollbluts bei gesunden Erwachsenen (PMN- und MN-Leukozyten: polymorph- und mononukleäre Leukozyten)

Blutfraktion	Vollblut	Plasma	Erythro-zyten	Thrombo-zyten	PMN-Leuko zyten	MN-Leuko-zyten
Dimension	µmol/l	µmol/l	µmol/10^9 Zellen	µmol/10^9 Zellen	µmol/10^9 Zellen	µmol/10^9 Zellen
Anzahl	245	245	245	164	158	153
Mittelwert	93	13,7	0,0182	0,0256	0,561	0,572
Median	94	13,3	0,0182	0,0186	0,410	0,473
1. Quartil	79	11,9	0,0150	0,0122	0,275	0,310
3. Quartil	105	14,9	0,0210	0,0280	0,748	0,673
Minimum	44	8,1	0,0072	0,0028	0,107	0,151
Maximum	183	27,0	0,0355	0,1152	1,625	1,820

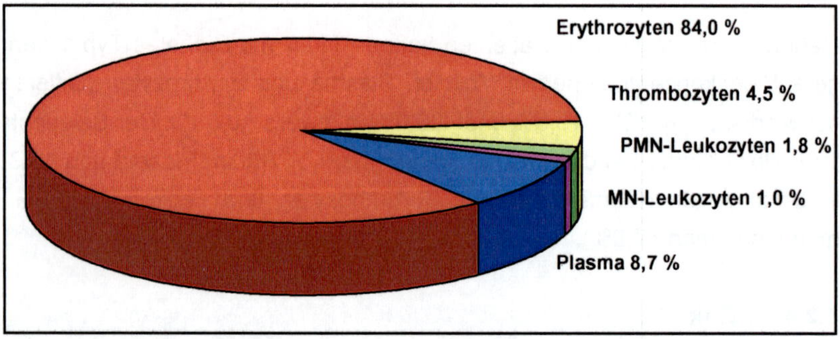

Abbildung 9: Verteilung der Zinkkonzentration pro Liter Vollblut auf die Fraktionen des Vollbluts bei gesunden Erwachsenen (n=245) (PMN- und MN-Leukozyten: polymorph- und mononukleäre Leukozyten)

Gesunde Kinder hatten mittlere Zinkkonzentrationen von 11,7 (10,4 – 12,3) µmol/l im Plasma (Tabelle 36). Der höchste Gehalt an Zink fand sich mit 0,305 (0,185 – 0,555) µmol/10^9 Zellen in polymorph- und mononukleären Leukozyten zusammen.

Tabelle 36: Zinkkonzentration in den Fraktionen des Vollbluts bei gesunden Kindern (PMN- und MN-Leukozyten: polymorph- und mononukleäre Leukozyten)

Blutfraktion	Vollblut	Plasma	Erythro-zyten	Thrombo-zyten	PMN- und MN-Leukozyten
Dimension	µmol/l	µmol/l	µmol/10^9 Zellen	µmol/10^9 Zellen	µmol/10^9 Zellen
Anzahl	46	46	46	40	46
Mittelwert	93	11,5	0,0163	0,0349	0,431
Median	96	11,7	0,0159	0,0314	0,305
1. Quartil	84	10,4	0,0139	0,0232	0,185
3. Quartil	107	12,3	0,0190	0,0469	0,555
Minimum	55	8,2	0,0096	0,0102	0,100
Maximum	128	15,9	0,0261	0,0730	1,755

Von allen gesunden Probanden war bei Kindern im Vergleich zu Erwachsenen der Zinkgehalt in Plasma, Erythrozyten und Leukozyten vermindert (–12,5%, p<0,001, –12,7%, p=0,034 bzw. –65,5%, p=0,005) und in Thrombozyten erhöht (+69,2%, p<0,001). Das Element war in einem Liter Vollblut zu 7,4% im Plasma, zu 80,6% in Erythrozyten, zu 9,5% in Thrombozyten und zu 2,6% in beiden Leukozytenarten zusammen lokalisiert.

3.2.4.2 Diabetikergruppen

Typ-1-Diabetiker hatten Plasmakonzentrationen von 14,6 (12,2 – 16,1) µmol Zink/l (Tabelle 37), Typ-2-Diabetiker von 16,2 (14,4 – 19,0) µmol Zink/l (Tabelle 38) und Kinder mit Diabetes von 11,5 (10,5 – 12,9) µmol Zink/l (Tabelle 39).

Im Vollblut verteilte sich der Zinkgehalt bei Typ-1-Diabetikern zu 9,7% auf Plasma, zu 83,7% auf Erythrozyten, zu 4,4% auf Thrombozyten, zu 1,3% auf polymorph- und zu 1,29% auf mononukleäre Leukozyten. Bei Typ-2-Diabetikern betrug der Elementanteil 9,2% im Plasma, 80,5% in Erythrozyten, 6,3% in Thrombozyten und 2,0% bzw. 1,9% in polymorph- und mononukleären Leukozyten.

Tabelle 37: Zinkkonzentration in den Fraktionen des Vollbluts bei Erwachsenen mit Diabetes Typ 1 (PMN- und MN-Leukozyten: polymorph- und mononukleäre Leukozyten)

Blutfraktion	Vollblut	Plasma	Erythro-zyten	Thrombo-zyten	PMN-Leuko zyten	MN-Leuko-zyten
Dimension	µmol/l	µmol/l	µmol/10^9 Zellen	µmol/10^9 Zellen	µmol/10^9 Zellen	µmol/10^9 Zellen
Anzahl	59	59	59	57	41	59
Mittelwert	91	14,4	0,0169	0,0178	0,365	0,369
Median	87	14,6	0,0170	0,0129	0,279	0,295
1. Quartil	76	12,2	0,0152	0,0089	0,209	0,236
3. Quartil	101	16,1	0,0183	0,0199	0,409	0,412
Minimum	60	8,9	0,0114	0,0041	0,120	0,087
Maximum	133	23,1	0,0243	0,0714	1,300	1,352

Tabelle 38: Zinkkonzentration in den Fraktionen des Vollbluts bei Erwachsenen mit Diabetes Typ 2 (PMN- und MN-Leukozyten: polymorph- und mononukleäre Leukozyten)

Blutfraktion	Vollblut	Plasma	Erythro-zyten	Thrombo-zyten	PMN-Leuko zyten	MN-Leuko-zyten
Dimension	µmol/l	µmol/l	µmol/10^9 Zellen	µmol/10^9 Zellen	µmol/10^9 Zellen	µmol/10^9 Zellen
Anzahl	40	40	40	38	40	32
Mittelwert	99	16,7	0,0175	0,0441	0,703	0,850
Median	96	16,2	0,0175	0,0340	0,559	0,708
1. Quartil	86	14,4	0,0150	0,0194	0,415	0,433
3. Quartil	103	19,0	0,0195	0,0700	0,845	1,290
Minimum	71	9,6	0,0099	0,0077	0,209	0,108
Maximum	139	23,4	0,0282	0,1028	1,976	1,820

Tabelle 39: Zinkkonzentration in den Fraktionen des Vollbluts bei Kindern mit Diabetes Typ 1 (PMN- und MN-Leukozyten: polymorph- und mononukleäre Leukozyten)

Blutfraktion	**Vollblut**	**Plasma**	**Erythro-zyten**	**Thrombo-zyten**	**PMN- und MN-Leukozyten**
Dimension	µmol/l	µmol/l	µmol/10^9 Zellen	µmol/10^9 Zellen	µmol/10^9 Zellen
Anzahl	99	99	99	84	98
Mittelwert	96	11,8	0,0165	0,0347	0,435
Median	96	11,5	0,0162	0,0300	0,331
1. Quartil	84	10,5	0,0147	0,0197	0,196
3. Quartil	109	12,9	0,0182	0,0441	0,514
Minimum	70	7,8	0,0106	0,0061	0,093
Maximum	135	18,0	0,0257	0,1193	1,804

Von den Typ-1-Diabetikern hatten Kinder geringere Zinkwerte im Plasma (–20,7%, p<0,001) als Erwachsene und höhere Zinkgehalte in Vollblut und Thrombozyten (+9,9%, +132,8% und p=0,046, p<0,001). Im Liter Vollblut kam Zink bei Kindern mit Diabetes zu 7,3% im Plasma, zu 80,7% in Erythrozyten, zu 9,5% in Thrombozyten und zu 2,6% in Leukozyten vor.

3.2.5 Beziehungen zu personenspezifischen Daten

3.2.5.1 Chrom

Geschlecht: Gesunde Frauen hatten gegenüber Männern mit 0,0094 (0,0068 – 0,0137) nmol/10^9 Zellen um 34,5% höhere Chromgehalte in Erythrozyten. Bei Frauen lagen mit 0,026 (0,018 – 0,036) nmol/10^9 Zellen die Chromgehalte in Thrombozyten um 26,5% niedriger (n=30, p=0,026 bzw. p=0,025, Alter der Gruppen: 41 bzw. 42 Jahre), entsprechend bei Typ-1-Diabetikerinnen mit 0,041 (0,030 – 0,053) nmol/10^9 Zellen um 33,7% niedriger (n=21, p=0,003, Alter der Gruppen: 33 und 34 Jahre). Bei Typ-2-Diabetikerinnen waren die Plasmakonzentrationen gegenüber Typ-2-Diabetikern ausgehend von 46 (31 – 60) nmol/l um 65,5% höher (n=15, p=0,036, Alter der Gruppen: 65 Jahre). Keine Geschlechtsunterschiede im Chromgehalt wurden bei gesunden und diabeteskranken Kindern festgestellt.

Alter und Body Mass Index (BMI): Bei gesunden Erwachsenen war das Alter und der Chromgehalt in Erythrozyten (statistische Angaben: Tabelle 40) positiv sowie der BMI und der Gehalt in polymorphnukleären Leukozyten negativ korreliert (n=70, r=-0,26, p=0,028, Steigung -4,19 % pro kg/m^2). Bei gesunden Kindern wurden altersabhängig zunehmende Chromkonzentrationen im Plasma und abnehmende Chromgehalte in Leukozyten beobachtet, bei Typ-1-Diabetikern abnehmende Chromwerten in Vollblut, Plasma und polymorphnukleären Leukozyten, bei Typ-2-Diabetikern zunehmende Gehalte in mononukleären Leukozyten und bei Kindern mit Diabetes abnehmende Gehalte in Thrombozyten.

Tabelle 40: Beziehung zwischen Alter (Median; Minimum – Maximum) und Chromkonzentration in den Fraktionen des Vollbluts, Zellen mit Korrelationskoeffizient, Anzahl, Signifikanz und Steigung (in % pro Jahr) (n.s.: nicht signifikant) (PMN- und MN-Leukozyten: polymorph- und mononukleäre Leukozyten)

Gruppe Alter	Vollblut	Plasma	Erythrozyten	Thrombozyten	PMN-Leukozyten	MN-Leukozyten
Gesunde Erwachsene 40; 19 – 84	n.s.	n.s.	+0,25 85 0,020 +0,91	n.s.	–0,18 80 0,1 –0,94	n.s.
Gesunde Kinder 13; 3 – 17	n.s.	+0,68 18 0,002 +11,0	n.s.	n.s.	–0,65 16* 0,007 –12,0	n.s.*
Typ-1-Diabetiker 33; 18 – 76	–0,33 54 0,016 –0,62	–0,27 54 0,048 –0,96	–0,26 54 0,058 –0,90	n.s.	–0,33 43 0,034 –1,44	n.s.
Typ-2-Diabetiker 65; 42 – 89	n.s.	n.s.	n.s.	n.s.	n.s.	+0,42 35 0,012 +4,25
Diabetikerkinder 13; 5 – 18	n.s.	n.s.	n.s.	–0,30 60 0,019 –6,08	n.s.*	n.s.*

* polymorph- und mononukleäre Leukozyten zusammen

Blutbild: Bei gesunden Erwachsenen nahm mit zunehmender Thrombozytenzahl der Chromgehalt pro Thrombozyt ab (n=84, r=-0,28, p=0,010), entsprechend verhielten sich die Anzahl an polymorph- und mononukleären Leukozyten und die Chromgehalte pro Zelle (n=80, r=-0,30, p=0,007 und n=0,77, r=-0,30, p=0,008) (Blutbild: Tabelle 16). Je höher die Erythrozytenzahl, desto höher war die Chromkonzentration im Plasma (n=86, r=+0,22, p=0,029). Bei gesunden Kindern wurden diese Beziehungen nicht festgestellt. Bei Typ-1-Diabetikern zeigten sich ähnliche Zusammenhänge wie bei gesunden Erwachsenen: zunehmende Chromkonzentration im Plasma bei zunehmender Erythrozytenzahl (n=54, r=+0,33, p=0,016) und abnehmende Chromgehalte in Thrombozyten, polymorph- und mononukleären Leukozyten bei zunehmender Zellzahl der jeweiligen Populationen (n=53, r=-0,42, p=0,002, n=43, r=-0,34, p=0,024 und n=51, r=-0,54, p<0,001). Ebenfalls inverse Beziehungen fanden sich zwischen dem Chromgehalt einer Zelle und der Zellzahl bei Typ-2-Diabetikern für mononukleäre Leukozyten (n=35, r=-0,45, p=0,006) und bei Kindern mit Diabetes für Thrombozyten (n=60, r=-0,30, p=0,002).

Cholesterin und Triglyzeride: Bei gesunden Erwachsenen mit Chrom- und Cholesterin- bzw. Triglyzeridbestimmungen lagen die Fallzahlen <7. Typ-1-Diabetiker zeigten mit zunehmenden Triglyzeridkonzentrationen (Werte: Tabelle 18) zunehmende Chromgehalte im Plasma (n=42, r=+0,33, p=0,028, Steigung: +0,37% pro mg/dl), kein Zusammenhang bestand zu den Cholesterinkonzentrationen. Bei Typ-2-Diabetikern war weder eine Beziehung zwischen den Cholesterin- noch den Triglyzeridkonzentrationen und den Chromwerten in den Fraktionen des Vollbluts festzustellen.

Alkohol- und Nikotinkonsum: Raucher in der Gruppe der gesunden Erwachsenen hatten gegenüber Nichtrauchern ausgehend von 5,8 (4,7 – 7,9) µmol/10^9 Zellen um durchschnittlich 50,8% verminderte die Chromgehalte in polymorphnukleären Leukozyten (p=0,004, n=12, Alter 38 bzw. 35 Jahre); die Zahl an polymorphnukleären Leukozyten war gleichzeitig um 11,5% erhöht (p=0,012) (Angaben zum Alkoholkonsum: 6). Bei Typ-1-Diabetikern wurde durch Alkoholgenuß oder Nikotinkonsum kein Unterschied in den Chromwerten beobachtet (n=19, Alter 37 bzw. 39 Jahre bzw. n=13, Alter 36 bzw. 43 Jahre).

3.2.5.2 Kupfer

Geschlecht: Die Kupferkonzentrationen von gesunden Frauen ohne Einnahme von Ovulationshemmern lagen im Vergleich zu den Werten von Männern in Vollblut und Plasma ausgehend von 13,3 (12,2 – 14,3) µmol/l bzw. 15,5 (13,6 – 14,3) µmol/l höher (statistische Angaben: Tabelle 41). Keine Geschlechtsunterschiede im Kupfergehalt wurden bei gesunden und bei diabeteskranken Kindern, sowie bei Typ-1-Diabetikern festgestellt. Typ-2-Diabetikerinnen hatten ebenfalls höhere Kupferkonzentrationen in Vollblut und Plasma (Ausgangswerte: 15,9 (13,7 – 17,0) µmol/l bzw. 21,6 (19,0 – 25,6) µmol/l).

Tabelle 41: Kupferkonzentration in den Fraktionen des Vollbluts von weiblichen gegenüber männlichen Probanden (Alter als Median der Gruppen), Zellen mit Unterschied des Medians (in %), Anzahl und Signifikanz (n.s.: Unterschied nicht signifikant) (PMN- und MN-Leukozyten: polymorph- und mononukleäre Leukozyten)

Gruppe Alter	Vollblut	Plasma	Erythro- zyten	Thrombo- zyten	PMN-Leuko zyten	MN-Leuko- zyten
Gesunde Erwachsene 34/36	+9,3 83 <0,001	+9,9 83 0,005	n.s.	n.s.	n.s.	n.s.
Gesunde Kinder 12/12	n.s.	n.s.	n.s.	n.s.	n.s.*	n.s.*
Typ-1-Diabetiker 34/35	+4,3 32 0,079	n.s.	n.s.	n.s.	n.s.	n.s.
Typ-2-Diabetiker 70/60	+25,4 19 <0,001	+27,6 19 <0,001	n.s.	+70,9 15 0,064	n.s.	+43,5 17 0,11
Diabetiker-kinder 12/12	n.s.	n.s.	n.s.	n.s.	n.s.*	n.s.*

* polymorph- und mononukleäre Leukozyten zusammen

Alter und Body Mass Index (BMI): Bei gesunden Erwachsenen wurden mit zunehmenden Alter zunehmende Kupferkonzentrationen in Vollblut, Plasma und polymorphnukleären Leukozyten beobachtet (statistische Angaben: Tabelle 42, Abbildung 10), bei gesunden und diabeteskranken Kindern hingegen eine altersabhängige Abnahme in Vollblut und Plasma. Für Typ-1- und Typ-2-Diabetiker wurde kein Zusammenhang zwischen Alter und Kupferwerten ermittelt. Bei Typ-2-Diabetikern war der BMI mit dem Kupfergehalt in Thrombozyten positiv verbunden (n=33, r=-0,36, p=0,040, Steigung: -4,57% pro kg/m^2).

Tabelle 42: Beziehung zwischen Alter (Median; Minimum – Maximum) und Kupferkonzentration in den Fraktionen des Vollbluts, Zellen mit Korrelationskoeffizient, Anzahl, Signifikanz und Steigung (in % pro Jahr) (n.s.: nicht signifikant) (PMN- und MN-Leukozyten: polymorph- und mononukleäre Leukozyten)

Gruppe Alter	**Vollblut**	**Plasma**	**Erythrozyten**	**Thrombozyten**	**PMN-Leukozyten**	**MN-Leukozyten**
Gesunde Erwachsene 40; 19 – 84	+0,25 210 <0,001 +0,25	+0,33 210 <0,001 +0,48	n.s.	n.s.	+0,24 128 0,007 +1,47	+0,14 128 0,11 +0,84
Gesunde Kinder 13; 3 – 17	–0,52 23 0,011 –2,91	–0,51 23 0,013 –3,52	n.s.	n.s.	–0,39* 23* 0,062	n.s.*
Typ-1-Diabetiker 33; 18 – 76	n.s.	n.s.	n.s.	n.s.	n.s.	n.s.
Typ-2-Diabetiker 65; 42 – 89	n.s.	n.s.	n.s.	n.s.	n.s.	n.s.
Diabetikerkinder 13; 5 – 18	–0,37 38 0,022 –1,77	–0,30 38 0,064 –1,94	n.s.	n.s.	–0,23* 38* 0,078 –6,96	n.s.*

* polymorph- und mononukleäre Leukozyten zusammen

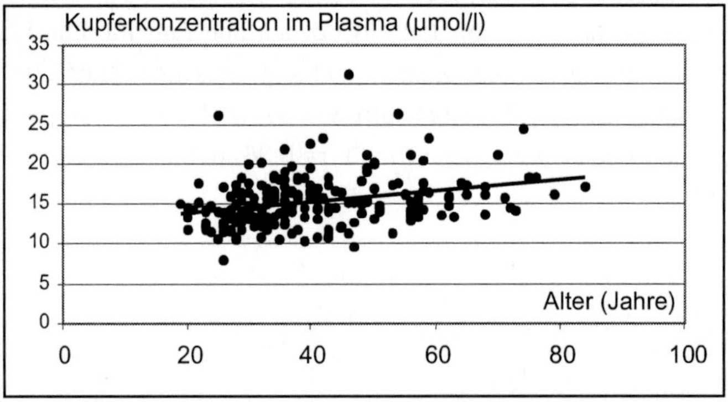

Abbildung 10: Beziehung zwischen Alter und Kupferkonzentration im Plasma bei gesunden Erwachsenen (Alter 19 – 84 Jahre, n=210, r=+0,33, p<0,001)

Blutbild: Mit zunehmender Zahl an Erythrozyten, Thrombozyten und mononukleären Leukozyten (Blutbild: Tabelle 16) nahmen bei gesunden Erwachsenen die Kupferkonzentrationen in Vollblut, Thrombozyten und mononukleären Leukozyten ab (n=210, r=-0,21, p=0,003, n=117, r=-0,34, p<0,001 und n=128, r=-0,31, p<0,001, für Zellzahl und Kupfergehalt in polymorphnukleären Leukozyten: n=128, r=-0,13, p=0,066). Bei gesunden und diabeteskranken Kindern wurden inverse Beziehungen zwischen Zellzahl und Kupferwerten in der entsprechenden Zellart für Leukozyten (n=23, r=–0,58, p=0,004 bzw. n=38, r=-0,46, p=0,003) festgestellt, bei Typ-1-Diabetikern für Thrombozyten und mononukleäre Leukozyten (n=43, r=-0,34, 0,027 bzw. n=92, r=-0,47, p<0,001) und bei Typ-2-Diabetikern für Erythrozyten und polymorphnukleäre Leukozyten (n=38, r=-0,35, p=0,032 bzw. n=36, r=-0,35, p=0,036, für mononukleäre Leukozyten: n=35, r=-0,29, p=0,08).

Cholesterin und Triglyzeride: Bei gesunden Erwachsenen und Typ-1-Diabetikern fanden sich zwischen den Kupferwerten in den Fraktionen des Vollbluts und den Konzentrationen an Cholesterin und Triglyzeriden keine Beziehungen (n=24, Werte: 3.1 und Tabelle 18). Bei Typ-2-Diabetikern nahmen mit zunehmenden Cholesterinkonzentrationen die Kupfergehalte in Vollblut und Plasma zu (für beide Parameter: n=38, r=+0,62, p<0,001, Steigung: +0,20% pro mg/dl bzw. +0,33% pro mg/dl), die Triglyzeridkonzentrationen zeigten keinen Einfluß.

Alkohol- und Nikotinkonsum: Bei gesunden Erwachsenen und Typ-1-Diabetikern wurde durch Alkoholkonsum kein Unterschied in den Kupferkonzentrationen beobachtet (n=31, Alter 37 bzw. 38 Jahre und n=19, Alter 37 bzw. 39 Jahre) (3.1). Raucher hatten gegenüber Nichtrauchern in der Vergleichsgruppe um 40,0% verminderte Kupfergehalte in polymorphnukleären Leukozyten (p=0,038, n=22, Alter 36 bzw. 36 Jahre) und in der Patientengruppe um 45,6% verminderte Kupfergehalte in Thrombozyten (p=0,046, n=11, Alter 36 bzw. 43 Jahre).

3.2.5.3 Selen

Geschlecht: Die Selenkonzentrationen zeigten keine Geschlechtsabhängigkeit, weder bei gesunden Erwachsenen (n=94, Alter 34 bzw. 35 Jahre), noch bei gesunden Kindern (n=25, Alter jeweils 12 Jahre), diabeteskranken Kindern (n=25, Alter jeweils 12 Jahre) oder Typ-1- und Typ-2-Diabetikern (n=36, Alter jeweils 34 Jahre und n=48, Alter 66 bzw. 60 Jahre)

Alter und Body Mass Index (BMI): In der vorliegenden Untersuchung waren Alter und BMI bei gesunden Erwachsenen positiv korreliert (3.2.5.1). Je höher das Alter (Charakterisierung von Erwachsenen: Tabelle 3) und je höher der BMI, desto niedriger waren bei gesunden Erwachsenen jeweils die Selengehalte in Erythrozyten (n=285, r=-0,15, p=0,01, Steigung: – 0,35% pro Jahr bzw. n=225, r=-0,15, p=0,020, Steigung: -1,10% pro kg/m^2). Bei Analyse der beiden gleichgerichteten Einflüsse mit multipler Regression war der Einfluß auf den Selengehalt in Erythrozyten mit dem Alter assoziiert. Bei gesunden Kindern, sowie bei Kindern und Erwachsenen mit Diabetes Typ 1 zeigten die Selenwerte keine Altersabhängigkeit (Charakterisierung von Kindern: Tabelle 2). Bei Patienten mit Diabetes Typ 2 nahmen die Selenkonzentrationen in Vollblut und Plasma mit zunehmendem Alter ab (n=103, r=-0,28, p=0,004, Steigung: -0,48% pro Jahr und n=103, r=-0,29, p=0,003, Steigung: -0,59% pro Jahr). Die Selenwerte im Vollblut von Patienten mit über 60 Jahren waren damit um 9,1% geringer (p=0,024) (Abbildung 11).

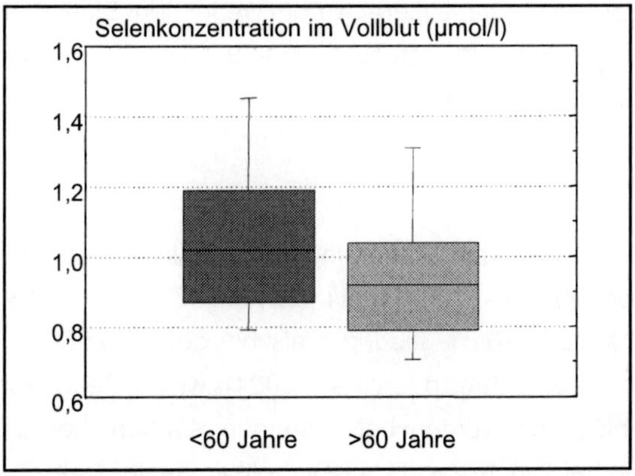

Abbildung 11: Selenkonzentration im Vollblut bei Erwachsenen mit Diabetes Typ 2 mit einem Alter von <60 und > 60 Jahren (Differenz der Mediane: –9,1%, n=37 und n=65, p=0,024)

Blutbild: Bei gesunden Erwachsenen fanden sich mit zunehmender Erythrozytenzahl geringere Selengehalte pro Erythrozyt (n=285, r=-0,17, p=0,004, Blutbild: Tabelle 16). Keine Zusammenhänge wurden bei gesunden und diabeteskranken Kindern und bei Typ-1- und Typ-2-Diabetikern festgestellt.

Cholesterin und Triglyzeride: Mit zunehmenden Konzentrationen an Cholesterin (Werte: s. 3.1) wurden bei gesunden Erwachsenen höhere Selengehalte im Plasma beobachtet (n=21, r=+0,49, p=0,022, Steigung: +0,30% pro mg/dl), die Triglyzeridwerte zeigten keinen Einfluß auf die Selenkonzentrationen. Bei Typ-1-Diabetikern wurden weder Beziehungen zu Cholesterin- noch zu Triglyzeridkonzentrationen festgestellt (n=96 bzw. n=82). Bei Typ-2-Diabetikern waren mit zunehmenden Triglyzeridwerten (Werte: Tabelle 18) höhere Selengehalte im Vollblut zu beobachten (n=98, r=+0,21, p=0,038, Steigung: +0,03% pro mg/dl, Selen im Plasma: r=+0,19, p=0,062), kein Zusammenhang ergab sich zu den Cholesterinwerten.

Alkohol- und Nikotinkonsum: Gesunde Erwachsene, die Alkohol in mäßigen Mengen trinken, hatten höhere Selengehalte im Plasma als Personen, die nie Alkohol zu sich nehmen (Differenz der Mediane +10,2%, n=26, p=0,026, Alter jeweils 37 Jahre, Ausgangswert: 0,79 µmol/l). Durch Nikotingenuß wurde kein Effekt auf die Selenwerte beobachtet (n=45, Alter 38 und

37 Jahre). Bei Typ-1-Diabetikern wurde weder ein Einfluß durch Alkohol- noch durch Nikotinkonsum festgestellt (n=19, Alter 37 und 39,5 Jahre bzw. n=13, Alter 36 und 43 Jahre).

3.2.5.4 Zink

Geschlecht: Bei gesunden Frauen lagen die Zinkkonzentrationen in Vollblut und Plasma bei 90 (73 – 102) µmol/l bzw. bei 12,6 (11,6 – 13,8) µmol/l und damit um 8,2% bzw. 10,0% niedriger als bei gesunden Männern (n jeweils 93, Alter 34 bzw. 35 Jahre, p jeweils <0,001). Keine Geschlechtsunterschiede in den Zinkwerten wurden bei gesunden Kindern, bei diabeteskranken Kindern, sowie bei Typ-1- und Typ-2-Diabetikern festgestellt.

Alter und Body Mass Index (BMI): Bei der Vergleichsgruppe von Erwachsenen nahm mit zunehmendem Alter auch die Körpermasse zu (3.2.5.1). In dieser Gruppe wurden mit Zunahme des Alters abnehmende Zinkkonzentrationen in Vollblut, Erythrozyten und polymorphnukleären Leukozyten beobachtet (statistische Angaben: Tabelle 43) und mit Zunahme des BMI ebenfalls abnehmende Zinkgehalte in polymorphnukleären Leukozyten (n=141, r=–0,28, p=0,001, Steigung: -0,61% pro kg/m^2) (Charakterisierung von Erwachsenen: Tabelle 3). Bei Analyse der gleichgerichteten Beziehungen war die Körpermasse mit den Zinkwerten in polymorphnukleären Leukozyten assoziiert (p=0,004). Bei gesunden Kindern waren Alter und Zinkkonzentrationen in Vollblut und Erythrozyten positiv und in Leukozyten negativ korreliert (Charakterisierung von Kindern: Tabelle 2). Umgekehrt fanden sich bei Typ-1-Diabetikern altersabhängig abnehmende Zinkkonzentrationen in Vollblut und Erythrozyten, weiterhin abnehmende Werte inThrombozyten und zunehmende im Plasma. Bei Kindern mit Diabetes kam es wie bei gesunden Kindern mit zunehmendem Alter zu einer Zunahme der Zinkwerte in Vollblut und Erythrozyten und einer Abnahme in Leukozyten, ferner mit zunehmendem BMI ebenfalls zu einer Abnahme in Leukozyten (n=97, r=-0,30, p=0,003, Steigung: –5,17% pro kg/m^2). Die Analyse der gleichgerichteten Beziehungen ergab eine hohe Wahrscheinlichkeit für einen Einfluß der Körpermasse auf den Gehalt in Leukozyten.

Tabelle 43: Beziehung zwischen Alter (Median; Minimum – Maximum) und Zinkkonzentration in den Fraktionen des Vollbluts, Zellen mit Korrelationskoeffizient, Anzahl, Signifikanz und Steigung (in % pro Jahr) (n.s.: nicht signifikant) (PMN- und MN-Leukozyten: polymorph- und mononukleäre Leukozyten)

Gruppe Alter	Vollblut	Plasma	Erythrozyten	Thrombozyten	PMN-Leukozyten	MN-Leukozyten
Gesunde Erwachsene 40; 19 – 84	–0,16 245 0,013 –0,28	n.s.	–0,18 245 0,005 –0,35	n.s.	–0,19 158 0,019 –0,82	n.s.
Gesunde Kinder 13; 3 – 17	+0,36 46 0,013 +2,18	+0,26 46 0,080 +1,13	+0,60 46 <0,001 +4,08	n.s.	–0,50* 46∗ <0,001 –10,1	n.s.∗
Typ-1-Diabetiker 33; 18 – 76	–0,46 59 <0,001 –0,53	+0,27 59 0,038 +0,31	–0,29 59 0,024 –0,25	–0,47 57 <0,001 –1,64	n.s.	n.s.
Typ-2-Diabetiker 65; 42 – 98	n.s.	n.s.	n.s.	n.s.	–0,29 40 0,068 –1,59	n.s.
Diabetikerkinder 13; 5 – 18	+0,23 99 0,022 +1,14	n.s.	+0,24 99 0,016 +1,39	n.s.	–0,24* 98∗ 0,017 -5,00	n.s.∗

∗ polymorph- und mononukleäre Leukozyten zusammen

Blutbild: Bei gesunden Erwachsenen wurden mit zunehmenden Erythrozytenzahlen (Blutbild: Tabelle 16) zunehmende Zinkkonzentrationen in Vollblut und Plasma ermittelt (n jeweils 245, r=+0,26, p<0,001 bzw. r=+0,27, p<0,001). Je höher die Anzahl an Thrombozyten, polymorph- und mononukleären Leukozyten, desto niedriger war der Zinkgehalt von Zellen der entsprechenden Zelllinie (n=164, r=-0,29, p<0,001; n=158, r=-0,32, p<0,001 und n=153, r=–0,28, p<0,001). Bei gesunden Kindern zeigten sich ähnliche positive Beziehungen für Erythrozyten (r=+0,25, p=0,05 und r=+0,26. p=0,08; n jeweils 46) und negative für Thrombozyten (n=40, r=-0,47, p=0,002, für Zellzahl und Zinkgehalt in Leukozyten: n=48, r=–0,28, p=0,052). Auch bei Patienten mit Diabetes Typ 1 ergaben sich positive Zusammenhänge für Erythrozytenzahlen und Vollblutwerte (n=59, r=+0,53, p<0,001) und negative für polymorphnukleäre Leukozytenzahlen und deren Zinkgehalten (n=41, r=-0,60, p<0,001). Bei Patienten mit Diabetes Typ 2 fanden sich parallel dazu positive Korrelationen für Erythrozytenzahlen und Zinkkonzentrationen in Vollblut und Plasma (n jeweils 40, r=+0,33, p=0,036 bzw. r=+0,38, p=0,016) und inverse Korrelationen für Anzahl und Zinkgehalte in polymorphnukleären Leukozyten (n=40, r=-0,45, p=0,004, für Zellzahl und Zinkgehalt pro Zelle in Thrombozyten: n=38, r=-0,24, p=0,077 und in mononukleären Leukozyten: n=32, r=–0,31, p=0,080). Bei diabeteskranken Kinder wurden gleichlautende Zusammenhänge für Thrombozyten und Leukozyten beobachtet (n=84, r=-0,33, p=0,002 bzw. n=98, r=-0,32, p<0,001).

Cholesterin und Triglyzeride: In der Gruppe der gesunden Erwachsenen ergaben sich keine Beziehungen zwischen den Cholesterin- und den Zinkkonzentrationen in den Fraktionen des Vollbluts (Werte: 3.1). Mit zunehmenden Triglyzeridwerten (n=25, 95 (42 – 225) mg/dl) wurden abnehmende Zinkwerte im Vollblut festgestellt (r=-0,54, p=0,005, Steigung: –0,18% pro mg/dl; in Erythrozyten r=-0,33, p=0,056). Bei Typ-1-Diabetikern nahmen mit zunehmenden Cholesterinkonzentrationen die Zinkgehalte in Thrombozyten ab (n=52, r=–0,29, p=0,036, Steigung: –0,29% pro mg/dl, Vollblut n=54, r=-0,21, p=0,063), die Triglyzeridkonzentrationen zeigten dagegen keinen Einfluß (Werte: Tabelle 18). Bei Typ-2-Diabetikern fanden sich wiederum keine Effekte durch Cholesterinwerte, mit zunehmenden Triglyzeridkonzentrationen wurden abnehmende Zinkgehalte in Erythrozyten und zunehmende in mononukleären Leukozyten beobachtet (n=29, r=-0,38, p=0,042, Steigung: –0,06% pro mg/dl und n=22, r=+0,44, p=0,042, Steigung: +0,21% pro mg/dl).

Alkohol- und Nikotinkonsum: Bei gesunden Erwachsenen und Typ-1-Diabetikern wurde durch (mässigen) Konsum von Alkohol kein Einfluß auf die Zinkkonzentrationen festgestellt (n=31, Alter 34 bzw. 38 Jahre und n=19, Alter 37 bzw. 39 Jahre). In der Vergleichsgruppe hatten Raucher gegenüber Nichtrauchern um durchschnittlich 43,0% verminderte Zinkgehalte in polymorphnukleären Leukozyten (p=0,011, n=24, Alter 36/36 Jahre) und um 11,5% erhöhte Zellzahlen an polymorphnukleären Leukozyten (p=0,012). Bei Patienten mit Diabetes Typ 1 fanden sich für Raucher keine Unterschiede in den Zinkkonzentrationen (n=13, Alter 36 bzw. 43 Jahre).

3.2.6 Beziehungen von Spurenelementen untereinander

3.2.6.1 Beziehungen zwischen den Fraktionen des Vollbluts

Chrom: Bei gesunden Erwachsenen und Kindern, sowie bei Erwachsenen und Kindern mit Diabetes Typ 1 waren die Chromkonzentrationen im Vollblut mit den Chromgehalten in Plasma, Erythrozyten und Thrombozyten assoziiert (Tabelle 44). Bei Typ-2-Diabetikern hingegen nahmen mit zunehmenden Chromwerten im Vollblut nur die Gehalte in Thrombozyten zu. Hohe Chromkonzentrationen in Erythrozyten verbunden mit hohen Werten im Plasma wurden nicht bei gesunden Erwachsenen, jedoch bei Typ-1- und Typ-2-Diabetikern beobachtet. Zwischen den Chromgehalten in Erythrozyten und in polymorphnukleären Leukozyten bestand bei gesunden Erwachsenen eine inverse Beziehung (für mononukleäre Leukozyten: p=0,06).

Tabelle 44: Beziehungen zwischen Chromkonzentrationen in den Fraktionen des Vollbluts untereinander, Zellen mit Korrelationskoeffizient, Anzahl und Signifikanz (n.s.: nicht signifikant) (PMN- und MN-Leukozyten: polymorph- und mononukleäre Leukozyten)

Fraktionen	Vollblut	Plasma	Erythrozyten	Thrombozyten	PMN-Leukozyten	MN-Leukozyten
Plasma	+0,41 86 <0,001					
Erythrozyten	+0,64 85 <0,001	n.s.				
Thrombozyten	+0,46 84 <0,001	n.s.	n.s.			
PMN-Leukozyten	n.s.	n.s.	−0,31 79 0,006	n.s.		
MN-Leukozyten	n.s.	+0,24 77 0,056	−0,18 76 0,06	n.s.	+0,53 72 <0,001	

Bei Typ-1- und Typ-2-Diabetikern korrelierten die Chromwerte in Erythrozyten mit den Gehalten sowohl in polymorph- als auch in mononukleären Leukozyten negativ. Zwischen den Werten in beiden Leukozytentypen wurde bei gesunden Erwachsenen und bei Typ-1-Diabetikern ein positiver Zusammenhang beobachtet (Typ-2-Diabetiker: n=35, r=+0,25, p=0,07).

Kupfer: Bei gesunden Erwachsenen waren die Kupferkonzentrationen aller Fraktionen des Vollbluts voneinander abhängig, außer die Gehalte in Erythrozyten und Thrombozyten (Tabelle 45, Abbildung 12). Bei gesunden und diabeteskranken Kindern korrelierten die Kupferwerte von Vollblut und Plasma miteinander. Für Patienten mit Diabetes Typ 1 wurden ähnliche Beziehungen wie bei gesunden Erwachsenen gefunden, jedoch fehlte hier der Zusammenhang zwischen den Kupferkonzentrationen in Plasma und Erythrozyten (n=96, r=+0,14, p=0,18). Bei Patienten mit Diabetes Typ 2 waren die Kupfergehalte von Vollblut und Plasma bzw. von polymorphnukleären Leukozyten und mononukleären Leukozyten miteinander assoziiert.

Tabelle 45: Beziehungen zwischen Kupferkonzentrationen in den Fraktionen des Vollbluts untereinander, Zellen mit Korrelationskoeffizient, Anzahl und Signifikanz (PMN- und MN-Leukozyten: polymorph- und mononukleäre Leukozyten)

Fraktionen	**Vollblut**	**Plasma**	**Erythro-zyten**	**Thrombo-zyten**	**PMN-Leuko zyten**	**MN-Leuko-zyten**
Plasma	+0,84 210 <0,001					
Erythrozyten	+0,52 210 <0,001	+0,38 210 <0,001				
Thrombo-zyten	+0,27 117 0,003	+0,24 117 0,011	+0,12 117 0,20			
PMN-Leuko-zyten	+0,35 128 <0,001	+0,27 128 0,002	+0,34 128 <0,001	+0,31 115 <0,001		
MN-Leuko-zyten	+0,42 128 <0,001	+0,30 128 <0,001	+0,42 128 <0,001	+0,35 115 <0,001	+0,65 126 <0,001	

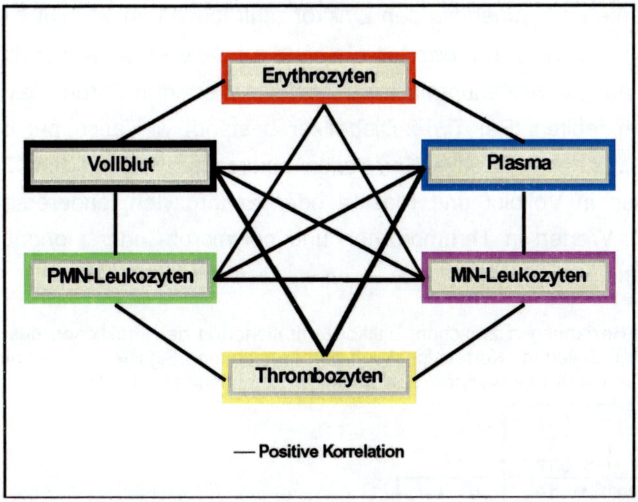

Abbildung 12: Beziehungen zwischen Kupferkonzentrationen in den Fraktionen des Vollbluts untereinander bei gesunden Erwachsenen (n=245) (PMN- und MN-Leukozyten: polymorph- und mononukleäre Leukozyten)

Selen: Bei gesunden Erwachsenen zeigten sich jeweils miteinander korrelierte Selenkonzentrationen in Vollblut, Plasma und Erythrozyten (Vollblut/ Plasma: r=+0,67, Vollblut/Erythrozyten: r=+0,63 und Plasma/Erythrozyten: r=+0,22, n jeweils 285 und p jeweils <0,001). Bei ähnlichen Beziehungen zwischen den Werten in Vollblut und Plasma, bzw. in Vollblut und Erythrozyten waren die Beziehungen zwischen Plasma- und Erythrozytengehalt bei Typ-1-Diabetikern gering ausgeprägt (n=95, r=+0,20, p=0,051) und fehlten sowohl bei Typ-2-Diabetikern, als auch bei gesunden und diabeteskranken Kindern völlig.

Zink: Bei gesunden Erwachsenen waren zum einen die Zinkkonzentrationen in Vollblut, Plasma und Erythrozyten jeweils untereinander verbunden, zum anderen die Zinkgehalte in Thrombozyten, polymorph- und mononukleären Leukozyten (Tabelle 46, Abbildung 13). Bei gesunden Kindern fanden sich positive Beziehungen zwischen den Zinkwerten in Vollblut und Erythrozyten bzw. in Thrombozyten und Leukozyten – aber keine Beziehung zwischen den Vollblut- und Plasmagehalten. Bei Erwachsenen und Kindern mit Diabetes

Typ 1 nahmen mit zunehmenden Zinkkonzentrationen im Vollblut die Werte in Erythrozyten und Thrombozyten ebenfalls zu – die Plasmakonzentrationen hingegen ab; die Beziehungen zwischen den Werten in Thrombozyten und Leukozyten fehlten. Bei Typ-2-Diabetiker bestand, wie auch bei der Vergleichsgruppe, eine positive Korrelation einerseits zwischen den Zinkkonzentrationen in Vollblut und Plasma oder Erythrozyten, andererseits zwischen den Werten in Thrombozyten und polymorph- oder mononukleären Leukozyten.

Tabelle 46: Beziehungen zwischen Zinkkonzentrationen in den Fraktionen des Vollbluts untereinander, Zellen mit Korrelationskoeffizient, Anzahl und Signifikanz (n.s.: nicht signifikant) (PMN- und MN-Leukozyten: polymorph- und mononukleäre Leukozyten)

Fraktionen	Vollblut	Plasma	Erythrozyten	Thrombozyten	PMN-Leukozyten	MN-Leukozyten
Plasma	+0,36 245 <0,001					
Erythrozyten	+0,87 245 <0,001	+0,20 245 0,002				
Thrombozyten	+0,16 164 0,044	n.s.	n.s.			
PMN-Leukozyten	n.s.	n.s.	n.s.	+0,44 158 <0,001		
MN-Leukozyten	n.s.	n.s.	n.s.	+0,64 153 <0,001	+0,35 149 <0,001	

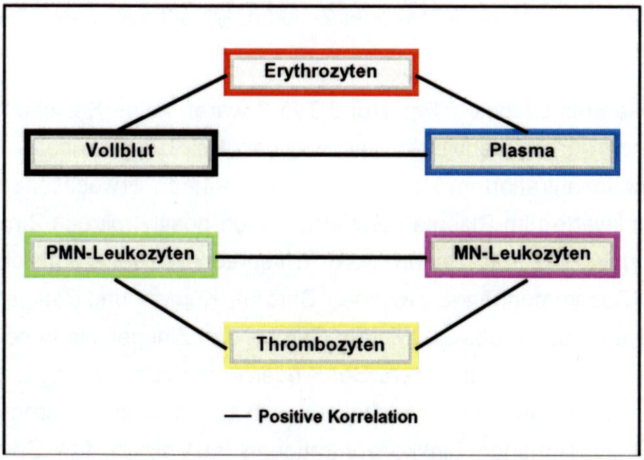

Abbildung 13: Beziehungen zwischen Zinkkonzentrationen in den Fraktionen des Vollbluts untereinander bei gesunden Erwachsenen (n=245) (PMN- und MN-Leukozyten: polymorph- und mononukleäre Leukozyten)

3.2.6.2 Beziehungen zwischen den Spurenelementen

Chrom: Bei gesunden Erwachsenen wurden in den Fraktionen des Vollbluts zwischen Chrom und den Elementen Kupfer, Selen oder Zink Interaktionen beobachtet. Die Zusammenhänge waren zwischen den Gehalten von:

1. Chrom in Vollblut und Erythrozyten und
   - Kupfer in Vollblut, Plasma, Erythrozyten, Thrombozyten und Leukozyten positiv,
   - Zink in Vollblut, Plasma, Erythrozyten negativ,
   - Zink in Thrombozyten und beiden Leukozytentypen positiv.
2. Chrom in Erythrozyten und
   - Selen in Vollblut und Plasma positiv.
3. Chrom in Thrombozyten und
   - Kupfer in Thrombozyten positiv,
   - Zink in Thrombozyten und mononukleären Leukozyten positiv.
4. Chrom in polymorph- bzw. mononukleären Leukozyten und
   - Zink in beiden Leukozytentypen positiv.

Keine Beziehungen fanden sich zwischen den Chromkonzentrationen im Plasma und den Kupfer-, Selen- oder Zinkkonzentrationen einer Fraktion des Vollbluts.

Bei Patienten mit Diabetes Typ 1 und Typ 2 waren keine Beziehungen zwischen Chrom- und Selenwerten nachweisbar. Bei Typ-1-Diabetikern waren die Chromkonzentration im Vollblut wie bei gesunden Erwachsenen negativ mit den Zinkwerten im Plasma korreliert, jedoch positiv mit den Zinkkonzentrationen in Vollblut und Erythrozyten. Entsprechend der Vergleichsgruppe waren die Zusammenhänge zwischen Chrom-, Kupfer- und Zinkgehalten in Thrombozyten positiv, ebenso wie die Chrom- und Zinkgehalte in polymorph- bzw. mononukleären Leukozyten. Bei Kindern mit Diabetes zeigte sich, wie bei den erwachsenen Typ-1-Diabetikern, mit zunehmenden Chromgehalten im Vollblut zunehmende Zinkkonzentrationen im Vollblut. Die Chrom- und Zinkgehalte in Thrombozyten und in Leukozyten waren ebenfalls miteinander assoziiert. Bei Typ-2-Diabetikern, bei gesunden und diabeteskranken Kindern lagen die Fallzahlen für Chrom- plus Zinkbestimmungen bei <10.

Kupfer: Bei gesunden Erwachsenen waren in den Fraktionen des Vollbluts die Beziehungen zwischen den Gehalten von:

1. Kupfer im Vollblut und
    - Chrom in Vollblut und Erythrozyten positiv (Abbildung 14),
    - Zink im Vollblut negativ (r=-0,17).
2. Kupfer im Plasma und
    - Chrom in Vollblut und Erythrozyten positiv,
    - Zink im Plasma negativ (r=-0,15).
3. Kupfer in Erythrozyten und
    - Chrom in Vollblut und Erythrozyten positiv,
    - Zink im Plasma negativ (r=-0,22).
4. Kupfer in Thrombozyten und
    - Chrom in Vollblut, Erythrozyten und Thrombozyten positiv,
    - Zink in Thrombozyten und mononukleären Leukozyten positiv.

5. Kupfer in polymorph- und mononukleäre Leukozyten und
   - Chrom in Vollblut und Erythrozyten positiv,
   - Zink in Vollblut, Plasma und Erythrozyten negativ,
   - Zink in polymorph- und mononukleären Leukozyten positiv.

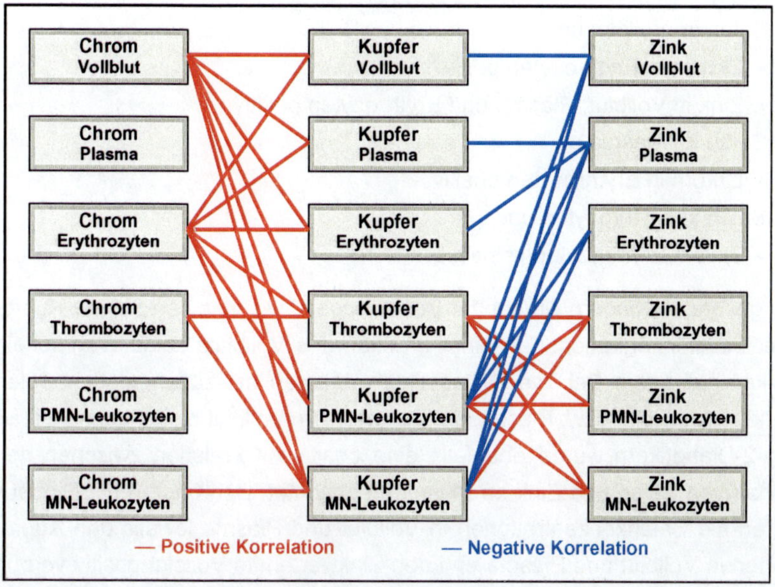

Abbildung 14: Beziehung zwischen Kupferkonzentration und Zink- oder Chromkonzentration in einer Fraktionen des Vollbluts bei gesunden Erwachsenen (PMN- und MN-Leukozyten: polymorph- und mononukleäre Leukozyten)

Bei gesunden Kindern waren die Kupfer- und Zinkkonzentrationen in Thrombozyten und in Leukozyten ebenfalls positiv assoziiert. Typ-1-Diabetiker zeigten bei höheren Kupfergehalten in Erythrozyten höhere Chrom- und Zinkgehalte im Plasma und bei höheren Kupferwerten in Thrombozyten, polymorph- und mononukleären Leukozyten ebenfalls höhere Chrom- und Zinkgehalte in den entsprechenden Zellinien. Bei Typ-2-Diabetikern fanden sich inverse Beziehungen zwischen Kupferwerten in Erythrozyten und Zinkwerten in Erythrozyten, Thrombozyten, polymorph- und mononukleären Leukozyten (Trend für eine Zinkabnahme auch in Vollblut und Plasma). Die Kupfer- und Zinkkonzentration in Thrombozyten waren ebenfalls positiv korreliert. Bei Kindern mit Diabetes waren höhere Kupfergehalte mit höheren Zinkgehalten in Thrombozyten und in Leukozyten verbunden.

Selen: Bei gesunden Erwachsenen waren in den Fraktionen des Vollbluts die Korrelationen zwischen den Konzentrationen von:

1. Selen im Vollblut und
   - Chrom in Erythrozyten positiv,
   - Zink in Vollblut, Plasma und Erythrozyten positiv.
2. Selen im Plasma und
   - Chrom in Erythrozyten positiv.
3. Selen in Erythrozyten und
   - Zink in Erythrozyten positiv.

Bei gesunden Kindern wurden für Beziehungen zwischen den Selen-, Kupfer- oder Zinkkonzentrationen in einer Fraktion des Vollbluts keine Wahrscheinlichkeit gefunden. Bei Typ-1-Diabetikern nahmen mit zunehmenden Selenwerten im Vollblut bzw. Plasma die Zinkwerte im Vollblut bzw. Plasma zu. Bei Typ-2-Diabetikern wurde ebenfalls eine positive Korrelation zwischen dem Gehalt von Selen und Zink im Plasma beobachtet. Bei Kindern mit Diabetes waren die Selenkonzentrationen in Vollblut und Plasma jeweils den Kupferwerten in Vollblut und Plasma und den Zinkwerten im Vollblut positiv verbunden.

Zink: Bei gesunden Erwachsenen waren in den Fraktionen des Vollbluts die Beziehungen zwischen den Werten von:

1. Zink im Vollblut und
   - Chrom in Vollblut und Erythrozyten negativ,
   - Chrom in Thrombozyten positiv,
   - Kupfer in Vollblut (r=-0,15), polymorph- und mononukleären Leukozyten negativ,
   - Selen im Vollblut positiv (Abbildung 15).

2. Zink im Plasma und
   - Chrom in Vollblut und Erythrozyten negativ,
   - Chrom in Thrombozyten positiv,
   - Kupfer in Plasma, Erythrozyten und Leukozyten negativ,
   - Selen in Vollblut und Plasma positiv.
3. Zink in Erythrozyten und
   - Chrom in Vollblut und Erythrozyten negativ,
   - Kupfer in polymorph- und mononukleären Leukozyten negativ,
   - Selen in Vollblut und Erythrozyten positiv.
4. Zink in Thrombozyten und
   - Chrom in Vollblut, Plasma, Erythrozyten, Thrombozyten und MN-Leukozyten positiv,
   - Kupfer in Thrombozyten, polymorph- und mononukleären Leukozyten positiv,
   - Selen im Vollblut positiv.
5. Zink in polymorph- und mononukleären Leukozyten und
   - Chrom in Vollblut, polymorph- und mononukleären Leukozyten positiv,
   - Kupfer in Thrombozyten, polymorph- und mononukleären Leukozyten positiv (für polymorphnukleäre: nur zum Kupfergehalt in polymorphnukleären Leukozyten).

Bei gesunden Kindern wurden keine Beziehungen zwischen Zink- und Selenkonzentrationen in einer Fraktion des Vollbluts gefunden. Die Zink- und Kupfergehalte in Thrombozyten und Leukozyten waren miteinander verbunden. Bei Typ-1-Diabetikern nahm mit zunehmender Zinkkonzentration im Vollblut auch die Selenkonzentration im Vollblut und Plasma zu, höheren Zinkwerte im Plasma führten zu höheren Selenwerten im Plasma. Zunehmende Zinkgehalte im Plasma waren – im Gegensatz zu gesunden Erwachsenen – mit zunehmenden Kupfergehalten in Erythrozyten verbunden. Die Zinkkonzentrationen in Thrombozyten, polymorph- und mononukleären Leukozyten waren ebenfalls mit den Kupferkonzentrationen in diesen Zelltypen positiv korreliert. Bei hohen Zinkgehalten in Vollblut und Erythrozyten kam es – im Gegensatz zur Vergleichsgruppe – zu höheren Chromgehalten in Vollblut, Plasma und Erythrozyten. Bei Typ-2-Diabetikern war der Zinkgehalt im Plasma mit dem Selengehalt in Vollblut bzw. Plasma korreliert. Eine inverse Beziehung bestand zwischen den Zink- und den Kupferwerten in Erythrozyten und eine positive Beziehung zwischen den Zink- und Kupfergehalten in Thrombozyten (Fallzahlen für Chrom: keine). Bei Kindern mit Diabetes fanden sich bei zunehmenden Zinkkonzentrationen im Vollblut zunehmende Selenkonzentrationen in Vollblut, Plasma und Erythrozyten. Die Zinkwerte im Vollblut waren mit den Kupferwerten im Plasma positiv korreliert, ebenso die Zink- und die Kupferkonzentrationen in Thrombozyten und Leukozyten. Hohe Zinkkonzentrationen im Vollblut waren mit hohen Chromkonzentrationen in Vollblut und Erythrozyten verbunden, hohe Zink- mit hohen Chromwerten in Erythrozyten, Thrombozyten und Leukozyten.

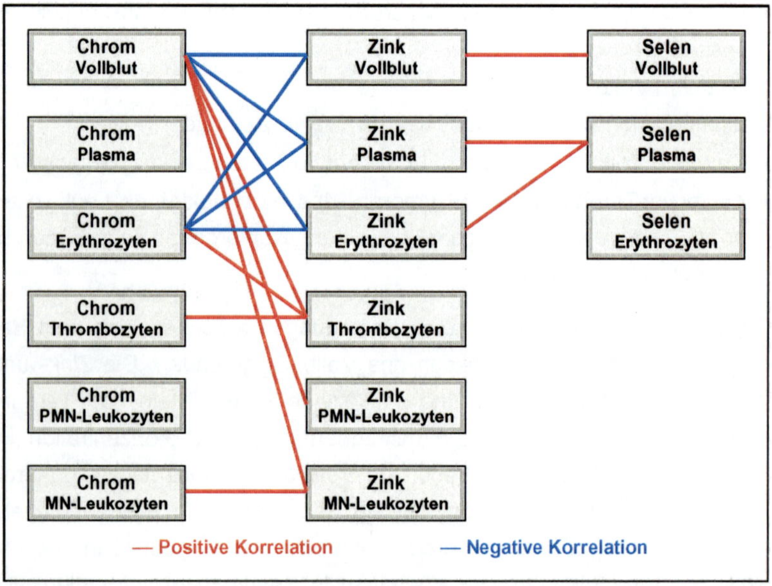

Abbildung 15: Beziehung zwischen Zinkkonzentration und Chrom- oder Selenkonzentration in einer Fraktionen des Vollbluts bei gesunden Erwachsenen (PMN- und MN-Leukozyten: polymorph- und mononukleäre Leukozyten)

3.3 Gegenüberstellung von Vergleichs- und Diabetikergruppen

3.3.1 Chrom

Gesunde Erwachsene und Erwachsene mit Diabetes Typ 1: Gegenüber gesunden Erwachsenen hatten Typ-1-Diabetiker im Plasma um 16,3% und in Thrombozyten um 100% höhere Chromkonzentrationen sowie in mononukleären Leukozyten um 26,0% niedrigere Werte (n jeweils 51, Differenz der Mediane in %, p=0,005, p<0,001 bzw. p=0,036) (Abbildung 16).

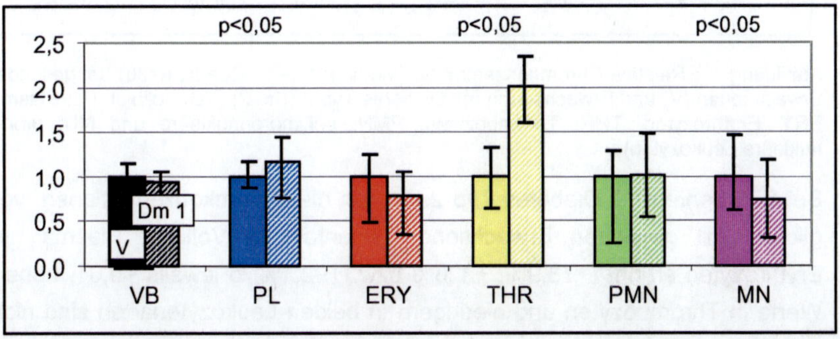

Abbildung 16: Relative Chromkonzentration (Median; 1. – 3. Quartil, n=51) bei gesunden Erwachsenen (V) und Erwachsenen mit Diabetes Typ 1 (Dm 1) (VB: Vollblut, PL: Plasma, ERY: Erythrozyten, THR: Thrombozyten, PMN: polymorphnukleäre und MN: mononukleäre Leukozyten)

Gesunde Kinder und Kinder mit Diabetes Typ 1: Bei diabeteskranken Kindern lag der Chromgehalt in Erythrozyten um 11,9% höher als bei gesunden Kindern (p=0,011, Plasma: +16,7% und Leukozyten: +35,9%, Unterschiede nicht signifikant).

Gesunde Erwachsene und Erwachsene mit Diabetes Typ 2: Gegenüber gesunden Erwachsenen wurden bei Typ-2-Diabetikern (n jeweils 35) die folgenden Veränderungen in den Chromkonzentrationen beobachtet: Vollblut +61,8%, Plasma +265,3%, Erythrozyten +52,3% (p jeweils <0,001), Thrombozyten +161,4% (p=0,005), polymorphnukleäre –35,5% und mononukleäre Leukozyten –75,4% (p=0,006 und p<0,001) (Abbildung 17).

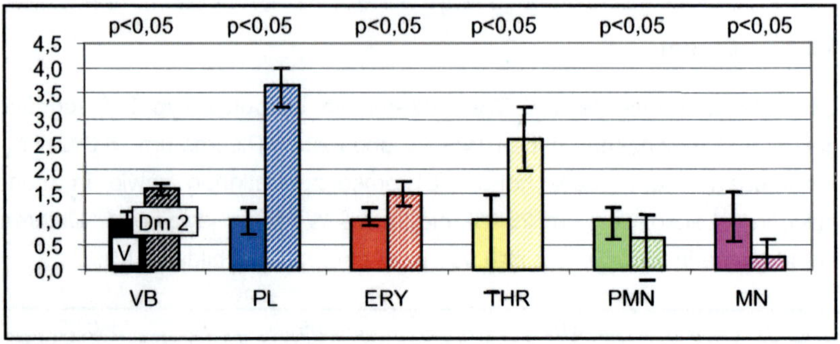

Abbildung 17: Relative Chromkonzentration (Median; 1. – 3. Quartil, n=35) bei gesunden Erwachsenen (V) und Erwachsenen mit Diabetes Typ 2 (Dm 2) (VB: Vollblut, PL: Plasma, ERY: Erythrozyten, THR: Thrombozyten, PMN: polymorphnukleäre und MN: mononukleäre Leukozyten)

Bei 8 Patienten mit Diabetes Typ 2a waren die Chromkonzentrationen, verglichen mit gesunden Erwachsenen, ebenfalls in Vollblut, Plasma und Erythrozyten erhöht (+73,9%, +326% bzw. +92,1%, p jeweils <0,01, höhere Werte in Thrombozyten und niedrigere in beiden Leukozytenarten sind nicht signifikant). 25 Typ-2b-Diabetiker hatten gegenüber 25 gesunden Erwachsenen ebenfalls höhere Chromgehalte in Vollblut, Plasma, Erythrozyten (+77,0%, +183% bzw. +52,3%, p jeweils <0,001) und in Thrombozyten (+272%, p=0,002) sowie niedere Gehalte in polymorph- und mononukleären Leukozyten (–34,5%, p=0,023 bzw. –79,5%, p<0,001).

3.3.2 Kupfer

Gesunde Erwachsene und Erwachsene mit Diabetes Typ 1: Bei Typ-1-Diabetikern fanden sich gegenüber der Vergleichsgruppe um 10,8% und um 16,9% höhere Kupferkonzentration in Vollblut und Plasma (n=67, Differenz der Mediane in %) sowie um 44,5% höhere Kupfergehalte in mononukleären Leukozyten (p jeweils <0,001) (Abbildung 18).

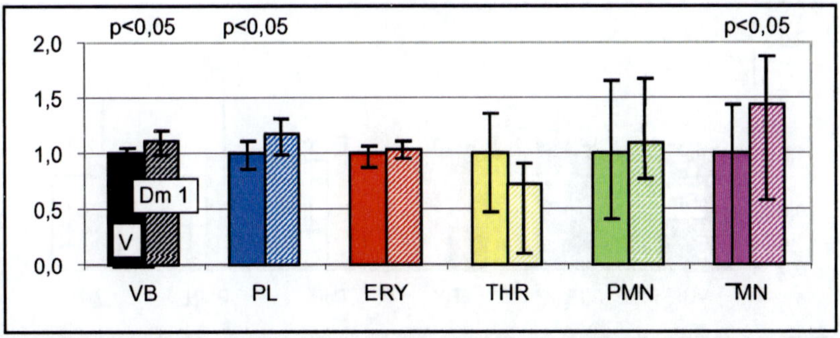

Abbildung 18: Relative Kupferkonzentration (Median; 1. – 3. Quartil, n=67) bei gesunden Erwachsenen (V) und Erwachsenen mit Diabetes Typ 1 (Dm 1) (VB: Vollblut, PL: Plasma, ERY: Erythrozyten, THR: Thrombozyten, PMN: polymorphnukleäre und MN: mononukleäre Leukozyten)

Gesunde Kinder und Kinder mit Diabetes Typ 1: Die Kupferkonzentration in den Fraktionen des Vollbluts unterschieden sich zwischen gesunden und diabeteskranken Kindern nicht (n=23).

Gesunde Erwachsene und Erwachsene mit Diabetes Typ 2: Die Unterschiede in den Kupferkonzentrationen (Abbildung 19) zwischen gesunden Erwachsenen und Typ-2-Diabetikern waren nicht signifikant (n=36).

11 Patienten mit Diabetes Typ 2a hatten im Vergleich zu gesunden Erwachsenen um 27,9% höhere Kupferkonzentrationen im Plasma (p=0,005) und 21 Patienten mit Diabetes Typ 2b hatten um 17,6% höhere Kupfergehalte in Erythrozyten (p=0,015).

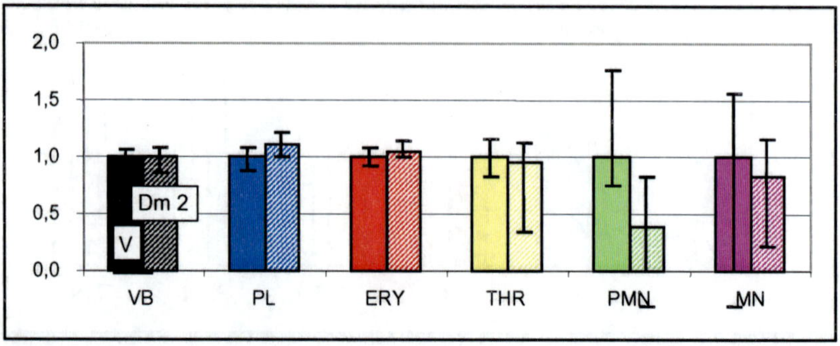

Abbildung 19: Relative Kupferkonzentration (Median; 1. – 3. Quartil, n=36) bei gesunden Erwachsenen (V) und Erwachsenen mit Diabetes Typ 2 (Dm 2) (VB: Vollblut, PL: Plasma, ERY: Erythrozyten, THR: Thrombozyten, PMN: polymorphnukleäre und MN: mononukleäre Leukozyten)

3.3.3 Selen

Gesunde Erwachsene und Erwachsene mit Diabetes Typ 1: Typ-1-Diabetiker zeigten im Vergleich zu gesunden Probanden um 4,3% verminderte Selenkonzentrationen im Vollblut (n=83, Differenz der Mediane in %, p=0,024) (Abbildung 20).

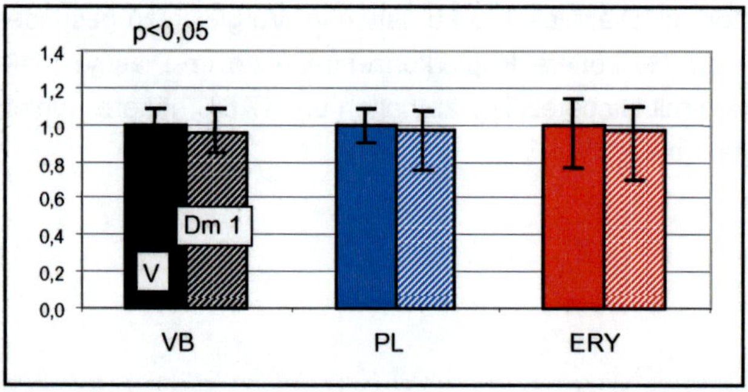

Abbildung 20: Relative Selenkonzentration (Median; 1. – 3. Quartil, n=83) bei gesunden Erwachsenen (V) und Erwachsenen mit Diabetes Typ 1 (Dm 1) (VB: Vollblut, PL: Plasma, ERY: Erythrozyten)

Gesunde Kinder und Kinder mit Diabetes Typ 1: Bei Kindern mit Diabetes wurden gegenüber gesunden Kindern niedrigere Selenkonzentrationen im Vollblut ermittelt (n=25, −5,0%, p=0,059, Signifikanzniveau knapp verfehlt).

Gesunde Erwachsene und Erwachsene mit Diabetes Typ 2: Keine Unterschiede in den Selenkonzentrationen von Vollblut, Plasma und Erythrozyten wurden bei Typ-2-Diabetikern im Vergleich zu gesunden Erwachsenen beobachtet (n=66) (Abbildung 21).

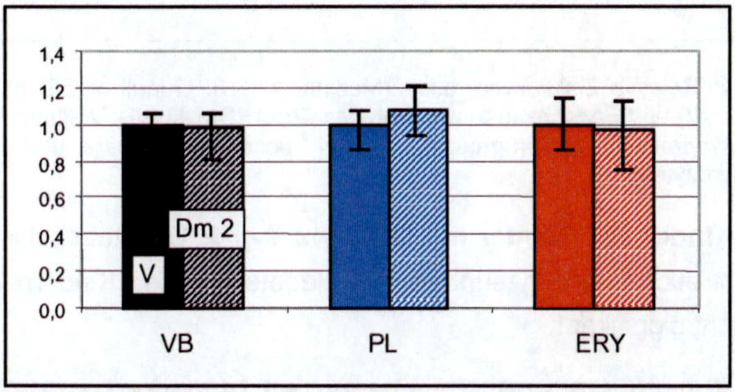

Abbildung 21: Relative Selenkonzentration (Median; 1. – 3. Quartil, n=66) bei gesunden Erwachsenen (V) und Erwachsenen mit Diabetes Typ 2 (Dm 2) (VB: Vollblut, PL: Plasma, ERY: Erythrozyten)

Die Selenwerte in den Fraktionen des Vollbluts von 26 Typ-2a-Diabetikern unterschieden sich nicht von 26 gesunden Erwachsenen im gleichen Alter, während die Selenkonzentrationen von 59 Typ-2b-Diabetikern im Plasma um 16,6% höher lagen als bei 59 Gesunden (p=0,012).

3.3.4 Zink

Gesunde Erwachsene und Erwachsene mit Diabetes Typ 1: Typ-1-Diabetiker hatten höhere Zinkkonzentrationen im Plasma (+11,6%, p=0,011, n=58, Differenz der Mediane in %) und niedrigere Zinkgehalte in polymorph- und mononukleären Leukozyten als die Vergleichsgruppe (−38,2% p=0,002 bzw. −30,5%, p=0,002, Thrombozyten: −22,9%, p=0,084) (Abbildung 22).

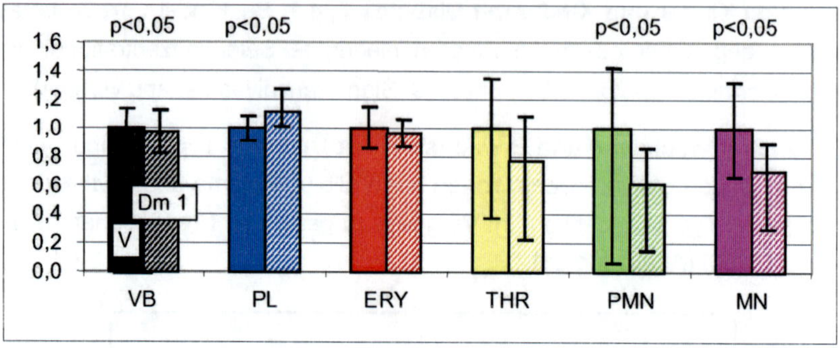

Abbildung 22: Relative Zinkkonzentration (Median; 1. – 3. Quartil, n=58) bei gesunden Erwachsenen (V) und Erwachsenen mit Diabetes Typ 1 (Dm 1) (VB: Vollblut, PL: Plasma, ERY: Erythrozyten, THR: Thrombozyten, PMN: polymorphnukleäre und MN: mononukleäre Leukozyten)

Gesunde Kinder und Kinder mit Diabetes Typ 1: Die Unterschiede in den Zinkkonzentrationen von gesunden und diabeteskranken Kindern waren gering und nicht signifikant.

Gesunde Erwachsene und Erwachsene mit Diabetes Typ 2: Gegenüber gesunden Erwachsenen war bei Typ-2-Diabetikern (n=40) der Zinkgehalt im Vollblut um 6,7%, im Plasma um 25,4%, in Thrombozyten um 91,9% und in polymorphnukleären Leukozyten um 74,2% erhöht (p=0,027, p<0,001, p=0,003 bzw. p=0,002, mononukleäre Leukozyten: +25,2%, nicht signifikant) (Abbildung 23).

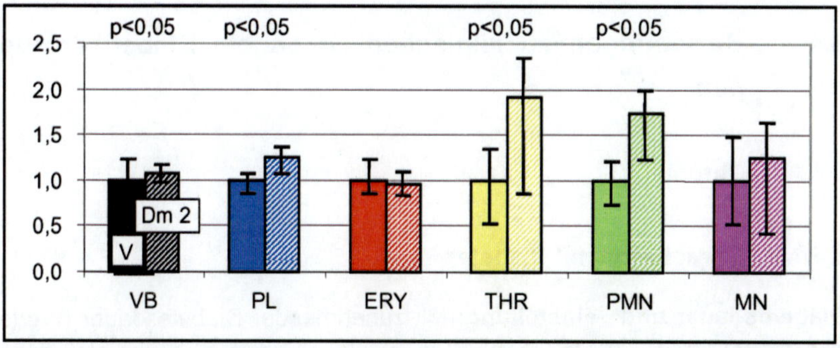

Abbildung 23: Relative Zinkkonzentration (Median 1. – 3. Quartil, n=40) bei gesunden Erwachsenen (V) und Erwachsenen mit Diabetes Typ 2 (Dm 2) (VB: Vollblut, PL: Plasma, ERY: Erythrozyten, THR: Thrombozyten, PMN: polymorphnukleäre und MN: mononukleäre Leukozyten)

Bei 12 Patienten mit Diabetes Typ 2a wurden, verglichen mit gesunden Erwachsenen, höhere Zinkkonzentrationen in Plasma, polymorph- und mononukleären Leukozyten beobachtet (+30,1%, +66,8% bzw. +49,7% und $p<0{,}001$, $p<0{,}001$ bzw. $p=0{,}022$. Bei 27 Patienten mit Diabetes Typ 2b lagen die Zinkwerte im Vollblut (+14,5%, $p=0{,}002$), im Plasma (+26,0%, $p<0{,}001$), in Thrombozyten (+84,2% $p=0{,}008$) und in polymorphnukleären Leukozyten höher (+49,7%, $p=0{,}03$, mononukleäre Leukozyten: +25,2%, nicht signifikant).

3.4 Beziehungen zu klinischen Daten bei Diabetikergruppen

3.4.1 Chrom

3.4.1.1 Erwachsene mit Diabetes Typ 1

Diabetesdauer und –einstellung: Mit zunehmender Diabetesdauer (Werte: Tabelle 18) kam es bei Typ-1-Diabetikern zu einer Abnahme der Chromkonzentration im Plasma (r=–0,34, n=54 p=0,011, Steigung: -1,60% pro Jahr). Die Analyse der gleichgerichteten Beziehungen von Alter und Diabetesdauer auf die Plasmawerte ergab für den Zusammenhang zwischen Chromgehalt und Diabetesdauer eine Wahrscheinlichkeit von p=0,038. Je höher die HbA_{1c}-Werte, desto niedriger waren die Chromwerte im Vollblut (r=-0,32, n=54, p=0,017, Steigung: –4,90% pro % HbA_{1c}). Ein Zusammenhang zwischen dem Chromgehalt in den Fraktionen des Vollbluts und der Fruktosaminkonzentration wurde nicht gefunden (n=41).

Klinische Befunde und Medikamente: Bei Patienten mit und ohne arterielle Hypertonie zeigten sich keine Veränderungen in den Chromkonzentrationen (n=13 bzw. n=28, Einnahme von Diuretika: n=2). Die Chromwerte von Typ-1-Diabetikern mit beginnender oder manifester Nephropathie und ohne Anzeichen dieser Erkrankung unterschieden sich nicht (n=11 und n=33, Alter der Gruppen: 45 bzw. 38 Jahre).

Folgeerkrankungen: Die Chromkonzentrationen von 19 Typ-1-Diabetikern mit ausschließlicher Mikro- oder Neuropathie unterschieden sich nicht von 22 Patienten ohne Folgeerkrankungen im vergleichbarem Alter und mit vergleichbarer Diabeteseinstellung (Makroangiopathie: n=0, mehr als 2 Folgeerkrankungen: n=3).

3.4.1.2 Erwachsene mit Diabetes Typ 2

Diabetesdauer und –einstellung: Bei Typ-2-Diabetikern wurde kein Zusammenhang zwischen Diabetesdauer und Chromkonzentrationen in den Fraktionen des Vollbluts gefunden (n=34). Je schlechter die Diabeteseinstellung, gemessen anhand der HbA_{1c}-Werte, desto höher waren die Chromgehalte in Plasma und Erythrozyten (r=+0,46, n=33, p=0,007, Steigung +11,1% pro % HbA_{1c} bzw. r=+0,35, n=33, p=0,045, Steigung: +4,9% pro % HbA_{1c}) und desto niedriger in mononukleären Leukozyten (r=-0,45, n=33, p=0,008, Steigung: −17,8% pro % HbA_{1c}) (Abbildung 24). Die Analyse der Beziehungen zwischen den Fruktosaminkonzentrationen und den Chromwerten in mononukleären Leukozyten ergab folgende Daten: r=–0,30, n=31, p=0,09. Die mittleren Chromkonzentrationen von 16 Patienten mit Insulinmangel unterschieden sich nicht von 18 Patienten mit Hyperinsulinismus. Die Höhe der basalen Insulinsekretion, gemessen als basales C-Peptid, stand in keiner Beziehung zu den Chromgehalten in den Fraktionen des Vollbluts (n=31).

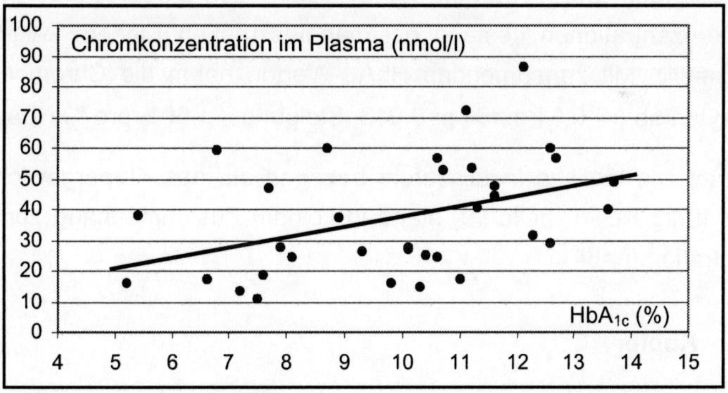

Abbildung 24: Beziehung zwischen Diabeteseinstellung und Chromkonzentration im Plasma bei Erwachsenen mit Diabetes Typ 2 (r=+0,46, n=33, p=0,007, y=3,4 x+3,9)

Klinische Befunde und Medikamente: Die Chromkonzentrationen von Patienten mit beginnender oder manifester Nephropathie waren gegenüber Patienten ohne Anzeichen dieser Erkrankung unverändert (n=13 und n=19, Alter der Gruppen: 66 bzw. 63 Jahre, HbA_{1c}-Werte: 9,3% bzw. 8,9%; Einnahme von Diuretika: n=7).

Metabolisches Syndrom: Hyperglykämie, Adipositas, Hyperlipoproteinämie, Hypertonie und mehr als 3 Manifestationsfaktoren zusammen zeigten keinen Einfluß auf die Chromgehalte in den Fraktionen des Vollbluts (mit/ohne Befund: n=31/2, n=12/22, n=12/17, n=17/17 bzw. n=15/8).

Folgeerkrankungen: Die Fallzahlen für Chrombestimmungen bei Typ-2-Diabetikern mit Mikro- oder Neuropathie, Makroangiopathie oder mit mehr als 2 Folgeerkrankungen lagen bei n<5).

Therapie: Die Unterschiede zwischen den Chromkonzentrationen von Typ-2-Diabetikern mit oralen Antidiabetika- oder Insulintherapie oder einer Kombinationstherapie aus Antidiabetika und Insulin (Angaben: Tabelle 19) waren nicht signifikant (n=8, n=9 und n=15).

3.4.1.3 Kinder mit Diabetes Typ 1

Diabetesdauer und –einstellung: Zwischen der Diabetesdauer und den Chromkonzentrationen bestand bei diabeteskranken Kindern keine Beziehung (n=64). Mit zunehmenden HbA_{1c}-Werten nahm die Chromgehalte in Leukozyten ab (r=-0,31, n=64 p=0,013, Steigung: –1,60% pro % HbA_{1c},).

Therapie: Die tägliche Insulinzufuhr bezogen auf das Körpergewicht (Insulingabe IE/kg KG: Tabelle 19) stand in keinem Zusammenhang zur Chromkonzentration (n=64).

3.4.2 Kupfer

3.4.2.1 Erwachsene mit Diabetes Typ 1

Diabetesdauer und –einstellung: Bei Typ-1-Diabetikern wurden zwischen Diabetesdauer (Werte: Tabelle 18) und Kupferkonzentrationen in den Fraktionen des Vollbluts keine Beziehungen festgestellt (n=96). Je höher die HbA_{1c}- und Fruktosaminkonzentrationen, desto höher war jeweils der Kupfergehalt in Erythrozyten (r=+0,34, n=95, p<0,001, Steigung +1,86% pro % HbA_{1c} bzw. r=+0,35, n=59, p=0,007, Steigung: +0,034% pro µmol/l) (Abbildung 25).

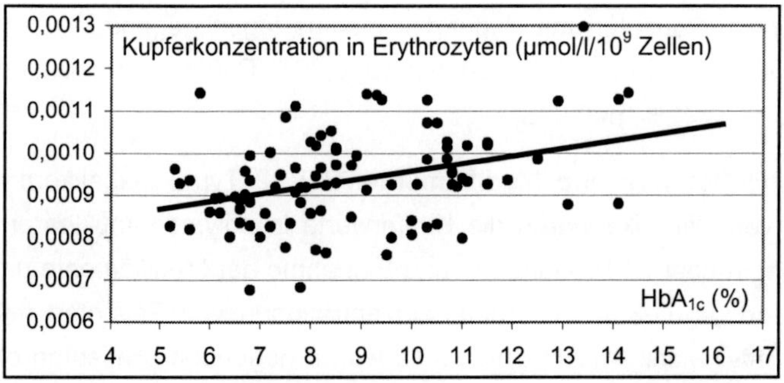

Abbildung 25: Beziehung zwischen Diabeteseinstellung und Kupferkonzentration in Erythrozyten bei Erwachsenen mit Diabetes Typ 1 (r=+0,34, n=95, p<0,001, y=0,000018x+0,00078)

Klinische Befunde und Medikamente: Eine arterielle Hypertonie hatte keinen Einfluß auf die Kupferkonzentrationen (mit/ohne Befund n=13/27, Einnahme von Diuretika: n=2). 20 Typ-1-Diabetiker mit beginnender oder manifester Nephropathie und 69 Patienten ohne Anzeichen dieser Erkrankung unterschieden sich nicht in den Kupfergehalten (Alter der Gruppen: 45 bzw. 38 Jahre, HbA_{1c}-Werte. 9,9% bzw. 9,0%)

Folgeerkrankungen: Bei 37 Patienten mit ausschließlicher Mikro- oder Neuropathie wurden gegenüber 46 Patienten ohne Spätfolgen in vergleichbarem Alter und vergleichbarer Diabeteseinstellung keine Veränderungen in den Kupferkonzentrationen beobachtet (Makroangiopathie: n=0, mehr als 2 Folgeerkrankungen: n=6).

3.4.2.2 Erwachsene mit Diabetes Typ 2

Diabetesdauer und –einstellung: Zwischen Diabetesdauer und Kupfergehalten in Thrombozyten wurden bei Patienten mit Diabetes Typ 2 eine inverse Beziehung festgestellt (r=–0,36, n=33, p=0,040, Steigung: -2,0% pro Jahr). Mit zunehmenden HbA_{1c}-Werten nahmen die Kupfergehalte von mononukleären Leukozyten ab (r=-0,35, n=34, p=0,040, und Steigung: – 13,4% pro % HbA_{1c}) und mit zunehmenden Fruktosaminkonzentrationen die Gehalte von Thrombozyten ab (r=-0,54, n=32, p<0,001, Steigung: -0,42% pro µmol/l). Die mittleren Kupferkonzentrationen in polymorphnukleären Leukozyten von 6 Patienten mit Hyperinsulinismus lagen gegenüber 9 Patienten mit Insulinmangel um 57% niedriger (p=0,007, Differenz in mononukleären Leukozyten: –42%, p=0,078).

Klinische Befunde und Medikamente: Bei 12 Typ-2-Diabetikern mit Einnahme von Diuretika waren die Kupferwerte in polymorphnukleären Leukozyten gegenüber 21 Probanden ohne Einnahme der Medikamente um 41,8% vermindert (p=0,033). Die Kupferkonzentrationen von Patienten mit beginnender oder manifester Nephropathie waren gegenüber Patienten ohne Anzeichen dieser Erkrankung in vergleichbarem Alter und vergleichbarer Diabeteseinstellung im Vollblut um 10,9% und im Plasma um 18,5% erhöht (jeweils n=17 und n=20, p=0,035 bzw. p=0,041) (Abbildung 26).

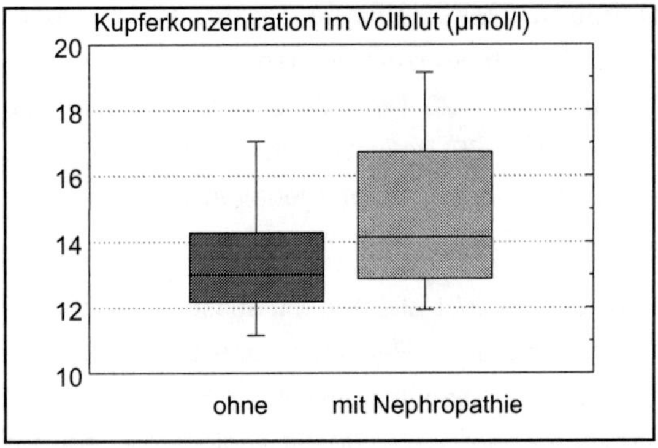

Abbildung 26: Kupferkonzentration im Vollblut bei Erwachsenen mit Diabetes Typ 2 ohne und mit Nephropathie (Differenz der Mediane: +10,9%, n=17 bzw. n=20, p=0,035)

Metabolisches Syndrom: Bei Typ-2-Diabetikern mit Hyperlipoproteinämie und mehr als 3 Manifestationsfaktoren zusammen zeigten sich gegenüber Patienten ohne Risikofaktoren um 24,9% bzw. um 30,1% erhöhte Kupfergehalte im Plasma (mit/ohne Befund: n=15/20 bzw. n=13/9, p=0,010 bzw. p=0,012, Hyperglykämie und Adipositas n<7) (Abbildung 27). Zunehmende

LDL-Cholesterinkonzentrationen gingen mit zunehmenden Kupferwerten in Vollblut und Plasma einher (r=+0,57, n=20, p=0,009, Steigung: +0,24% pro mg/dl bzw. r=+0,63, n=20, p=0,003, Steigung: +0,42% pro mg/dl, HDL-Cholesterin: kein Einfluß, n=20) (Abbildung 28).

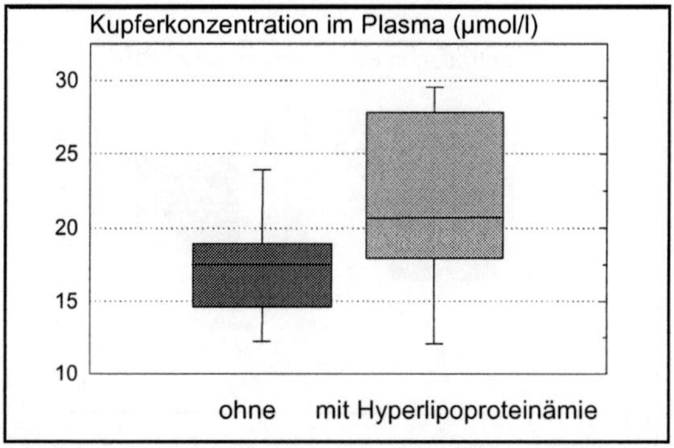

Abbildung 27: Kupferkonzentration im Plasma bei Erwachsenen mit Diabetes Typ 2 ohne und mit Hyperlipoproteinämie (Differenz der Mediane: +24,9%, n=15 und n=20, p=0,010)

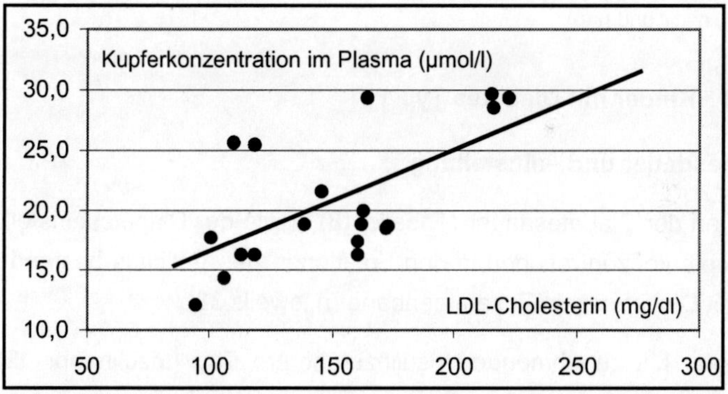

Abbildung 28: Beziehung zwischen LDL-Cholesterinkonzentration und Kupferkonzentration im Plasma bei Erwachsenen mit Diabetes Typ 2 (r=+0,63, n=20, p=0,003, y=0,087x+7,55)

Folgeerkrankungen: Für Typ-2-Diabetiker mit Mikro- oder Neuropathie, bzw. Makroangiopathie oder mehr als 2 Spätfolgen lagen die Fallzahlen für Kupferbestimmungen bei n<7).

Therapie: Die Kupferkonzentrationen in Erythrozyten von 7 Typ-2-Diabetikern mit einer kombinierten Therapie aus Antidiabetika und Insulin lagen höher als die Konzentrationen von 17 Patienten mit oraler Antidiabetikatherapie und von 8 Patienten mit reiner Insulintherapie (p=0,008, Abbildung 29).

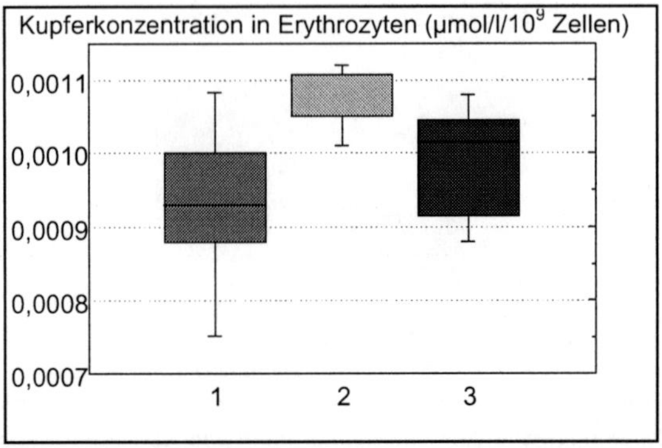

Abbildung 29: Kupferkonzentration in Erythrozyten bei Erwachsenen mit Diabetes Typ 2 mit Diabetestherapie aus oralen Antidiabetika (1), Antidiabetika und Insulin (2) oder Insulin (3) (n=7, n=17 und n=8)

3.4.2.3 Kinder mit Diabetes Typ 1

Diabetesdauer und –einstellung

Zwischen der Diabetesdauer (Tabelle 18) sowie der Diabeteseinstellung und den Kupferkonzentrationen in den Fraktionen des Vollbluts bestand bei Kindern mit Diabetes kein Zusammenhang (n jeweils 38).

Therapie: Mit zunehmender Insulinzufuhr pro Tag (Insulingabe IE/kg KG: Tabelle 19) fanden sich bei Kindern niedrigere Kupfergehalte in Leukozyten (r=-0,35, n=33, p=0,044, Steigung: –71,9% pro IE/kg KG).

3.4.3 Selen

3.4.3.1 Erwachsene mit Diabetes Typ 1

Diabetesdauer und –einstellung: Bei Typ-1-Diabetikern war weder die Diabetesdauer (Tabelle 18) noch die Diabeteseinstellung mit den Selenkonzentrationen in den Fraktionen des Vollbluts korreliert (n=95, n=95 und n=66).

Klinische Befunde und Medikamente: 14 Patienten mit und 29 Patienten ohne arterielle Hypertonie unterschieden sich nicht in den Selenkonzentrationen (Einnahme von Diuretika: n=2). Die Selenwerte im Vollblut von Typ-1-Diabetikern mit beginnender oder manifester Nephropathie lagen gegenüber Patienten ohne Anzeichen dieser Erkrankung um 11,1% niedriger (n=19 und n=69, p=0,009, Selengehalt im Plasma: –11,0%, p=0,056, Alter der Gruppen: 45 und 38 Jahre, HbA_{1c}-Werte: 9,6% und 9,0%) (Abbildung 30).

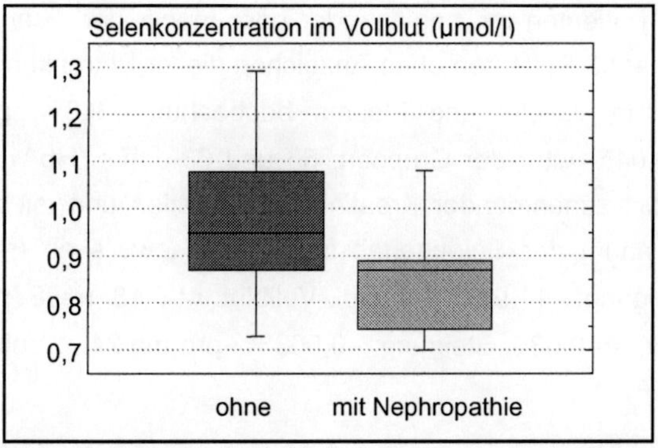

Abbildung 30: Selenkonzentration im Vollblut bei Erwachsenen mit Diabetes Typ 1 ohne und mit Nephropathie (Differenz der Mediane: –11,1%, n=19 und n=69, p=0,009)

Folgeerkrankungen: Die Selenkonzentration von 36 Typ-1-Diabetikern mit Mikro- oder Neuropathie unterschieden sich nicht von 46 Patienten ohne Spätfolgen (Makroangiopathie: n=0, mehr als 2 Folgeerkrankungen: n=6).

3.4.3.2 Erwachsene mit Diabetes Typ 2

Diabetesdauer und –einstellung: Mit zunehmender Diabetesdauer (Werte: Tabelle 18) nahmen die Selenkonzentrationen von Typ-2-Diabetikern im Vollblut ab (r= -0,20, n=97, p=0,046, Steigung: -0,46% pro Jahr). Bei Analyse der gleichgerichteten Einflüsse von Alter und Diabetesdauer war das Alter mit den Selenwerten korreliert (p=0,012). Mit zunehmenden Fruktosaminkonzentrationen zeigten sich abnehmende Selengehalte in Erythrozyten (r=+0,21, n=99, p=0,041, Steigung: 0,10% pro µmol/l, HbA_{1c}-Werte und Erythrozyten: r=+0,19, n=99, p=0,058). Die mittleren Selenkonzentrationen von 41 Patienten mit Insulinmangel unterschieden sich nicht von 36 Patienten mit Hyperinsulinismus.

Klinische Befunde und Medikamente: Die Unterschiede in den Selenkonzentrationen von 31 Typ-2-Diabetikern mit Einnahme von Diuretika gegenüber 54 Patienten ohne Einnahme dieser Medikamente waren nicht signifikant. Bei 46 Patienten mit beginnender oder manifester Nephropathie wurden gegenüber 53 Patienten ohne Anzeichen dieser Erkrankung verminderte Selengehalte in Vollblut und Plasma beobachtet (–9,8%, p=0,011 bzw. –14,8%, p=0,045, Alter der Gruppen: 66 und 63 Jahre, HbA_{1c}-Werte: 9,3% und 9,0%). Mit zunehmender Kreatininkonzentration und mit zunehmender Albuminurie nahm der Selengehalt im Plasma jeweils ab (r=-0,21, n=98, p=0,038, Steigung: –11,9% pro mg/dl, Vollblut: r=-0,18, n=98, p=0,083) bzw. r= -0,26, n=68, p=0,034, Steigung: –0,0033% pro mg/24 h, Vollblut: r=–0,23, n=68, p=0,056).

Metabolisches Syndrom: Bei Typ-2-Diabetikern mit Adipositas (mit/ohne Befund: n=26/60), Hyperlipoproteinämie (n=43/46) und mehr als 3 Manifestationsfaktoren zusammen (n=38/15) waren die Unterschiede in den Selenkonzentrationen nicht signifikant (Hyperglykämie: n=91/8). Bei 53 Patienten mit gegenüber 32 Patienten ohne Hypertonie wurden im Plasma um 14,3% verminderte Selengehalte festgestellt (p=0,0035, Alter der Gruppen: 67 und 60 Jahre).

Folgeerkrankungen: Die Selenwerte von Patienten mit ausschließlich einer Mikro- oder Neuropathie waren gegenüber Patienten ohne Folgeerkrankungen unverändert (n=30 und n=17, Alter der Gruppen: 63 und 56 Jahre). 7 Typ-2-Diabetiker mit Makroangiopathie (alle Typ 2b) oder 48 Patienten mit mehr als 2 Folgeerkrankungen zeigten im Vergleich zu 17 Patienten ohne Spätfolgen verminderte Selenkonzentrationen in Vollblut und Plasma (–14,6%, p=0,014 und –25,8%, p=0,009 bzw. –18,5%, p<0,001 und –22,5%, p<0,001, Alter der Gruppen: 74 und 56 Jahre bzw. 67 und 56 Jahre und HbA_{1c}-Werte: 8,4% und 8,8% bzw. 8,8% und 8,8%) (Abbildung 31).

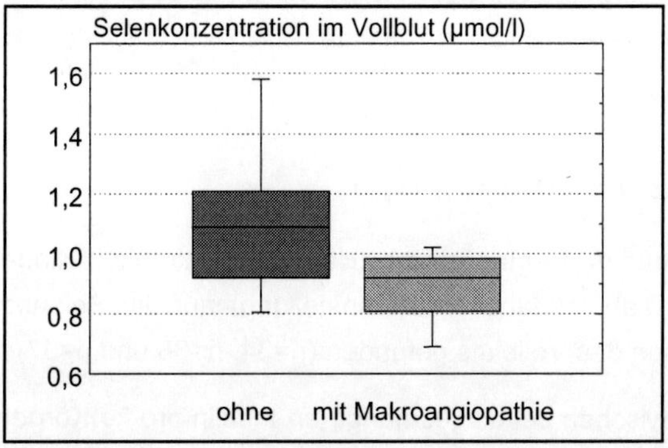

Abbildung 31: Selenkonzentration im Vollblut bei Erwachsenen mit Diabetes Typ 2 ohne und mit Makroangiopathie (Differenz der Mediane: –14,6%, n=7 und n=10, p<0,001)

Therapie: Der Selengehalt in Vollblut und Plasma von 21 Typ-2-Diabetikern mit reiner Insulintherapie lag niedriger als der Gehalt von 38 Patienten mit oraler Antidiabetikatherapie und 23 Patienten mit einer Kombinationstherapie aus Antidiabetika und Insulin (p=0,024 bzw. p=0,002, Abbildung 32).

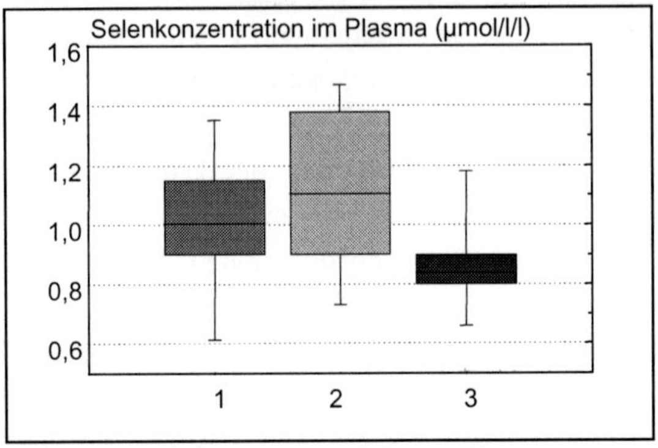

Abbildung 32: Selenkonzentrationen im Plasma bei Erwachsenen mit Diabetes Typ 2 mit Diabetestherapie aus oralen Antidiabetika (1), Antidiabetika und Insulin (2) oder Insulin (3) (n=23, n=38 und n=21)

3.4.3.3 Kinder mit Diabetes Typ 1

Diabetesdauer und –einstellung: Bei diabeteskranken Kindern wurde kein Einfluß der Diabetesdauer und –einstellung) auf die Selenkonzentration in den Fraktionen des Vollbluts gefunden (n=34, n=38 und n=37).

Therapie: Zwischen der Tagesmenge an Insulin pro kg Körpergewicht (Insulingabe IE/kg KG: Tabelle 19) und den Selenwerten bestand kein Zusammenhang (n=34).

3.4.4 Zink

3.4.4.1 Erwachsene mit Diabetes Typ 1

Diabetesdauer und –einstellung: Bei Typ-1-Diabetikern fanden sich mit zunehmender Diabetesdauer (Tabelle 18) niedrigere Zinkkonzentrationen in Vollblut und Thrombozyten (r=–0,28, n=59, p=0,030, Steigung: –0,46% pro Jahr bzw. r=-0,28, n=57, p=0,038, Steigung: –1,33% pro Jahr). Die Analyse der gleichgerichteten Einflüsse von Alter und Diabetesdauer zeigte jeweils eine hohe Wahrscheinlichkeit für die Zusammenhänge von Vollblut- und Thrombozytengehalten mit dem Alter (p jeweils 0,002). Die Diabeteseinstellung – nach HbA_{1c}-Werten und Fruktosaminkonzentrationen – hatte keinen Einfluß auf die Zinkwerte in den Fraktionen des Vollbluts (n=59 bzw. n=45).

Klinische Befunde und Medikamente: Unterschiede in den Zinkkonzentrationen zwischen 14 Typ-1-Diabetikern mit und 19 ohne Hypertonie wurden nicht beobachtet (Einnahme von Diuretika: n=2). Die Zinkgehalte in mononukleären Leukozyten waren bei Patienten mit beginnender oder manifester Nephropathie gegenüber Patienten ohne Anzeichen dieser Erkrankung um 29,9% vermindert (n=11 und n=30, p=0,046, Alter und Diabeteseinstellung vergleichbar, Thrombozyten: –22,5%, p=0,054).

Folgeerkrankungen: Bei 18 Typ-1-Diabetikern mit Mikro- oder Neuropathie lagen im Vergleich zu 19 Patienten ohne Spätfolgen die Zinkwerte in mononukleären Leukozyten um 29,6% niedriger (p=0,019, Makroangiopathie: n=0, mehr als 2 Folgeerkrankungen: n=4).

3.4.4.2 Erwachsene mit Diabetes Typ 2

Diabetesdauer und –einstellung: Mit zunehmender Diabetesdauer fanden sich bei Typ-2-Diabetikern niedrigere Zinkkonzentrationen im Vollblut (r=-0,32, n=40, p=0,047, Steigung: –0,55% pro Jahr). Für alle Fraktionen des Vollbluts wurden ähnliche Zusammenhänge festgestellt (Signifikanzniveau: p=0,05 bis 0,08). Die Diabeteseinstellung hatte keinen Einfluß auf die Zinkkonzentrationen (HbA_{1c}- und Fruktosaminwerte: n=39, bzw. n=38). Die mittleren Zinkgehalte in polymorphnukleären Leukozyten von 6 Patienten mit Hyperinsulinismus lagen gegenüber 9 Patienten mit Insulinmangel um 53% niedriger (p=0,014) (Abbildung 33).

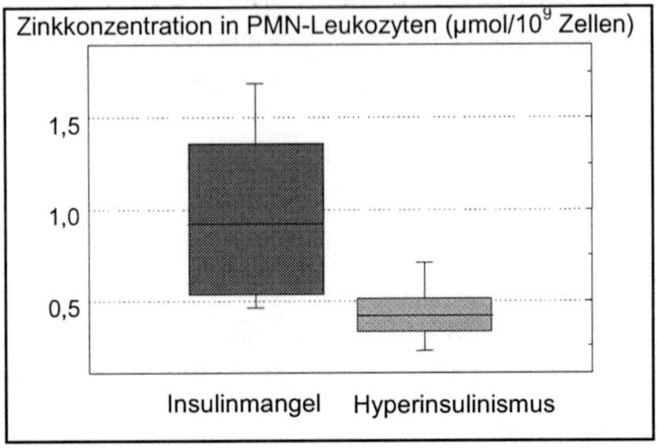

Abbildung 33: Zinkkonzentration in polymorphnukleären Leukozyten bei Erwachsenen mit Diabetes Typ 2 mit Insulinmangel und Hyperinsulinismus (Differenz der Mediane: –53%, n=9 und n=7, p<0,014)

Klinische Befunde und Medikamente: Bei 17 Patienten mit beginnender oder manifester Nephropathie wurden gegenüber 23 Patienten ohne Anzeichen dieser Erkrankung keine Unterschiede in den Zinkkonzentrationen festgestellt (Alter der Gruppen: 66 bzw. 63 Jahre, HbA_{1c}-Werte: 9,6% bzw. 8,9%). Zwischen den Zinkwerten in den Fraktionen des Vollbluts und der Kreatininkonzentration oder der Albuminurie bestand kein Zusammenhang (n=28 bzw. n=25) (Einnahme von Diuretika: n<10).

Metabolisches Syndrom: Für die Gruppen von Typ-2-Diabetikern mit Adipositas, ohne Hyperglykämie oder mit weniger als 3 Manifestationsfaktoren zusammen fanden sich jeweils weniger als 10 Fälle mit Zinkbestimmungen. 14 Patienten mit Hyperlipoproteinämie bzw. 14 Patienten mit Hypertonie unterschieden sich in ihren Zinkkonzentrationen nicht von 22 bzw. 15 Patienten ohne diese Manifestationsfaktoren. Mit zunehmenden LDL-Cholesterinkonzentrationen nahmen die Zinkgehalte in Plasma und polymorphnukleären Leukozyten ab (r=-0,51, n=18, p=0,030, Steigung: -0,22% pro mg/dl bzw. r=-0,54, n=18, p=0,020, Steigung: -0,89% pro mg/dl).

Folgeerkrankungen: Die Fallzahlen für Zinkbestimmungen bei Typ-2-Diabetikern mit einer Mikro- oder Neuropathie, einer Makroangiopathie oder mehr als 2 Folgeerkrankungen lagen bei ≤6 (Plasmakonzentration bei Patienten mit mehr als 2 Folgeschäden: –65,0%, n=14 und n=6, p=0,009).

Therapie: Die Zinkgehalte in Erythrozyten von 12 Typ-2-Diabetikern mit einer aus oralen Antidiabetika bestehenden Therapie lagen höher als von 7 Patienten mit einer Kombinationstherapie oder 9 Patienten mit einer reinen Insulintherapie (p=0,030, Abbildung 34).

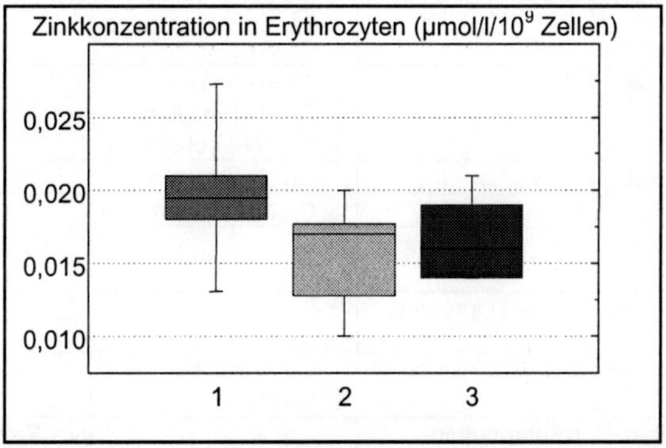

Abbildung 34: Zinkkonzentration in Erythrozyten bei Erwachsenen mit Diabetes Typ 2 mit Diabetestherapie aus oralen Antidiabetika (1), Antidiabetika und Insulin (2) oder Insulin (3) (n=12, n=7 und n=9)

3.4.4.3 Kinder mit Diabetes Typ 1

Diabetesdauer und –einstellung: Bei Kindern mit Diabetes wurde kein Zusammenhang zwischen Diabetesdauer (Tabelle 18) und Zinkkonzentrationen in den Fraktionen des Vollbluts festgestellt (n=98). Je schlechter die Diabeteseinstellung war, gemessen an zunehmenden HbA_{1c}-Werten, desto höher lagen die Zinkgehalte im Vollblut (r=+0,24, n=99, p=0,016, Steigung: +0,36% pro % HbA_{1c}). Desgleichen nahmen mit zunehmenden Fruktosaminwerten die Zinkwerte in Vollblut und auch in Erythrozyten zu (r=+0,36, n=33, p=0,040, Steigung: +0,08% pro µmol/l bzw. r=+0,35, n=33, p=0,046, Steigung: +0,31% pro µmol/l).

Therapie: Zwischen der Tagesmenge an Insulin pro kg Körpergewicht (Insulingabe IE/kg KG, Tabelle 19) und den Zinkkonzentrationen bestand kein Zusammenhang (n=94).

Tabelle 47: Spurenelementkonzentration und klinische Daten bei Diabetikergruppen: Zusammenfassung der wichtigsten Veränderungen in den Fraktionen des Vollbluts (PMN- und MN-Leukozyten: polymorph- und mononukleäre Leukozyten)

Diabetesgruppe	Parameter	Veränderung bei Zunahme des Parameters	Unterschied zur nicht betroffenen Gruppe
Typ-1-Diabetiker	Diabetesdauer	↓ Cr Plasma	
Typ-1-Diabetiker	HbA_{1c}	↓ Cr Vollblut	
Typ-2-Diabetiker	HbA_{1c}	↑ Cr Plasma ↑ Cr Erythrozyten ↓ Cr MN-Leukozyten	
Typ-1-Diabetiker	HbA_{1c}	↑ Cu Erythrozyten	
Typ-2-Diabetiker	HbA_{1c}	↓ Cu MN-Leukozyten	
Typ-2-Diabetiker	Nephropathie		↑ Cu Vollblut ↑ Cu Plasma
Typ-2-Diabetiker	Hyperlipoprotein-ämie		↑ Cu Plasma
Typ-2-Diabetiker	LDL-Cholesterin	↑ Cu Vollblut ↑ Cu Plasma	
Typ-1-Diabetiker	Nephropathie		↓ Se Vollblut
Typ-2-Diabetiker	Fruktosamin	↑ Se Erythrozyten	
Typ-2-Diabetiker	Nephropathie		↓ Se Vollblut ↓ Se Plasma
Typ-2-Diabetiker	Kreatinin	↓ Se Plasma	
Typ-2-Diabetiker	Hypertonie		↓ Se Plasma
Typ-2-Diabetiker	Makroangiopathie		↓ Se Vollblut ↓ Se Plasma
Typ-1-Diabetiker	Nephropathie		↓ Zn MN-Leukozyten
Typ-2-Diabetiker	Diabetesdauer	↓ Zn Vollblut	
Typ-2-Diabetiker	LDL-Cholesterin		↓ Zn Plasma ↓ Zn PMN-Leukozyten

4 Diskussion

4.1 Material und Methoden

4.1.1 Untersuchungsgruppen

Bei der Bewertung von analytischen Ergebnissen sind in erster Linie individuelle biologische Faktoren durch die Probanden zu berücksichtigen. Dazu gehören genetische Faktoren (Geschlecht, Rasse), langfristige Einflußfaktoren (Alter, Körpergewicht, Körpergröße, Ernährungszustand, Wachstum, physische und psychische Belastungen, Schwangerschaft, jahreszeitliche und zirkadiane Rhythmen) sowie kurzfristige Einflußgrößen (Medikamenteneinnahme, Nahrungs- und Flüssigkeitsaufnahme vor der Blutentnahme) [Kruse-Jarres, 1994b; Schmitt, 1988]. Pathologische Veränderungen, beispielsweise Infektionen, Gewebsschädigungen und hormonelle Veränderungen können die Konzentrationen von Kupfer und Zink beeinflussen [Milne, 1998; Aggett et al., 1993], während schwere Leber- und Nierenfunktionsstörungen eine Auswirkung auf den Selenstatus haben können [Alfthan et al., 1996].

Minimierung von individuellen Einflußfaktoren: In der vorliegenden Untersuchung wurden daher alle Probanden mit Erkrankungen, Therapien oder Medikationen, die mit bekannten Veränderungen in der Spurenelementresorption bzw. -ausscheidung oder ihrem Metabolismus einhergehen, ausgeschlossen (Ausschlußkriterien: 2.1.5). Alle weiteren bekannten oder theoretisch möglichen Einflußfaktoren wurden erfaßt und ihre Auswirkung auf die Spurenelementkonzentrationen geprüft. Zum Vergleich von erwachsenen Gruppen wurden für jedes Element jeweils 2 Teilgruppen mit Probanden aus den Gesamtkollektiven ausgewählt, die in Bezug auf das Geschlecht und das Alter homogen waren (Matched-Pairs-Technik: 2.3.5). Gesunde und kranke Kinder wurden in homogener Altersstruktur gegenübergestellt, während zum Vergleich von Kindern und Erwachsenen die gesamten Stichproben herangezogen wurden. Diese Vereinfachung beim Gruppenvergleich mit Kindern war möglich, da hormonelle Einflüsse, die mit Veränderungen in den Spurenelementkonzentrationen einhergehen, bei diesen Probanden unberücksichtigt bleiben können. Die Gegenüberstellung von Diabetikern mit unterschiedlichen klinischen Merkmalen (Therapieform, metabolisches Syndrom, Spätfolgen und die Einnahme von Diuretika) erfolgte nach Überprüfung des mittleren Gruppenalters (maximale Unterschiede: ±3 Jahre). Durch diese Maßnahmen bei der Auswahl von Probanden und der statistischen Auswertung von Stichproben wurde gewährleistet, daß die individuellen Einflüsse auf die Ergebnisse möglichst gering gehalten werden.

4.1.1.1 Vergleichsgruppen

Für die Vergleichsgruppen wurden hauptsächlich gesunde Kinder (bis 18 Jahre) aus einer Inneren Krankenhausambulanz herangezogen. Die meisten dieser Kinder begaben sich aufgrund von idiopathischem Minderwuchs bzw. Pubertas präcox in ärztliche Behandlung. Weitere gesunde Kinder und gesunde geriatrische Probanden stammen aus Arztpraxen. Als gesunde Erwachsene wurden Blutspender aus der Blutspendezentrale oder freiwillige Kollegen einbezogen. Alle Probanden wurden erst nach ärztlicher Untersuchung in die Studie aufgenommen (Ausschlußkriterien s. 2.1.5). Bei Blutspendern wurde zusätzlich ein Abstand von mindestens 3 Monaten zur letzten Blutspende eingehalten.

Einfluß von Hormonen: In einer Voruntersuchung an weiblichen gesunden Probanden wurde der Einfluß von hormonellen Ovulationshemmern überprüft. Frauen unter der Einnahme von Kontrazeptiva zeigten im Vergleich zu Frauen ohne Einnahme der Pille niedrigere Chromkonzentration im Vollblut (Differenz der Mediane: –3,5%, p=0,004, n=9, Alter der Gruppen: 39 bzw. 40 Jahre), höhere Kupferkonzentrationen in Vollblut und Plasma (+45,8% bzw. +83,9%, p jeweils <0,001, n=37, Alter: 28 bzw. 29 Jahre), höhere Selenkonzentrationen in Vollblut und Plasma (+4,2% bzw. +7,1%, p=0,028 bzw. p=0,021, n=55, Alter: jeweils 30 Jahre) sowie niedrigere Zinkkonzentrationen im Plasma (–6,9%, p=0,016, n= 56, Alter: jeweils 30 Jahre). In der vorliegenden Untersuchung wurden daher alle Frauen unter Einnahme von hormonellen Ovulationshemmern ausgeschlossen.

4.1.1.2 Diabetikergruppen

Alle Kinder mit Diabetes Typ 1 stammen aus der Inneren Ambulanz eines Kinderkrankenhauses, alle erwachsenen Patienten mit Diabetes Typ 1 und Typ 2 aus der Tagesklinik oder dem vollstationären Bereich einer Medizinischen Klinik (Blutproben: 2.1.4). Die Auswahl der Probanden und die Probennahme erfolgte durch die jeweiligen diabetologisch verantwortlichen Ärzte, die auch die Erfassung oder Bereitstellung der klinischen Daten ermöglichten.

Einteilung: Bei der Planung und während der praktischen Durchführung der vorliegenden Arbeit wurden die Diabetiker eingeteilt nach Diabetes Typ 1 (Insulinmangel durch Zerstörung der Inselzellen), Diabetes Typ 2a (Normalgewicht, klinisch eher Insulinmangel) und Diabetes Typ 2b (Übergewicht, eher Hyperinsulinismus mit Insulinresistenz). Nach den neuesten Empfehlungen der American Diabetes Association und der Deutschen Diabetes-Gesellschaft entfällt die Unterteilung der Typ-2-Diabetiker [Kerner, 1998; Harris et al., 1997]. Die Erfassung und der Vergleich von Patienten mit Diabetes Typ 2a und Typ 2b in dieser Untersuchung erfolgte nach der bis dahin gültigen Klassifikation. Die hier dem Diabetes Typ 2a zugerechneten, nicht übergewichtigen Patienten mit einem im Erwachsenenalter manifestierten Diabetes haben jedoch möglicherweise auch eine dem Diabetes Typ 1 ähnliche Erkrankung (sogenannter LADA-Diabetes: latent autoimmun diabetes in adults) [Zeyfang, 1997a].

Therapie: Die Gruppe der Typ-1-Diabetiker war hinsichtlich der Insulintherapie homogen: bei 95,6% der Erwachsenen und 61,1% der Kinder wurde zur Diabetesbehandlung die konventionelle oder die intensivierte konventionelle Insulintherapie eingesetzt. 22 Typ-2-Diabetiker erhielten eine einmalige Dosis an Verzögerungsinsulin am Abend, 27 bzw. 13 eine konventionelle Insulintherapie mit 2 bzw. 3 bis 4 Injektionen über den Tag verteilt. In der vorliegenden Untersuchung wurden die Spurenelementkonzentrationen bei Typ-2-Diabetikern mit reiner Insulintherapie (n=30), Therapie durch orale Antidiabetika (n=42) oder Kombinationstherapie aus beiden (n=31) untersucht (Diabetestherapie: 3.1.2). Dabei wurde eine kombinierte Behandlung mit Metformin (Biguanid) und Insulin in der Regel bei Patienten mit Diabetes Typ 2b eingesetzt, während im Falle einer oralen Monotherapie Patienten mit Diabetes Typ 2a zumeist Glibenclamid (Sulfonylharnstoff) erhielten [Zeyfang, 1997b].

Folgeerkrankungen: Die Spurenelementkonzentrationen wurden bei Patienten ohne und mit diabetesbedingten Spätfolgen geprüft. Dazu wurden die Typ-1- und Typ-2-Diabetiker in eine Gruppe ohne Folgeerkrankungen und in eine Gruppe mit ausschließlicher Mikroangiopathie (Retinopathie, Nephropathie) und/oder Neuropathie (Poly-, autonome Neuropathie, Fußkomplikationen), in eine Gruppe mit Makroangiopathie (Koronare Herzkrankheit, Infarkt, Apoplex, arterielle Verschlußkrankheiten) sowie in eine Gruppe mit Mikroangiopathie bzw. Neuropathie und Makroangiopathie eingeteilt und gegenübergestellt (Abbildung 5). Eine Retinopathie wurde durch augenärztliche Untersuchung festgestellt. Bei der Nephropathie erfolgte die Einteilung anhand einer 24-Stunden-Sammelurinbestimmung: ab dem Stadium der Mikroalbuminurie (Mogenson ≥III) wurde die Erkrankung als klinisch manifest gewertet. Diabetiker mit Kreatininkonzentrationen ≥1,2 mg/dl und Albuminkonzentrationen im Urin ≥30 mg/Tag wurden hier in eine Gruppe von Patienten mit beginnender Nephropathie eingestuft (Labor interner Grenzwert). Eine periphere Neuropathie wurde durch klinische Untersuchung (Stimmgabel, Monofilament, Reflexstatus) diagnostiziert und eine autonome Neuropathie durch Magenentleerungssonographie bzw. durch computergestützte EKG-Auswertung. Als Fußkomplikationen wurden klinisch apparente Ulzera der Füße oder deshalb erfolgte Amputationen gewertet. Makroangiopathische Folgeerkrankungen wurden durch eindeutige EKG-Befunde bzw. durch computertomographische oder Kernspinbilder festgestellt oder aber durch Doppler- bzw. Duplexsonographische Untersuchungen neu diagnostiziert.

Ursprünglich war in dieser Untersuchung eine Betrachtung der differenzierten Folgeerkrankungen des Diabetes mellitus, beispielsweise der Retinopathie oder des Infarkts, geplant. Bei 126 Typ-1- und 139 Typ-2-Diabetikern konnten jedoch nur die Spurenelementkonzentrationen der verschiedenen Gruppen von Spätschäden (Mikro-, Neuro- oder Makroangiopathie) miteinander verglichen werden. Ursache dafür waren einmal die geringen Fallzahlen für die einzelnen Folgeerkrankungen, vor allem aber war keine ausreichende Häufigkeit für das Auftreten von nur einer der Erkrankungen gegeben.

Metabolisches Syndrom: Bei Typ-2-Diabetikern wurden die Spurenelementkonzentrationen bei chronischer Hyperglykämie, Adipositas, Hyperlipoproteinämie, Hypertonie, Hyperurikämie und bei mehr als 3 dieser Manifestationsfaktoren untersucht. Die Einteilung in die Patientengruppe mit Hyperglykämie erfolgte bei HbA_{1c}–Werten ≥5,7% (laborinterne Werte) und in die Patientengruppe mit Adipositas Grad II bei einem Body Mass Index ≥30 kg/m^2 [Harborth, 1998; Kluthe, 1995]. Patienten in der Gruppe mit Hyperlipoproteinämie hatten entweder Triglyzeridspiegel ≥200 mg/dl und Cholesterinkonzentrationen ≥260 mg/dl, oder LDL-Cholesterinkonzentrationen ≥190 mg/dl oder ein LDL-/HDL-Cholesterinverhältnis ≥3, oder HDL-Cholesterinkonzentrationen ≤35 mg/dl bei Männern und ≤45mg/dl bei Frauen [Riesen, 1998]. Bei Patienten mit anamnestisch bekannter Hypertonie lagen die Blutdruckwerte ≥140/90 mm Hg, für Patienten mit Hyperurikämie (Harnsäurekonzentrationen ≥8,0 mg/dl bei Männern und ≥7,0 mg/dl bei Frauen) wurden nur geringe Fallzahlen beobachtet.

4.1.2 Methoden

Mit zunehmendem technischen Fortschritt in der Analytik der Spurenelemente kann eine hohe Präzision und Richtigkeit der Bestimmungen garantiert werden und die präanalytischen Arbeitsschritte gewinnen an Bedeutung bei der Bewertung von relevanten oder unseriösen Ergebnissen [Kruse-Jarres et al., 1997a].

4.1.2.1 Probengewinnung

Sowohl die Vorbereitung der Probanden als auch Art und Zeitpunkt der Probengewinnung sowie die Verarbeitung und Lagerung des Materials bedürfen vor Beginn jeder Arbeit einer sorgsamen Überprüfung. Für einige Spurenelemente wurden Konzentrationsveränderungen während des Tagesverlaufs festgestellt, beispielsweise finden sich die höchsten Zinkkonzentrationen morgens um 8.00 Uhr, das Minimum liegt bei etwa 20.00 Uhr [Hambidge et al., 1989]. Bei der Abnahme am stehenden Patienten sind um bis zu 20% niedere Zinkwerte als am liegenden zu finden. Durch starke Stauung und Aspiration bei der Blutabnahme kann es zur Hämolyse und zur Freisetzung von Spurenelementen aus Erythrozyten kommen [Kruse-Jarres, 1994b]. Werden die Zellbestandteile der Blutprobe nicht abgetrennt, so ist pro Stunde eine ca. 6%-ige Zunahme des Zinkgehalts im Serum feststellbar [English et al., 1988]. Kontaminationen durch Spurenelemente sind möglich aus Abnahmegefäßen, Kanülen und Antikoagulanzien [Cornelis et al., 1996]. Weiter sind die Röhrchen zur Probenverarbeitung und -lagerung eine Quelle für Verunreinigungen – andererseits besteht aber auch die Gefahr der Absorption des zu untersuchenden Parameters an die Gefäßwand [Versieck et al., 1994]. Gummistopfen, Reagenzien, Verdünnungslösungen, Hilfsmaterialien (z. B. Pipettenspitzen) aber auch die Umgebung des Arbeitsplatzes (Staub, Desinfektionsmittel, Schweiß, Kosmetika und das Klima) sind weitere Fehlerquellen durch Kontamination der Proben [Schmitt, 1988]. Je niedriger die Konzentration eines Elementes im Untersuchungsmaterial ist, um so größer ist die Gefahr, daß Verunreinigungen im Verlauf der Probennahme und Aufbereitung eingeschleppt werden.

Minimierung von Einflußfaktoren bei der Probengewinnung: In der vorliegenden Untersuchung erfolgte die Blutabnahme bei gesunden Erwachsenen und erwachsenen Diabetikern daher so gut als möglich standardisiert: morgens am nüchternen, sitzenden oder liegenden Probanden mit metallfreien lithiumheparinathaltigen Monovetten unter Vermeidung einer Hämolyse. Bei Probenahmen von gesunden und diabeteskranken Kindern sowie von gesunden Senioren in Ambulanzen und Arztpraxen konnte auf diese Maßnahmen weniger Rücksicht genommen werden. Die Blutzellen wurden spätestens zwei Stunden nach Blutabnahme bei Raumtemperatur isoliert und die Proben – nach Bestimmung der Zellzahl am automatischen Zellzähler – bis zur Analyse der Spurenelemente bei –20°C gelagert.

Minimierung von Einflußfaktoren bei der Probenverarbeitung: Um Kontaminationen möglichst auszuschließen, wurden die Proben sorgfältig und verschlossen aufgearbeitet und ein Kontakt mit Arbeitsmaterialien, die mit Proben in Berührung kamen, vermieden. Die Verdünnungslösungen der Blutfraktionen zur Bestimmung von Chrom und Zink wurden an jedem Meßtag neu hergestellt, Probenröhrchen und Meßcups wurden mit einer 1%-igen Salpetersäurelösung vorgereinigt. Durch Ansäuern der Probelösungen mit 0,2%-iger Salpetersäure wurde die Adsorption von Elementen an Gefäßwände verhindert. Verunreinigungen des Materials durch Spurenelemente aus Reagenzien, beispielsweise aus Trennmedien, wurden als Reagenzienleerwerte berücksichtigt. Zur Überprüfung der präanalytischen Störfaktoren wurde die Kontamination jedes Spurenelements im gesamten Probenabnahme- und Aufbereitungssystem ermittelt. Dazu wurden 20 mal je 5 ml eines Plasmapools mit den zur Blutabnahme verwendeten Kanülen und Monovetten aufgezogen und entsprechend der Proben bearbeitet und gelagert. Die Verunreinigungen der Proben wurden als Differenz der Spurenelementkonzentrationen vor und nach dieser Behandlung angegeben (Tabelle 13) [Rükgauer et al., 1994]. Sie lagen im verwendeten Probenverarbeitungssystem für Chrom, Kupfer, Selen und Zink jeweils unterhalb der Nachweisgrenze. Damit konnte gezeigt werden, daß die Qualität der Ergebnisse nicht durch Kontaminationen des Probensystems während der Probenaufarbeitung beeinträchtigt wird.

4.1.2.2 Isolierung der Fraktionen des Vollbluts

Neben zahlreichen Maßnahmen zur Vermeidung von Verunreinigungen oder Verlust von Spurenelementen bei der Probengewinnung und –verarbeitung lag ein wichtiger Schritt der vorliegenden Arbeit in der Isolierung der Blutzellen aus Vollblut mit Dichtegradientenzentrifugation (2.2.2). Die Methode wurde von Schmitt et al. [1993] übernommen, optimiert und durch eine Qualitätskontrolle gesichert. Voraussetzung für eine erfolgreiche Abtrennung der Thrombozyten ist es beispielsweise, die Aktivierung dieser Zellen durch Kälte und mechanische Reize so gering wie möglich zu halten.

Minimierung der Thrombozytenagglutination: Die Aktivierung und Agglutination von Thrombozyten wurde durch langsame, vorsichtige Blutabnahme ohne Stauung und Aspiration sowie durch rasche Abtrennung der Thrombozyten bei Raumtemperatur und mit temperiertem Trennmedium möglichst gering gehalten. Trotz dieser Vorsichtsmaßnahmen wurden bei einigen Probanden, möglicherweise aufgrund einer Aktivierung der Zellen durch individuelle Faktoren, bereits nach der Probennahme im heparinisierten Vollblut Thrombozytenagglutinate festgestellt. Zellagglutinate in unterschiedlichen Größen, erkennbar aus dem Histogramm des Zellzählers, bewirkten eine unkorrekte Thrombozytenzählung, eine schlechte Abtrennbarkeit der Zellen durch Dichtegradientenzentrifugation verbunden mit einer schlechten Zellausbeute sowie Kontaminationen durch Thrombozytenagglutinate in Erythrozyten- und Leukozytensuspensionen. Die Isolierung der Thrombozyten aus Vollblut über dem Trennmedium Histodenz erbrachte höhere und reinere Ausbeuten an Zellen als aus den Gesamtzellen ohne Plasma, allerdings war die Thrombozytenfraktion dann mit dem ebenfalls im Überstand befindlichen Plasma verunreinigt. Da auch bei der Zelltrennung eine Aktivierung der Thrombozyten zur Agglutination führt, konnten die Zellen nun nicht kurzerhand abzentrifugiert und gewaschen werden. Die Thrombozytenzahl wurde daher aus der Zellsuspension im Trennmedium/Plasma ermittelt, die Fraktion danach scharf zentrifugiert, ein definiertes Volumen des Überstands abpipettiert (und nach Zellzählung verworfen) und mit Waschpuffer ergänzt. Die beiden Leukozyten- und die Erythrozytenfraktionen waren problemlos zu isolieren und meist rein an Zellen.

Ausbeute an Blutzellen: Mit dem beschriebenen Verfahren (Dichtegradiententenzentrifugation: 2.2.2) lag die Zellausbeute aus 10 ml Vollblut in 1 – 1,5 ml Suspensionen bei Zellzahlen, die in ihrer Dimension dem des Blutbilds entsprechen (Tabelle 16 und 17). Die höchsten Konzentrationen betrugen für Erythrozyten ca. 8×10^6 Zellen/µl, für Thrombozyten ca. 600 000 Zellen/µl und für polymorphnukleäre Leukozyten ca. 30 000 Zellen/µl.

4.1.2.3 Spurenelementanalytik

Die Vorteile der elektrothermalen Atomabsorptionsspektroskopie sind eine gute Empfindlichkeit und Präzision sowie der Verbrauch von kleinsten Probenmengen. Spezifische Stör-einflüsse bei der Analytik sind chemische, physikalische und spektrale Interferenzen [Kicinski, 1994]. Die Hauptprobleme sind nach wie vor Matrixeinflüsse und Matrixunterschiede zwischen Referenz- oder Kalibrationsmaterialien und eingesetzten Proben.

Minimierung von Einflußfaktoren: In der vorliegenden Arbeit wurden Störeinflüsse in Form von spektralen Interferenzen durch die Zeeman-Untergrundkorrektur korrigiert. Bei der Bestimmung von Chrom wurden Matrixunterschiede durch eine Standardadditionskalibrierung vermindert (Vorgehen: 2.2.3.1). Zur Analyse von Kupfer-, Selen- und Zinkkonzentrationen wurde das Standardkalibrierungsverfahren eingesetzt und eine Bezugskurve direkt mit einem serumhaltigen Referenzmaterial erstellt (Vorgehen: 2.2.3.2 – 4). Die Problematik bei dieser Kalibrationsart liegt in der Vertrauenswürdigkeit der Zielwertangaben der Kalibrationsmaterialien, die besonders im Bereich der Spurenanalytik kritisch zu bewerten sind [Dörner, 1991]. Die vom Hersteller angegebene Charakteristische Masse [Welz, 1983], eine Größe für die Empfindlichkeit des Atomabsorptionspektrometers, wurde nach Optimierung der Meßprogramme [Rükgauer et al., 1996a, b, c] jedoch für jedes Element erreicht. Es kann daher davon ausgegangen werden, daß die genannten Störeinflüsse bei der Analytik weitgehend kompensiert wurden.

Richtigkeit und Präzision: In Abhängigkeit der zu untersuchenden Körperflüssigkeit wurden zur Qualitätskontrolle Materialien mit einer vergleichbaren Matrix verwendet. Als externe Richtigkeitskontrollen kamen für jedes Spurenelement serumhaltige Ringversuchsmaterialien zum Einsatz, die interne Qualitätskontrolle erfolgte durch verschiedene Kontrollmaterialien (Tabelle 14). Die prozentualen Abweichungen vom Zielwert lagen für Kontrollmaterialien in unterschiedlichen Konzentrationsbereichen für alle 4 Elemente zwischen 95% und 104%. Zur Kontrolle der Richtigkeit der Meßmethoden in den zellulären Blutfraktionen standen keine käuflichen Referenzmaterialien mit entsprechender Matrix zur Verfügung. Die Qualität der Messung wurde daher als prozentuale Wiederfindung eines zugefügten Analyten (Referenzmaterial auf Serumbasis) zu den Suspensionen der Blutzellen ermittelt (Tabelle 15); sie lag zwischen 96% und 105%. Die Richtigkeit der Spurenelementanalytik in den Fraktionen des Vollbluts ist damit als sehr zufriedenstellend zu bewerten. Die Ermittlung der Präzision der Bestimmungen von Tag zu Tag erfolgte durch serumhaltige Präzisionskontrollen. Als Variationskoeffizienten wurden Werte zwischen 1,6% (für Zink) und 5,5% (für Chrom) gefunden (Tabelle 13). Diese hohe Präzision für alle untersuchten Spurenelemente ist in der Spurenanalytik außerordentlich zufriedenstellend. Andere Arbeitsgruppen geben beispielsweise für die Bestimmung von Chrom einen Variationskoeffizienten von 16% an (Präzision: 6,2 ± 1,0 nmol/l [Chappuis et al., 1992] oder für die Wiederfindung von Selen 93% [Gardiner et al., 1995].

4.1.2.4 Auswertung

Bewertung von Meßergebnissen: Ein Zusammenhang zwischen der Spurenelementkonzentration in Blutzellen und der Anzahl an isolierten Zellen in der Meßlösung wurde überprüft, indem der Spurenelementgehalt in 10^9 Zellen gegen die Zellzahl der Suspension aufgetragen wurde (Beispiel für den Zinkgehalt in Thrombozyten: Abbildung 3). Mit dieser Darstellung konnte verdeutlicht werden, daß die Bestimmung von Spurenelementen in Zellsuspensionen mit geringer Zellzahl eine hohe Unsicherheit mit sich bringt. Die Ursache von extrem hohen Spurenelementgehalten, gemessen in Suspensionen mit sehr geringer Zellzahl, könnte zum einen daran liegen, daß sich eine Kontamination oder ein Geräterauschen bei niedrigen Meßwerten nach Umrechnung auf eine relativ hohe Zellzahl mit 10^9 Zellen stärker auswirkt. Zum anderen besteht die Möglichkeit, daß die Zellzahl durch agglutinierte Zellen falsch niedrig bestimmt wurde, d. h. die gemessene Konzentration durch eine zu geringe Zellzahl in der Suspension dividiert wird. Daher wurde eine wiederholte Zellzählung von Suspensionen mit geringer Zellzahl durchgeführt bzw. eine Zentrifugation der Zellen und eine Aufkonzentrierung durch Aufnahme in einem geringeren Volumen an Waschpuffer vorgenommen.

Bewertung der Ergebnisse einzelner Probanden: Die Differenz zwischen der errechneten und der gemessenen Vollblutkonzentration gibt bei einem einzelnen Probanden Auskunft über die Richtigkeit der Meßergebnisse in den Fraktionen des Vollbluts (s. 2.3.1.3). Diese Überprüfung der Plausibilität durch Summation und Vergleich der Werte liefert eine ausgezeichnete Möglichkeit zur Kontrolle der Ergebnisse. Bei hohen Abweichungen zwischen errechneten und gemessenen Werten im Vollblut wurden die Spurenelementgehalte der einzelnen Fraktionen mit den Normalbereichen verglichen und dadurch Meßfehler in der Analytik oder der Zellzählung festgestellt und anschließend Wiederholungmessungen durchgeführt.

Bewertung der Arbeitsgänge des Analysensystems: Die mittlere prozentuale Abweichung aus den einzelnen Unterschieden zwischen errechneten und gemessenen Konzentrationen im Vollblut ermöglicht bei einer Gruppe von Probanden eine Bewertung der Eignung des Verfahrens zur Analytik der Spurenelemente in den Fraktionen des Vollbluts. Die Kontrolle umfaßt also:

- Die Reinheit von isolierten Blutzellsuspensionen mit der Dichtegradientenzentrifugation,
- die Auszählung von Blutzellen mit dem Zellzähler,
- die präanalytischen Maßnahmen zur Bestimmung der Spurenelementkonzentration,
- die analytischen Methoden zur Bestimmung der Spurenelementkonzentration.

Die relativen Abweichungen betrugen bei der Bestimmung von Chrom 12,8 ± 14,6%, von Kupfer 10,3 ± 9,6%, von Selen 5,6 ± 10,4% und von Zink 7,8 ± 10,7% (Abbildung 4). Zur Beurteilung dieser Daten wurde die Präzision der Spurenelementanalytik herangezogen (Tabelle 13) und der Variationskoeffizient mit der relativen Abweichung des errechneten Vollblutwerts verglichen: Die einzelnen Arbeitsgänge des Analysensystems sind ausreichend optimiert und exakt genug, die Spurenelemente in den Fraktionen des Vollblut mit einer zufriedenstellenden Genauigkeit zu bestimmen.

Statistische Auswertung: Die Meßwerte aller Stichproben waren waren nach logarithmischer Transformation normalverteilt. Zum Vergleich der Spurenelementkonzentrationen wurden jeweils 2 Teilgruppen mit nach Alter und Geschlecht homogenen Probanden gegenübergestellt (2.3.5 und 4.1.1). Für den Vergleich der Konzentrationen von mehreren Gruppen mit einem Bezugskollektiv wurde das Signifikanzniveau durch die Anzahl der verglichenen Gruppen dividiert. Die Prüfung auf Unterschiede zwischen mehreren unabhängigen Meßreihen erfolgte mit dem Kruskal-Wallis-Rangsummentest, da eine Normalverteilung der Werte von kleinen Gruppen nicht durchgehend gegeben war. Wünschenswert wäre der Vergleich der Spurenelementkonzentrationen von Typ-2-Diabetikern mit freier und mit kalorienreduzierter Diät gewesen, um Veränderungen durch eine möglicherweise verminderte Zufuhr an Spurenelementen zu erfassen; die Fallzahlen für Spurenelementbestimmungen bei Patienten ohne Diät waren jedoch mit <7 Personen zu gering. Die eingesetzten statistischen Verfahren sind damit zur Auswertung der Daten geeignet.

4.2 Spurenelemente von Untersuchungsgruppen

In der vorliegenden Untersuchung wurden die Spurenelementkonzentrationen von 336 gesunden Erwachsenen, 53 gesunden Kindern, 126 Typ-1-Diabetikern, 139 Typ-2-Diabetikern und 121 Typ-1-Diabetikerkindern bestimmt. Die Anzahl der Meßergebnisse für Chrom, Kupfer, Selen und Zink sind jedoch geringer, da das aus 10 ml Vollblut isolierte Untersuchungsmaterial zur Bestimmung aller Elemente vielfach nicht ausreichend war. Besonders knapp war beispielsweise das Volumen der Zellsuspensionen von Thrombozyten und polymorph- sowie mononukleären Leukozyten, weil der Spurenelementgehalt dieser Zellen relativ niedrig war und das Material daher unverdünnt zur Analyse eingesetzt werden mußte. Weiter fehlen einzelne Meßwerte durch hämolytisches Probenmaterial oder durch Proben mit agglutinierten Thrombozyten im Vollblut bzw. den Zellsuspensionen.

4.2.1 Chrom

4.2.1.1 Konzentration in den Fraktionen des Vollbluts

Die Chromkonzentration im Plasma betrug bei gesunden Erwachsenen 11,1 (8,4 – 12,9) nmol/l (Tabelle 20). Die gefundenen Konzentrationen liegen meist in Übereinstimmung mit den in der Literatur angegebenen Vergleichswerten im Plasma/Serum [Ding et al., 1998; Zima et al., 1998] (Tabelle 48). Granadillo et al. [1995] stellen im Plasma und Vollblut mit 50,0 ± 30,8 nmol/l bzw. 86,5 ± 11,5 nmol/l höhere Chromgehalte fest. Da in den letzten Jahren die präanalytischen und analytischen Techniken verbessert werden konnten, kommen für diese hohen Werte möglicherweise Kontaminationen in Betracht. Für Bestimmungen der Chromkonzentration in Blutzellen liegen in der Literatur bisher keine bzw. keine verwertbaren Ergebnisse vor. Die höchsten hier ermittelten Chromgehalte pro Zelle wurden in polymorph- und mononukleären Leukozyten beobachtet, der Gehalt war in Thrombozyten etwa um den Faktor 100 und in Erythrozyten um den Faktor 500 geringer.

Aufgrund der im Verhältnis höheren Erythrozytenzahl pro Liter Vollblut lag der Chromanteil der Erythrozyten bei 51,9% des Chromgehalts im Vollblut, der Thrombozyten bei 10,9%, der polymorph- bzw. der mononukleären Leukozyten bei 17,9% bzw. bei 11,1% und der extrazelluläre Anteil bei 8,2% (Abbildung 6). Damit war von allen untersuchten Elementen die Verteilung von Chrom am wenigsten auf eine Fraktion konzentriert. Gegenüber gesunden Erwachsenen hatten gesunde Kinder deutlich höhere Chromgehalte in Vollblut, Plasma, Erythrozyten und Thrombozyten und geringere in Leukozyten (polymorph- und mononukleären zusammen) (Werte: 3.2.1.1).

Tabelle 48: Vergleichswerte für Chromkonzentrationen von gesunden Erwachsenen (als Mittelwert ± Standardabweichung) (PMN- und MN-Leukozyten: polymorph- und mononukleäre Leukozyten)

Untersucher	Vollblut	Plasma	Erythro-zyten	Thrombo-zyten	PMN-Leuko zyten	MN-Leuko-zyten
Dimension nmol/l	nmol/l	nmol/l	nmol/10^9 Zellen	nmol/10^9 Zellen	nmol/10^9 Zellen	Nmol/10^9 Zellen
Granadillo, 1995	86,5 ± 11,5	50,0 ± 30,8	138 ± 33[1]			
Davies, 1997		7,1 ± 1,3[2]				
Zima, 1998		7,7 ± 2,3				
Ding, 1998		12,7 - 16,2[3]				
Diese Studie 1999	69,2[4] 58,2 - 84,1	11,1[4] 8,4 - 12,9	0,0079[4] 0,0061-0,010	0,0319[4] 0,0202-0,567	4,21[4] 2,60 - 6,26	4,73[4] 2,19 - 7,48

[1] in nmol/l
[2] Altersbereich: 40 – 50 Jahre
[3] Vertrauensbereich
[4] Median; 1.— 3. Quartil

Diese Veränderungen waren altersbedingt und traten zwischen Kindern und Erwachsenen mit Diabetes Typ 1 ebenfalls auf. Damit hatten gesunde und diabeteskranke Kinder nicht nur absolut höhere Chromgehalte in einzelnen Thrombozyten, sondern durch eine höhere Thrombozytenzahl auch einen höheren Anteil an Chrom in diesen Zellen bezogen auf einen Liter Vollblut. Reilly et al. [1990] geben für Kinder einen ähnlich hohen Bereich im Plasma an (9,6 – 30,8 nmol/l), während Davies et al. [1997] bei Kindern bis 9 Jahre eine Plasmakonzentration von 9,8 ± 1,9 nmol/l beobachten, die aber ebenfalls über derjenigen von Erwachsenen liegt (Tabelle 48).

4.2.1.2 Beziehungen zu personenspezifischen Daten

Geschlecht: Gesunde Frauen hatten gegenüber Männern um 34,5% höhere Chromgehalte in Erythrozyten und um 26,5% niedrigere Gehalte in Thrombozyten (s. 3.2.5.1). Ebenfalls geschlechtsabhängig erniedrigt waren die Chromwerte in Thrombozyten von Typ-1-Diabetikerinnen (–33,7%). Bei Typ-2-Diabetikerinnen wurden um 65,5% höhere Plasmakonzentrationen als bei Typ-2-Diabetikern beobachtet. Keine Geschlechtsunterschiede im Chromgehalt wurden bei gesunden und diabeteskranken Kindern festgestellt. Davies et al. [1997] geben aus Bestimmungen an über 50 000 gesunden Probanden für Frauen höhere Chromkonzentrationen im Plasma an. Die größte geschlechtsspezifische Differenz wird in der Altersgruppe von 30 bis 59 Jahren beobachtet. In dieser Lebensspanne ist auch der geschlechtsabhängige Unterschied in der Prävalenz an koronarer Morbidität und Mortalität am größten. Da Chrommangel in Zusammenhang mit einem höheren Auftreten von koronarer und ischämischer Herzerkrankung gebracht wird [Vlad et al., 1994; Simonoff 1984], könnten Frauen von einem höheren Chromstatus profitieren. Höhere Plasmakonzentrationen wurden in der vorliegenden Untersuchung nicht bei gesunden Frauen, jedoch bei Typ-2-Diabetikerinnen, beobachtet. Die höheren Gehalte in Erythrozyten gesunder Frauen könnten hormonell bedingt sein, nicht zuletzt, weil ein geschlechtsabhängiger Unterschied bei Kindern – bei denen der Einfluß geschlechtsspezifischer Hormone gering oder nicht gegeben ist – nicht beobachtet wurde. Die verminderten Chromgehalte in Thrombozyten bei gesunden Frauen und Typ-1-Diabetikerinnen gingen mit jeweils etwas höheren Thrombozytenzahlen gegenüber den männlichen Vergleichsgruppen einher (nicht signifikant). Durch die inverse Beziehung zwischen der Anzahl an Thrombozyten und der Chromkonzentration pro Thrombozyt ist der Gesamtbestand an Chrom in diesen Zellen pro Liter Vollblut von weiblichen Probanden den von männlichen angepaßt.

Alter und Body Mass Index: Bei gesunden Erwachsenen war das Alter mit dem Chromgehalt in Erythrozyten nur schwach positiv korreliert (r=+0,25). Gesunde Kinder hatten im Vergleich zu gesunden Erwachsenen jedoch deutlich höhere Chromgehalte in Vollblut, Plasma, Erythrozyten und Thrombozyten. Davies et al. [1997] berichten übereinstimmend dazu über um 42% abnehmende Chromkonzentrationen im Plasma von in einem Zeitraum von 1 bis 75 Jahren und Schroeder et al. [1962] über verminderte Chromgehalte im Gewebe mit zunehmendem Alter. Das Alter wird mit zunehmenden Konzentrationen an Blutglukose, zirkulierendem Insulin, Cholesterin und Triglyzeriden assoziiert sowie mit verminderter Insulinwirkung und verminderten HDL-Cholesterinkonzentrationen. All diese Veränderungen treten auch bei einem Chrommangel auf [Anderson et al., 1997c]. In diesem Zusammenhang sind die vorliegenden Ergebnisse bei erwachsenen Typ-1-Diabetikern von erheblicher Bedeutung: mit zunehmendem Alter wurden abnehmende Chromwerte in Vollblut, Plasma und polymorphnukleären Leukozyten gefunden. Die Assoziation zu einem möglicherweise altersabhängig entstehenden Chrommangel bei Typ-1-Diabetikern wird untermauert durch fehlende entsprechende Ergebnisse bei gesunden Erwachsenen.

Cholesterin und Triglyzeride: Typ-1-Diabetiker zeigten mit zunehmenden Triglyzeridkonzentrationen (Werte: Tabelle 18) zunehmende Chromkonzentrationen im Plasma, Beziehungen zwischen Cholesterinkonzentrationen und Chromwerten wurden weder bei Typ-1- noch bei Typ-2-Diabetikern festgestellt. Zahlreiche Untersucher berichten bei Chrommangel von erhöhten Cholesterinkonzentrationen, aber unveränderten Triglyzeridkonzentrationen [Anderson, 1997a; Mooradian et al., 1987]. Andere erzielen durch Chromsupplementation abnehmende Triglyzerid- oder Cholesterinspiegel [Striffler et al., 1998, Anderson et al. 1997c; Hermann et al., 1994] und wieder andere finden keinen Zusammenhang zwischen Chromwerten im Plasma und Cholesterinkonzentrationen [Zima et al., 1998]. Insgesamt kann wohl vermutet werden, daß das Element Chrom bei der Erhaltung der antilipolytischen Wirkung von Insulin eine Rolle spielt [Striffler et al., 1998]. In der vorliegenden Arbeit wurde jedoch ein positiver Zusammenhang zwischen den Plasmakonzentrationen von Triglyzeriden und Chrom festgestellt, wobei zum einen der Chromgehalt im Plasma den Chromstatus im Körper nicht widerspiegelt [Anderson, 1997a], zum anderen der Bereich der untersuchten Triglyzeridkonzentrationen zwischen 35 – 258 mg/dl keine repräsentative Aussage erlaubt.

Alkohol- und Nikotinkonsum: Gesunde Raucher hatten gegenüber Nichtrauchern einerseits einen geringeren Chromgehalt in polymorphnukleären Leukozyten, andererseits jedoch eine höhere Zahl an polymorphnukleären Leukozyten im Vollblut (Angaben zum Alkoholkonsum: 6). Da hohe Zellzahlen von polymorphnukleären Leukozyten mit geringeren Chromwerten in diesen Zellen verbunden waren, ist bei Rauchern der Chrombestand dieser Zellart im Vollblut dem von Nichtrauchern angeglichen. Bei Typ-1-Diabetikern wurde durch mäßigen Alkohol- und Nikotinkonsum kein Einfluß auf die Chromkonzentrationen festgestellt. Literaturangaben zu diesen Thema wurden nicht gefunden.

4.2.1.3 Gegenüberstellung von Vergleichs- und Diabetikergruppen

Im Vergleich zu gesunden Erwachsenen lagen die Chromkonzentrationen (s. 3.3.1)

- bei Typ-1-Diabetikern in Plasma und Thrombozyten höher und in mononukleären Leukozyten niedriger (Abbildung 16),
- bei Typ-2-Diabetikern in Vollblut, Plasma, Erythrozyten und Thrombozyten höher und in beiden Leukozytenarten niedriger (Abbildung 17),
- bei 8 Typ-2a-Diabetikern in Vollblut, Plasma, Erythrozyten und Thrombozyten höher und in beiden Leukozytenarten niedriger und
- bei 25 Typ-2b-Diabetikern in Vollblut, Plasma, Erythrozyten und Thrombozyten höher und in beiden Leukozytenarten niedriger.

Die Chromgehalte waren gegenüber gesunden Kindern

- bei diabeteskranken Kindern in Erythrozyten höher.

Wird der Chromstatus anhand der Chromkonzentrationen in Vollblut, Plasma, Erythrozyten oder Thrombozyten beurteilt, so zeichnet sich bei allen drei untersuchten Diabetikergruppen kein Chrommangel ab. Die größten Zunahmen der Chromgehalte im Vergleich zu gesunden Erwachsenen fanden sich in Thrombozyten: Sie stiegen ausgehend von Typ-1-Diabetikern über Typ-2-Diabetiker zu Typ-2b-Diabetikern weiter an. Eine auffällig hohe Zunahme der Chromwerte gegenüber der Vergleichsgruppe fand sich im Plasma von Typ-

2-Diabetikern. Umgekehrt waren die Chromkonzentrationen in mononukleären Leukozyten bei den Patienten deutlich vermindert, die Abnahmen waren von Typ-1-Diabetikern über Typ-2-Diabetiker bis hin zu Typ-2b-Diabetikern immer größer. Bei Typ-2-Diabetikern und beiden Untergruppen Typ 2a und Typ 2b wurden zusätzlich geringere Chromgehalte in polymorphnukleären Leukozyten festgestellt. Bei den hier untersuchten Typ-1- und Typ-2-Diabetikern lagen die Zellzahlen für polymorph- und mononukleäre Leukozyten jeweils höher als bei gesunden Erwachsenen (+18,2% und +43,8% bzw. +21,9% und +25,0%, Werte: Tabelle 16); bei einer höheren Zellzahl war jedoch der Chromgehalt einzelner Leukozyten geringer (s. o.).

Durch Vergleich der Chromverteilung auf die Fraktionen des Vollbluts zeigt sich bei Typ-1-Diabetikern – neben dem erhöhten absoluten Chromgehalt in Plasma und Thrombozyten – auch ein erhöhter relativer Chrombestand in Plasma und Thrombozyten, nicht aber ein verminderter Bestand in der mononukleären Leukozytenfaktion. Bei Typ-2-Diabetikern ergab sich – neben absolut erhöhten Chromkonzentrationen in Plasma, Erythrozyten und Thrombozyten – vor allem auch eine erhöhte Chromkonzentration im Plasmaanteil des Vollbluts und deutlich verminderte Chromkonzentrationen in beiden Leukozytenarten (Tabelle 49).

Tabelle 49: Verteilung der Chromkonzentration pro Liter Vollblut auf die Fraktionen des Vollbluts bei gesunden Erwachsenen und Erwachsenen mit Diabetes Typ 1 und Typ 2 (PMN- und MN-Leukozyten: polymorph- und mononukleäre Leukozyten)

Blutfraktionen Gruppe	Plasma	Erythrozyten	Thrombozyten	PMN-Leukozyten	MN-Leukozyten
Anteil	%	%	%	%	%
Gesunde Erwachsene	8,3	51,9	10,9	17,3	11,1
Typ-1-Diabetiker	11,5	42,0	16,3	22,7	11,7
Typ-2-Diabetiker	18,2	54,3	12,6	10,2	4,7

Granadillo et al. [1995] berichten bei 22 Patienten mit Diabetes Typ 2 ebenfalls von höheren Chromkonzentrationen in Vollblut und Plasma mit Zunahmen um 280% bzw. um 215% gegenüber gesunden Kontrollen (Differenz der

Mittelwerte in %). Die Ausscheidung im Urin ist mit 12 – 33 µg/Tag gegenüber 2,0 – 9,8 µg/Tag bei den Patienten ebenfalls stark erhöht. Andere Autoren finden bei Typ-2-Diabetikern jedoch verminderte Chromwerte im Plasma [Ding et al., 1998; Zima et al., 1998], wieder andere ermitteln bei Typ-1-Diabetikern geringere, aber bei Typ-2-Diabetikern unveränderte Chromkonzentrationen im Vergleich zu gesunden Probanden und ebenfalls unveränderte Gehalte in Erythrozyten bei beiden Patientengruppen [Rabinowitz et al., 1983]. Feng et al. [1998] beobachten an diabetischen Ratten gegenüber normalen Ratten unveränderte Chromgehalte in Organen und Geweben, sowohl die Aufnahme und als auch die Ausscheidung von Chrom ist erhöht. Anderson [1997b] bestätigt bei Diabetikern eine höhere Chromresorption und –exkretion gegenüber Gesunden.

4.2.1.4 Beziehungen zu klinischen Daten bei Diabetikergruppen

Diabetesdauer und –einstellung: Mit zunehmender Diabetesdauer kam es bei Typ-1-Diabetikern zur Abnahme der Chromkonzentrationen im Plasma (s. 3.4.1.1). Für die Veränderung, die nur in dieser Patientengruppe auch altersabhängig auftrat, ergab sich eine hohe Wahrscheinlichkeit für einen diabetesbedingten Einfluß. Bei Typ-2-Diabetikern und bei Diabetikerkindern wurde kein Zusammenhang zwischen Diabetesdauer und Chromkonzentrationen in den Fraktionen des Vollbluts gefunden. Mit zunehmenden HbA_{1c}-Werten wurden bei Typ-1-Diabetikern abnehmende Chromwerte im Vollblut beobachtet und bei Typ-2-Diabetikern deutlich zunehmende Chromwerte in Plasma und Erythrozyten und abnehmende Werte in mononukleären Leukozyten (ähnliche Beziehung mit Fruktosaminkonzentration als Trend) (Abbildung 24). Die Chromkonzentrationen von Patienten mit endogenem Insulinmangel oder Hyperinsulinismus zeigten keine Unterschiede, auch stand die Höhe der Insulinsekretion, gemessen als basales C-Peptid, in keinem Zusammenhang zu dem Chromgehalten in den Fraktionen des Vollbluts (n=31). Anderson et al. [1997c] berichten von einer verminderten Insulinausschüttung nach Chromsupplementation. Mit zunehmenden HbA_{1c}-Werten nahmen die Chromgehalte in Leukozyten bei Kindern mit Diabetes ebenfalls ab.

Die hohe Konzentration an glycosilierten Proteinen im Blut von Diabetikern ist eine Folge chronischer Hyperglykämie, welche wiederum eine gestörte Glucosetoleranz zur Voraussetzung hat. Bei einem Chrommangel wird die Glukosetoleranz durch Chromgaben verbessert [Schwarz et al., 1959]. Der Zusammenhang zwischen der Insulinwirkung und dem Element Chrom stellt sich nach den jüngsten Berichten folgendermaßen dar: In den Zellmembranen befindet sich ein Oligopeptid (ein chromfreies Apoprotein) mit einer hohen Chromaffinität, dessen Beladung mit Chrom durch Insulin stimuliert wird (Davis et al., 1997]. Das chromhaltige Holoprotein bindet an Tyrosinkinasen und Tyrosinphosphatasen des Insulinrezeptors und verstärkt dadurch die Wirkung von Insulin. Der Effekt ist direkt abhängig von der Chromkonzentration, die Funktion des chrombindenden Oligopeptids hat eine große Ähnlichkeit mit der Rolle des Calmodulin [Vincent, 1999]. Nach Glukosebelastung oder Insulininjektion nimmt bei Gesunden die Chromkonzentration im Plasma um 50% ab und in vitro der Chromgehalt im insulinabhängigen – jedoch nicht im insulinunabhängigen – Gewebe zu [Morris et al., 1993]. Nachdem die Insulinspiegel wieder abfallen, steigt sowohl der Chromwert im Plasma als auch die Ausscheidung von Chrom im Urin an. In Zellkultur ist die Aufnahme von radioaktiv markierter Glukose im Chrommangelmedium ebenfalls um 50% vermindert, sie kann durch Zugabe physiologischer Chromkonzentrationen wieder auf den Normalbereich gebracht werden [Morris et al., 1993].

Abnehmende Chromkonzentrationen im Plasma von Typ-1-Diabetikern mit zunehmender Diabetesdauer als auch mit zunehmendem Alter stehen eventuell im Zusammenhang mit einer Verschiebung von Chrom in Gewebezellen, um die altersabhängig verminderte Gewebekonzentration [Schroeder et al., 1962] zu kompensieren. Die abnehmenden Chromwerte im Vollblut dieser Patienten mit zunehmenden HbA_{1c}-Konzentrationen könnten auf einen osmotisch bedingten renalen Verlust von Chrom durch einen relativen Insulinmangel bei hohen Glukosekonzentrationen zurückzuführen sein. Bei Patienten mit Diabetes Typ 2 besteht vielfach eine Insulinresistenz durch Insulinrezeptordefekte – sowohl bei Diabetikern mit Insulinmangel als auch mit Hyperinsulinismus. Bei einem Mangel an intakten Insulinrezeptoren ist vermutlich der Chrombedarf zur Aktivierung von Insulin im interstiziellen Raum des Gewebes ebenfalls vermindert und daher die Chromkonzentrationen im Plasma höher, zumal auch die Resorption von Chrom bei Diabetes mellitus erhöht ist [Feng et al., 1998]. Die stark abnehmenden Chromgehalte in mononukleären Leukozyten mit zunehmenden HbA_{1c}-Werten (die hohe Glukosekonzentrationen voraussetzen und damit einen hohen Chrombedarf für die Glukoseverwertung bedingen) könnten bei Typ-2-Diabetikern als Anzeichen für einen Chrommangel im Gewebe gewertet werden, zumal die Chromkonzentrationen in polymorph- und mononukleären Leukozyten bei Typ-2-Diabetikern gegenüber der Vergleichsgruppe ebenfalls erniedrigt waren.

Klinische Befunde und Medikamente: Bei Typ-1- und Typ-2-Diabetikern mit vergleichbarem Alter und vergleichbarer Diabeteseinstellung hatten Hypertonie oder Nephropathie keinen Einfluß auf die Chromkonzentrationen in den Fraktionen des Vollbluts.

Folgeerkrankungen: Die Chromkonzentrationen von Typ-1-Diabetikern mit ausschließlicher Mikro- oder Neuropathie unterschieden sich nicht von Patienten ohne Folgeerkrankungen (Fallzahlen bei Typ-2-Diabetikern: n<5). Vlad et al. [1994] beobachten geringere Chromgehalte in arteriellen Plaques der Aorta von Patienten mit Koronarer Herzkrankheit. Simonoff [1984] vermutet, daß Chrommangel ein primärer Risikofaktor in der Genese kardiovaskulärer Erkrankungen ist. Die Bewertung der Chromkonzentrationen in den Fraktionen des Vollbluts bei Makroangiopathie kann aufgrund der unzureichenden Häufigkeit für das Auftreten von nur einer Folgeerkrankung nicht vorgenommen werden.

Metabolisches Syndrom: Hyperglykämie, Adipositas, Hyperlipoproteinämie, Hypertonie und mehr als 3 Manifestationsfaktoren zusammen zeigten keinen Einfluß auf die Chromgehalte in den Fraktionen des Vollbluts von Typ-2-Diabetikern. Zima et al. [1998] berichten über verminderte Chromkonzentrationen im Plasma von Patienten mit Hyperlipidämie, Striffler et al. [1998] von einem Zusammenhang zwischen niedrigen Chromwerten im Plasma und hohen Triglyzeridkonzentrationen. Anderson et al. [1997c] beobachten abnehmende Cholesterinkonzentrationen durch Chromsupplementation während Hermann et al. [1994] keine Effekte auf den Fettstoffwechsel feststellen. Obwohl Chrom die Wirkung von Insulin bei der Glukoseverwertung und damit vermutlich auch im Fettstoffwechsel aktiviert, wurde bei den untersuchten Typ-2-Diabetikern kein Unterschied zwischen den Chromkonzentrationen von Patienten mit und ohne Hyperglykämie bzw. Hyperlipoproteinämie festgestellt.

Therapie: Bei Typ-2-Diabetikern wurden keine Unterschiede im Chromgehalt von Patienten mit einer Therapie aus oralen Antidiabetika, Insulin oder einer Kombinationstherapie festgestellt. Bei diabeteskranken Kindern stand die tägliche Insulinzufuhr bezogen auf das Körpergewicht in keinem Zusammenhang zur Chromkonzentration (n=64). In einer Studie von Zima et al. [1998] zeigen sich ebenfalls keine Unterschiede in den Chromwerten im Plasma zwischen Patienten unter Behandlung mit Diät und oralen Antidiabetika.

4.2.1.5 Bewertung der Chromkonzentration bei Diabetikergruppen

Bedarf: In jüngster Zeit wurde in den Industrieländern durch die Verarbeitung von kohlenhydratreichen Lebensmitteln einerseits 90% des natürlichen Chromgehalts entfernt und andererseits kohlenhydratreiche Nahrungsmittel extensiv komsumiert. Der Konsum von schnellresorbierbaren Einfachzuckern führt zu einer vermehrten Ausscheidung von Chrom im Urin [Tuvemo et al., 1985]. Das Risiko, einen Chrommangel zu entwickeln, tragen Personen mit einem erhöhten Chrombedarf durch Streß, Bewegungsmangel und einem hohen Verzehr von zuckerhaltigen Nahrungsmitteln und Getränken [Linday, 1997]. Durch eine verminderte Zufuhr an Vitamin C ist die Chromresorption vermindert [Offenbacher et al., 1994] und bei Patienten mit Diabetes mellitus ist die Chromausscheidung und der Chrombedarf erhöht [Anderson, 1997b]. Lebensmittel mit einem hohen Chromgehalt sind Kleie, Getreide, Brokkoli, grüne Bohnen, Leber, einige Biersorten und Wein [Anderson et al., 1997c]. Die Empfehlungen der Deutschen Gesellschaft für Ernährung [1995] für die tägliche Zufuhr an Chrom liegen bei 50 – 200 µg.

Zufuhr: Zur Abschätzung der täglichen Chromaufnahme in der Region Stuttgart wurde in einem Vorversuch bei 25 gesunden Erwachsenen und 43 Patienten mit Diabetes mellitus die Ernährungsgeschichte durch die Interviewmethode erhoben. Dazu wurden Lebensmittel in Gruppen zusammengefaßt (Gemüse und Obst, Fleisch, eiweißhaltige tierische Lebensmittel außer Fleisch, kohlenhydrathaltige Nahrungsmittel und Vollkornprodukte). Auf die Befragung nach der aufgenommenen Menge an alkoholischen Getränken wurde verzichtet, da Angaben über den Alkoholkonsum kritisch zu bewerten sind. Aus der angegebenen Verzehrshäufigkeit der Lebensmittelgruppen pro Woche, der geschätzten Portionsgröße und dem durchschnittlichen Chromgehalt der Lebensmittelgruppen wurde die Spurenelementaufnahme überschlagen. Die Chromzufuhr der Kontrollgruppe betrug 13,8 ± 2,8 µg pro Tag und die der Patientengruppe 10,9 ± 2,3 µg pro Tag. Die geschätzte tägliche Zufuhr an Chrom ist natürlich ungenau, außerdem fehlt die Bewertung der verzehrten Menge an Bier und Wein, die einen hohen Gehalt an Chrom aufweisen. Dennoch konnte im Rahmen der Möglichkeit demonstriert werden, daß die Aufnahme an Chrom bei den in der vorliegenden Arbeit untersuchten Probanden wahrscheinlich unterhalb der Empfehlungen liegt, wobei jedoch die Resorption von Chrom bei Diabetes mellitus erhöht ist [Feng et al., 1998; Anderson, 1997b].

Versorgung von Diabetes Typ 1: Die Chromkonzentrationen im Plasma der untersuchten Typ-1-Diabetiker waren gegenüber gesunden Erwachsenen erhöht. Rabinowitz et al. [1983] beobachten in einer doppelblind randomisierten Untersuchung bei 43 Diabetikern nach 4-monatiger Chromsupplementation um 25% höhere Chromgehalte in Erythrozyten, der Gehalt im Plasma war unverändert. Die Chromkonzentrationen im Plasma lassen daher keine Rückschlüsse auf die Chromversorgung zu. Die gefundene hohe Akkumulation von Chrom in Thrombozyten gegenüber gesunden Erwachsenen kann nicht erklärt werden. Die um 26% verminderten Chromkonzentrationen in mononukleären Leukozyten könnten jedoch auf einen geringeren Chromgehalt im Gewebe hinweisen. Die abnehmenden Chromwerte im Vollblut von Typ-1-Diabetikern mit zunehmenden HbA_{1c}-Werten könnten mit einer höheren renalen Chromausscheidung durch einen relativen Mangel an Insulin bei hohen Glukosekonzentrationen in Zusammenhang stehen. Diese Ergebnisse deuten darauf hin, daß die untersuchten Typ-1-Diabetiker mit zunehmendem Alter ein Chromdefizit entwickeln, was sich in altersabhängig abnehmenden Chromkonzentrationen im Vollblut und polymorphnukleären Leukozyten zeigt. Als Ursache dafür kommen die beobachtete niedrige Zufuhr an Chrom, die diabetesbedingt hohe renale Ausscheidung an Chrom und eine weiter erhöhte Ausscheidung bei einem relativen Insulinmangel in Frage.

Versorgung von Diabetes Typ 2: Bei Typ-2-Diabetikern wurden gegenüber der Vergleichsgruppe höhere Chromgehalte in Vollblut, Plasma, Erythrozyten und Thrombozyten ermittelt. Auch Granadillo et al. [1995] beobachten bei Diabetikern erhöhte Chromkonzentrationen im Plasma und erklären diesen Sachverhalt mit einer Umverteilung des Elements aus dem Gewebe ins Plasma. Diese Interpretation könnte für die hohen Chromwerte in den Blutfraktionen bei den untersuchten Typ-2-Diabetikern ebenfalls herangezogen werden. Die Ursache für die Konzentrationsverschiebung liegt möglicherweise in den Rezeptordefekten, die der Erkrankung zugrunde liegen, woraus sich ein geringerer Chrombedarf im Interstitium aufgrund einer verminderten Insulinwirkung in insulinabhängigen Zellen ergibt. Nach dieser Theorie könnte es zu den höheren Chromkonzentrationen in Plasma, Erythrozyten und Thrombozyten kommen (weil deren Gehalt miteinander in Verbindung steht), gleichzeitig aber zu einem verminderten Chromgehalt im Gewebe, was von einer Arbeitsgruppe für Diabetiker, allerdings ohne Angaben des Diabetestyps, auch beschrieben wird [Anderson, 1997b]. Ein geringerer Chromgehalt im Gewebe wird von allen Blutzellen am ehesten in polymorph- und mononukleären Leukozyten reflektiert, da die metabolische Aktivität dieser Blutzellen am besten mit der von Gewebezellen vergleichbar ist. Im Vergleich zu gesunden Erwachsenen war bei Typ-2-Diabetikern in beiden Leukozytentypen sowohl der Chromgehalt pro Zelle (–35,5% bzw. –75,4%) als auch der Bestand im Vollblut vermindert. Je schlechter die Stoffwechseleinstellung (oder auch: je höher die Anzahl an defekten Rezeptoren?), je höher also der Bedarf an Chrom bei der Glukoseverwertung ist, desto niedriger war wiederum der Chromgehalt in mononukleären Leukozyten. Diese Befunde könnten als weiterer Hinweis auf einen Chrommangel bei Typ-2-Diabetikern gewertet werden. Die Gründe für ein Chromdefizit im Gewebe bei Diabetes Typ 2 könnten daher – neben einer niedrigen Chromaufnahme und einer hohen renalen Ausscheidung an Chrom – in dem durch die Insulinresistenz bedingten niedrigen Chrombedarf im insulinabhängigen Gewebe liegen.

4.2.2 Kupfer

4.2.2.1 Konzentration in den Fraktionen des Vollbluts

Die Kupferkonzentrationen im Plasma von gesunden Erwachsenen betrugen 14,9 (13,4 – 16,6) µmol/l (Tabelle 25). Die Plasmakonzentrationen liegen in Übereinstimmung mit den in der Literatur angegebenen Vergleichswerten (Tabelle 50). Gegenüber den Ergebnissen von Schmitt [1997] und Önder et al. [1996] wurden in Vollblut und Erythrozyten etwas niedrigere Gehalte gefunden, möglicherweise durch den Auschluß von Frauen unter Einnahme von Kontrazeptiva, die deutlich höhere Konzentrationen aufweisen. Nur in einer Arbeit werden Kupfergehalte in Thrombozyten bestimmt, sie sind mit den hier ermittelten fast identisch. Ein anderes Bild ergibt sich jedoch für die Werte in Leukozyten: die Vergleichsdaten liegen z. T. um den Faktor 10 niedriger, am besten entsprechen die gewonnenen Werte den Kupfergehalten, die Rohn et al. [1993] bei Kindern ermitteln. Nun hängt die Richtigkeit der Bestimmung des Spurenelementgehalts einer Zelle neben der Analytik natürlich von der Reinheit der Zellen in der Zellsuspenion ab. Der hier gemessene Kupfergehalt in den Leukozytensuspensionen könnte durch eine Verunreinigung mit Thrombozyten zu hoch bestimmt worden sein. Da jedoch für das Element zwischen der errechneten und der gemessenen Kupferkonzentration im Vollblut eine Abweichung von nur 10,3 ± 9,6% gefunden wurde, kann angenommen werden, daß die Ergebnisse dieser Arbeit den Kupfergehalt in Leukozyten gut wiedergeben. In polymorph- und mononukleären Leukozyten fand sich damit der höchste Kupfergehalt der Blutzellen, die Werte lagen durchschnittlich um das 7-fache höher als in Thrombozyten und um das 40-fache höher als in Erythrozyten.

Tabelle 50: Vergleichswerte für Kupferkonzentrationen von gesunden Erwachsenen (als Mittelwert ± Standardabweichung) (PMN- und MN-Leukozyten: polymorph- und mononukleäre Leukozyten)

Untersucher	Vollblut	Plasma	Erythrozyten	Thrombozyten	PMN-Leukozyten	MN-Leukozyten
Dimension	µmol/l	µmol/l	µmol/10^9 Zellen	µmol/10^9 Zellen	µmol/10^9 Zellen	µmol/10^9 Zellen
Rohn, 1993		18,8 ± 0,8[1]	<NWG[1,2]		0,011 ± 0,0016[1]	0,013 ± 0,0016[1]
Williams, 1995		14,0[3] 12,3 - 15,8			0,0039[3] 0,0027- 0,0054	0,0080[3] 0,0069- 0,0091
Önder, 1996		15,1 ± 0,25	0,0018 ± 0,00027		0,0027 ± 0,00025	
Schmitt, Y. 1997	14,0 ± 2,7	14,3 ± 3,6	0,0012 ± 0,00042	0,0048 ± 0,0038	<NWG[4]	<NWG[4]
Diese Studie 1999	12,7[5] 11,5 - 13,9	14,9[5] 13,4 - 16,6	0,00093[5] 0,0009- 0,001	0,0050[5] 0,003 - 0,008	0,032[5] 0,015 - 0,063	0,039[5] 0,022 - 0,093

[1] bei Kindern [2] in µmol/g Hb, < Nachweisgrenze
[3] Vertrauensbereich [4] <Nachweisgrenze [5] Median; 1. – 3. Quartil

Nahezu 2/3 der Kupfermenge im Vollblut befand sich mit 60,9% im Plasma; 30,9% wurden in Erythrozyten, 7,4% in Thrombozyten und <1% jeweils in polymorph- und mononukleären Leukozyten beobachtet (Abbildung 7). Gesunde Kinder hatten im Vergleich zu gesunden Erwachsenen geringere Kupferkonzentrationen in Thrombozyten, aber eine höhere Thrombozytenzahl (Werte: Tabelle 16). Der prozentuale Anteil an Kupfer in Thrombozyten pro Liter Vollblut lag mit 7,3% etwa beim gleichen Betrag wie bei Erwachsenen. Des weiteren wurden bei gesunden Kindern gegenüber gesunden Erwachsenen – und bei Diabetikerkindern gegenüber Typ-1-Diabetikern – jeweils geringere Kupfergehalte in Leukozyten (polymorph- und mononukleäre zusammen) ermittelt (Tabellen 25 bis 29), auch der in den Leukozyten lokalisierte Anteil an Kupfer im Vollblut war bei beiden Kindergruppen geringer. Zu diesen Ergebnissen passen die von Rohn et al. [1993] bei Kindern angegebenen Kupfergehalte in Leukozyten, die gegenüber den ermittelten Werten für Erwachsene ebenfalls niedriger lagen (Tabelle 50).

4.2.2.2 Beziehungen zu personenspezifischen Daten

Geschlecht: Die Kupferkonzentrationen von gesunden Frauen ohne Einnahme von Ovulationshemmern lagen im Vergleich zu Männern in Vollblut und Plasma höher (s. 3.2.5.2). Typ-2-Diabetikerinnen hatten gegenüber Typ-2-Diabetikern in Vollblut und Plasma ebenfalls höhere Kupferwerte. Keine Geschlechtsunterschiede im Kupfergehalt wurden bei gesunden und diabeteskranken Kindern sowie bei Typ-1-Diabetikern festgestellt. Die Geschlechtsabhängigkeit der Kupferspiegel im Plasma von Erwachsenen mit höheren Werten für Frauen steht in Übereinstimmung mit den Literaturangaben [Turnland, 1998; Makun, 1995; Julius et al., 1993]. Da der Kupfergehalt im Plasma mehr als 60% des Vollblutgehalts ausmacht, drückt sich der geschlechtsspezifische Unterschied auch in einem höheren Vollblutwert aus. Johnson P. E. et al. [1992] finden – neben höheren Plasmaspiegeln – auch höhere Coeruloplasminkonzentrationen, aber unveränderte Aktivitäten der Superoxiddismutase bei Frauen. Bei Kindern bis 11 Jahren beobachten Elcarte Lopez et al. [1997] ebenfalls keinen Geschlechtsunterschied, ab etwa 15 Jahren nehmen die Kupferkonzentrationen im Plasma von Mädchen gegenüber Jungen zu. Die höheren Kupferwerte von Frauen sind hormonell bedingt, sie sind nach Einnahme von Östrogenen noch stärker erhöht [Bielenberg, 1996]. Fehlende Geschlechtsunterschiede im Kupfergehalt bei Kindern sind daher auf fehlende hormonelle Einflüsse zurückzuführen. Bei Typ-1-Diabetikern ist möglicherweise die diabetesbedingte Auswirkung auf die Kupferkonzentrationen stärker als die geschlechtsbedingte.

Alter und Body Mass Index: Bei gesunden Erwachsenen nahmen mit zunehmendem Alter die Kupferkonzentrationen in Vollblut, Plasma und polymorphnukleären Leukozyten zu (Tabelle 42). Die Zunahme in polymorphnukleären Leukozyten geht nicht mit einer altersbedingten Abnahme an polymorphnukleären Zellen einher. Bei gesunden und diabeteskranken Kindern wurde dagegen eine altersabhängige Abnahme der Kupferkonzentrationen in Vollblut und Plasma festgestell und bei Typ-1- und Typ-2-Diabetikern keine altersbedingten Veränderungen. Eine positive Beziehung zwischen Alter und Kupferkonzentrationen im Plasma bei Erwachsenen ist bekannt [Turnland,

1998]. Andere Arbeitsgruppen ermitteln altersbedingt auch eine höhere Coeruloplasminkonzentration [Johnson, P. E. et al., 1992], hingegen eine geringere Aktivität der Superoxiddismutase in Erythrozyten [Andersen et al., 1996] und in Leukozyten [Vucic et al., 1997]. Wapnir [1998] vermutet, daß im Alter die Wirksamkeit der Mechanismen der Kupferhomöostase vermindert ist, was sich in höheren Kupferkonzentrationen im Plasma auswirkt. Der fehlende Zusammenhang zwischen Alter und Kupferwerten bei erwachsenen Diabetikern resultiert möglicherweise aus diabetesbedingten Veränderungen im Kupfermetabolismus, beispielsweise einer erhöhten Kupferresorption, die gegenüber dem Alterseinfluß stärker sind. Für die beobachtete Korrelation zwischen Body Mass Index und Kupfergehalt in Thrombozyten bei Typ-2-Diabetikern wurden keine Literaturangaben für eine Erklärung gefunden.

Cholesterin und Triglyzeride: Bei gesunden Erwachsenen und Typ-1-Diabetikern wurde zwischen den Kupfer- und Cholesterin- bzw. Triglyzeridkonzentrationen keine Beziehung gefunden. Bei Typ-2-Diabetikern nahmen mit zunehmenden Cholesterinspiegeln jedoch die Kupferwerte in Vollblut und Plasma hochsignifikant und deutlich zu, keine Effekte zeigten hingegen hohe Triglyzeridkonzentrationen. Elcarte Lopez et al. [1997] berichten bei 388 gesunden Kindern, Makun [1995] bei 500 gesunden Erwachsenen und Vijaya et al. [1996a] bei 120 Patienten mit ischämischen Herzkrankheiten von einer positiven Beziehung zwischen dem Kupfergehalt im Plasma und Triglyzerid- oder Cholesterinkonzentrationen. Der Einfluß hoher Kupferspiegel auf den Lipidstoffwechsel wird im Zusammenhang mit der Entwicklung arteriosklerotischer Veränderung diskutiert. In einer anderen Studie resultiert dagegen eine erhöhte Kupferzufuhr in verminderten Konzentrationen von Gesamtlipiden und erhöhten Konzentrationen an HDL-Cholesterin [Singh et al., 1995]. In dieser Arbeit wurde bei gesunden Erwachsenen weder eine positive noch eine negative Beziehung zwischen Kupferwerten und dem Lipidstatus beobachtet, möglicherweise weil Triglyzeride und Cholesterin in einem relativ engen Konzentrationsbereich lagen (s. 3.1.1).

Alkohol- und Nikotinkonsum: Bei gesunden Erwachsenen und Typ-1-Diabetikern fand sich durch mäßigen Alkoholkonsum kein Einfluß auf die Kupferkonzentrationen. Raucher hatten gegenüber Nichtrauchern in der Vergleichsgruppe um durchschnittlich 40,0% verminderte Kupfergehalte in polymorphnukleären Leukozyten, die Zahl an polymorphnukleären Leukozyten war gleichzeitig um 11,5% erhöht.

4.2.2.3 Gegenüberstellung von Vergleichs- und Diabetikergruppen

Gegenüber gesunden Erwachsenen waren die Kupferkonzentrationen (s. 3.3.2)

- bei Typ-1-Diabetikern in Vollblut, Plasma und mononukleären Leukozyten erhöht (Abbildung 18),
- bei Typ-2-Diabetikern in den Fraktionen des Vollblut unverändert,
- bei Typ-2a-Diabetikern im Plasma erhöht und
- bei Typ-2b-Diabetikern in Erythrozyten erhöht.

Im Vergleich zu gesunden Kindern waren die Kupfergehalte

- bei diabeteskranken Kindern in den Fraktionen des Vollblut nicht unterschiedlich.

Raz et al. [1989] stellen ebenfalls bei Typ-1-Diabetikern – nicht aber bei Typ-2-Diabetikern – gegenüber einer Kontrollgruppe höhere Kupferkonzentrationen in Plasma und Leukozyten fest. Walter et al. [1991] beobachten bei beiden Diabetestypen, neben höheren Kupfergehalten im Plasma, höhere MDA-Konzentrationen und eine unveränderte Aktivität der Superoxiddismutase in Erythrozyten. In polymorph- und mononukleären Leukozyten finden Vucic et al. [1997] eine verminderte Aktivität der Superoxiddismutase bei Typ-1- und Typ-2-Diabetikern und bewerten diesen Befund mit einer Störung in der zellulären Abwehr gegen Superoxidanionradikale unabhängig vom Diabetestyp. Cunningham et al. [1995] bzw. Tuvemo et al. [1985] beobachten bei Typ-1-Diabetikern bzw. bei Diabetikerkindern außer höheren Kupfer- auch höhere Coeruloplasminkonzentrationen. Tuvemo erklärt diese Ergebnisse durch eine um das 3-fach erhöhte Kupferresorption und häufig erhöhte Coeruloplasminwerte bei Diabetikern. Hohe Coeruloplasminkonzentrationen werden auch bei infektiösen Erkrankungen, Arteriosklerose und rheumatischer Arthritis festgestellt. Sjögren et al. [1986] berichten bei Typ-1-Diabetikern von höheren Kupferplasmaspiegeln und einer höheren renalen Kupferausscheidung, der Kupfergehalt im Muskelgewebe ist jedoch niedriger als bei der Kontrollgruppe. Neben erhöhten Plasmawerten ermitteln Srinivasan et al. [1997] bei Typ-2-Diabetikern erhöhte Konzentrationen an Coeruloplasmin und Malondialdehyd und verminderte Aktivitäten der Superoxiddismutase und Glutathionperoxidase: Für die betroffenen Patienten ergebe sich aus der verringerten antioxidativen Kapazität und dem vermehrten Anfall von Peroxidationsprodukten ein höherer oxidativer Streß. Die vorliegenden Ergebnisse bei Typ-1-Diabetikern liegen in Übereinstimmung mit den Literaturangaben. Sie stehen möglicherweise im Zusammenhang mit höheren Coeruloplasminkonzentrationen und einer höheren Kupferresorption. Diese Interpretation kommt ebenfalls für die erhöhten Plasmawerte von Typ-2a-Diabetikern in Frage.

4.2.2.4 Beziehungen zu klinischen Daten bei Diabetikergruppen

Diabetesdauer und –einstellung: Bei Typ-1-Diabetikern wurde zwischen Diabetesdauer und Kupferkonzentrationen in den Fraktionen des Vollbluts keine Beziehung festgestellt, bei Typ-2-Diabetikern fand sich eine negative Korrelation zwischen Diabetesdauer und Kupfergehalten in Thrombozyten (s. 3.4.2). Im Gegensatz zu gesunden Erwachsenen wurde bei beiden Diabetikergruppen analog dazu auch zwischen zunehmendem Alter und Kupferwerten kein Zusammenhang ermittelt. Bei Typ-2-Diabetikern war der Body Mass Index mit dem Kupfergehalt in Thrombozyten positiv verbunden. Je schlechter die Diabeteseinstellung (anhand HbA_{1c}- und Fruktosaminkonzentrationen) desto höher war bei Typ-1-Diabetikern der Kupfergehalt in Erythrozyten (Abbildung 25). Bei Typ-2-Diabetikern waren mit zunehmenden HbA_{1c}-Werten die Kupfergehalte in mononukleären Leukozyten vermindert und mit zunehmenden Fruktosaminkonzentrationen die Gehalte in Thrombozyten vermindert. Bei Kindern mit Diabetes bestand zwischen Diabetesdauer oder Diabeteseinstellung und Kupferkonzentrationen kein Zusammenhang. Walter et al. [1991] beobachten bei Diabetes Typ 1 und 2 keinen Einfluß von Diabetesdauer und –einstellung auf die Kupferspiegel im Plasma, während Meißner et al. [1994] und Leonhardt et al. [1997] bei Typ-2-Diabetikern eine positive Korrelation zwischen Kupferkonzentrationen im Plasma und HbA_{1c}-Werten ermitteln. Faure et al. [1993a] beschreiben bei Patienten mit Stoffwechsel-entgleisung keinen Unterschied im Kupfergehalt im Plasma zwischen dem Zustand vor und nach stabiler Glukoseeinstellung, aber deutlich erhöhte Konzentrationen an Malondialdehyd bei akuter Ketoazidose, was auf die hohe oxidative Belastung zurückzuführen sei.

Erythrozyten sind in ihrer Funktion als Sauerstoffträger einer besonders hohen Belastung durch reaktive Sauerstoffverbindungen ausgesetzt, die in Gegenwart hoher Glukosekonzentrationen durch Entstehung von Superoxidanionradikalen zunimmt [Leonhardt et al., 1997, Cunningham et al., 1995; Faure et al., 1993a]. Außerdem hemmt die nichtenzymatische Glykosilierung die Aktivität der Superoxiddismutase in vitro, in vivo sind daher Glukosekonzentration und Aktivität der Superoxiddismutase negativ korreliert [Oda et al., 1994]. Möglicherweise kommt es bei Hemmung der Superoxiddismutase durch eine zunehmend schlechte Stoffwechseleinstellung im Falle einer intakten Gegenregulation zur erhöhten Bereitstellung des Emzyms. Damit könnten bei den hier untersuchten Typ-1-Diabetikern die höheren Kupfergehalte in Erythrozyten durch eine zunächst verbesserte Antwort auf den oxidativen Streß gewertet werden. Plecko [1999] beobachtet bei Typ-2-Diabetikern gegenüber gesunden Erwachsenen jedoch eine verminderte Aktivität der Superoxiddismutase in Erythrozyten. Eine auffällige Beobachtung wurde bei Typ-2-Diabetikern gemacht: Diabetesdauer oder Fruktosaminkonzentrationen und Kupfergehalte in Thrombozyten waren invers korreliert, Body Mass Index und Kupfergehalte in diesen Zellen jedoch positiv verbunden. Bei Ratten führte ein Kupfermangel zu einer verminderten Thrombozytenadhäsion an Endothelzellen, während die Aggregation der Thrombozyten jedoch erhöht war [Lominadze et al., 1996]. Für die Beziehung zum Body Mass Index ist in der Literatur bislang keine Entsprechung oder Deutung zu finden.

Klinische Befunde und Medikamente: Hypertonie und eine beginnende oder manifeste Nephropathie hatten keinen Einfluß auf die Kupferkonzentrationen von Typ-1-Diabetikern. Die Einnahme von Diuretika führte bei 12 Typ-2-Diabetikern zu deutlich verminderten Kupferwerten in polymorphnukleären Leukozyten. Die Kupferkonzentrationen von Typ-2-Diabetikern mit beginnender oder manifester Nephropathie lagen gegenüber Patienten ohne Anzeichen dieser Erkrankung im Vollblut um 10,9% und im Plasma um 18,5% höher (Abbildung 26). Romero et al. [1990] berichten über erhöhte Kupferkonzentrationen in Vollblut und Plasma und unveränderte Kupfergehalte in Erythrozyten bei Patienten mit chronischem Nierenversagen. Sjögren et al. [1986] beschreiben eine positive Beziehung zwischen Kreatinin- und Kupferkonzentrationen im Plasma bei Diabetikern, die jedoch in dieser Arbeit bei Typ-2-Diabetikern nicht gefunden wurde (n=35). Da Kupfer im Plasma nur zu etwa 10% an Albumin gebunden ist und die Kupferresorption bei Diabetikern erhöht ist, kommt es mit zunehmender Albuminurie jedenfalls nicht zu einem meßbaren Verlust an Kupfer. Die erhöhten Kupferwerte bei Patienten sowohl mit chronischem Nierenversagen als auch mit beginnender Nephropathie stehen daher möglicherweise mit renalen Einflüssen auf den Kupfermetabolismus in Zusammenhang.

Folgeerkrankungen: Bei 37 Typ-1-Diabetikern mit Mikro- oder Neuropathie wurden gegenüber 46 Patienten ohne Spätfolgen keine Veränderungen in den Kupferkonzentrationen beobachtet (Fallzahlen für Makroangiopathie, mehr als 2 Folgeerkrankungen und für Typ-2-Diabetiker mit Folgeerkrankungen jeweils: n<7). Diese Befunde stehen im Widerspruch zu den Ergebnissen anderer Arbeitsgruppen. Erhöhte Kupferkonzentrationen im Plasma finden beispielsweise Walter et al. [1991] bei Typ-1- und Typ-2-Diabetikern mit Mikroangiopathie und bei Patienten mit mehreren Folgeerkrankungen, Vijaya et al. [1996a] bei Patienten mit ischämischen Herzkrankheiten, Singh et al. [1995] bei Patienten mit akutem Myokardinfarkt und Salonen et al. [1982] bei Patienten mit Arteriosklerose. Iskra et al. [1997] beobachten in arteriellen Plaques gegenüber dem Umgebungsgewebe erhöhte Kupfergehalte und vermuten eine erhöhte Oxidaseaktivität von Kupfer in der Gefäßwand. Zwischen der Konzentration an Coeruloplasmin und der Aktivität der Superoxiddismutase in Erythrozyten besteht ein negativer Zusammenhang [Iskra et al., 1999]. Diese Beziehung erklärt möglicherweise die Verbindung zwischen hohen Kupfer- oder Coeruloplasminspiegeln und der Peroxidation von ungesättigten Membranlipiden, die beispielsweise zur Schädigung des Gefäßendothels führen kann.

Metabolisches Syndrom: Bei Typ-2-Diabetikern mit Hyperlipoproteinämie, mit Hypertonie und mit mehreren Manifestationsfaktoren zusammen waren gegenüber Patienten ohne Risikofaktoren die Kupfergehalte im Plasma um ca. 23% bis 30% erhöht (Abbildung 27). Eine zunehmende LDL-Cholesterinkonzentration ging mit stark zunehmenden Kupferkonzentrationen in Vollblut und Plasma einher (Abbildung 28). Julius et al. [1993] beobachten bei Gesunden und Typ-2-Diabetikern ebenfalls mit zunehmenden LDL-Cholesterinwerten zunehmende Kupferwerte im Plasma. In einer anderen Arbeit werden hingegen „Hypercholesterinämie, Hypertonie, ein abnormales EKG und eine verminderte Knochendichte“ als klinische Anzeichen eines Kupferdefizits gefunden [Klevay, 1998]. Wird die Kupferversorgung anhand der Kupferkonzentration im Plasma bewertet, so ist eine Hyperlipoproteinämie in verschiedenen Untersuchungen einmal mit erhöhtem und einmal mit vermindertem Kupferstatus assoziiert. Störungen der Mikrozirkulation und arterielle Verschlußkrankheiten sowie venöse Insuffizienz bis hin zu Thrombosen gehen (jedoch) grundsätzlich von oxidativen Prozessen aus, die eng mit dem Lipidmetabolismus und speziell mit der Lipidperoxidation verknüpft sind [Elstner, 1990]. Die Ergebnisse der vorliegenden Arbeit zeigen neben einer linearen Beziehung zwischen einem entgleisten Fettstoffwechsel und höheren Kupfergehalten im Plasma auch höhere Plasmakupferkonzentrationen bei verschiedenen Manifestationsfaktoren des Diabetes Typ 2. Diese Befunde könnten sowohl positiv als Zunahme des Kupfertransportproteins Coeruloplasmin, das durch seine Ferroxidaseaktivität die eiseninduzierten Lipidperoxidation hemmt, zu sehen sein, als auch negativ durch Zunahme von Oxidationspotentialen.

Therapie: 7 Typ-2-Diabetiker mit einer Kombinationstherapie aus Antidiabetika und Insulin hatten höhere Kupferkonzentrationen in Erythrozyten als 8 bzw. 17 Patienten mit reiner Insulin- oder oraler Antidiabetikatherapie (p=0,008, Abbildung 29). Die Gruppe mit einer kombinierten Behandlung bestand ausnahmslos aus Typ-2b-Diabetikern. Entsprechend dazu wurden bei 21 Patienten mit Diabetes Typ 2b im Vergleich zu gesunden Erwachsenen um 17,6% höhere Kupfergehalte in Erythrozyten festgestellt (p=0,015). Bei diesen Patienten lag zum größten Teil ein metabolisches Syndrom mit Insulinresistenz vor, verbunden mit einer Hyperlipidämie und/oder Nephropathie. Sie neigen besonders zur Entwicklung frühzeitiger arteriosklerotischer Veränderungen und Infarkt. Auch diese Resultate lassen auf einen Zusammenhang zwischen makroangiopathischen Erkrankungen und Kupferwerten schliessen, wobei die Ursachen und Folgen für diese Gruppe von Diabetikern noch nicht erklärt werden können (s. o.). Mit zunehmender Insulinzufuhr pro Tag fanden sich bei diabeteskranken Kindern niedrigere Kupfergehalte in Leukozyten.

4.2.2.5 Bewertung der Kupferkonzentration bei Diabetikergruppen

Bedarf: Die mit der durchschnittlich verzehrten Nahrung westlicher Industrienationen aufgenommene Kupfermenge ist für eine optimale Versorgung nicht ausreichend, so bewerten einige Autoren aus den USA die alimentäre Lage [Allen et al., 1994; Johnson M. A. et al., 1992] Die Zufuhr sollte durch selektive Auswahl kupferreicher Lebensmittel, wie Gemüse, Pilze, Nüsse und Getreide, verbessert werden [Klevay, 1998]. Ein Kupfermangel wurde dokumentiert bei unzureichender Zufuhr, bei verschiedenen Malabsorptionssyndromen, bei exzessivem Kupferverlust und bei Frühgeborenen [Beshgetoor et al., 1998]. Die Deutsche Gesellschaft für Ernährung [1995] empfiehlt die tägliche Zufuhr von 2 – 4 mg Kupfer.

Zufuhr: In einem Vorversuch wurde zur Abschätzung der täglichen Kupferaufnahme in der Region Stuttgart bei gesunden Erwachsenen und Patienten mit Diabetes mellitus die Ernährungsgeschichte durch die Interviewmethode erhoben (s. 4.2.1.5). Die tägliche Zufuhr an Kupfer lag bei der Kontrollgruppe mit 1,5 ± 0,6 mg signifikant niedriger als bei der Patientengruppe mit 1,9 ± 0,3 mg. Röhrig et al. [1998] ermitteln mit der genaueren Nahrungsduplikatmethode einen täglichen Kupferverzehr erwachsener Normalköstler aus dem Raum Thüringen von 1,2 ± 0,95 mg Kupfer bei Frauen und 1,3 ± 0,73 mg Kupfer bei Männern. Bei 33% der US-Bevölkerung findet sich eine zugeführte Kupfermenge von <1 mg täglich, bei 60% <1,5 mg und nur bei 18% >2 mg [Klevay et al. 1996]. Eine Kupfermangeldiät mit 1 mg Kupfer pro Tag führte bei 30 Probanden zu einer verminderten Glukosetoleranz, einer Hypercholesterinämie, verminderten HDL- und erhöhten LDL-Cholesterinwerten. Die Aufnahme an Kupfer war in Gebieten von Venezuela mit einer hohen Inzidenz an Magenkarzimomen gegenüber Gebieten einer geringen Inzidenz von durchschnittlich 4,7 mg auf 2,8 mg pro Tag vermindert [Negretti de Brätter et al., 1998].

Diese Resultate sprechen also für eine höhere Aufnahme an Kupfer. Kupferionen können ohnehin nicht als Promoter freier Radikale gelten, da Kupferresorption und Exkretion streng reguliert sind, um einen Überschuß zu vermeiden, da darüber hinaus das aufgenommene Kupfer an Proteine gebunden wird und da zudem nicht zum Einbau in Proteine benötigtes Kupfer in der Leber an Metallothionein gebunden wird [Johnson M. A. et al., 1992]. Ein Mangel an Kupfer führt vielmehr zu einem erhöhten oxidativen Streß durch eine verminderte Aktivität der Superoxiddismutase, Glutathionperoxidase, Katalase und der Ferrooxidase (Coeruloplasmin) und zu einem erhöhten Eisengehalt der Leber. In den USA wird nach neuesten Theorien ein Kupfermangel, der nicht nur durch eine verminderte Zufuhr, sondern auch durch eine verminderte Verfügbarkeit begründet wird, mit einem erhöhten Risiko für Herzkrankheiten assoziiert und Kupfer als „Problemelement" betrachtet [Mertz, 1994].

Arnaud [1993a] wiederum bezeichnet einen Kupfermangel als ungewöhnlich, Beshgetoor et al. [1998] meinen, daß für die meisten Bevölkerungsschichten ein Kupfermangel kein gesundheitliches Problem darstellt. Die Vera-Studie zeigt eine adäquate Zufuhr an Kupfer in den alten Bundesländern, die Menge beträgt etwa das doppelte der Zufuhr in den USA [Mertz, 1994, Kübler et al., 1993]. In Abhängigkeit von der Konzentration an Kupferionen kommt es in vitro zu einer höheren Oxidierbarkeit der LDL-Partikel [Leonhardt et al., 1997] und zu einer höheren Akkumulation von Advanced Gylcolysation Endproducts bei Inkubation von Kollagen mit Glukose [Sajithlal et al., 1998]. Der Organismus ist vor der oxidativen Potenz des Elements jedoch geschützt, da das Element proteingebunden vorliegt; allerdings können Makrophagen in arteriellen Plaques das Element direkt reduzieren [Leonhardt et al., 1997]. Da auch große epidemiologische Untersuchungen eine Beziehung zwischen der Kupferkonzentration im Plasma und der Entstehung einer Arteriosklerose zeigen [Salonen et al., 1982], muß das primäre Interesse also darin liegen, die Verfügbarkeit von Kupfer für diese Reaktionen zu vermindern [Strain, 1991].

Versorgung von Diabetes Typ 1: Die Kupferkonzentrationen von gesunden und diabeteskranken Kindern unterschieden sich nicht, sie waren jedoch bei Typ-1-Diabetikern in Vollblut, Plasma und mononukleären Leukozyten erhöht. Die Ergebnisse für Typ-1-Diabetiker stehen in Übereinstimmung mit den Literaturangaben [Raz et al., 1989; Walter et al., 1991]. Als Ursache der Erhöhung der plasmatischen Konzentration kommen diabetesbedingte (insulinabhängige?) Veränderungen im Kupfermetabolismus in Betracht, die mit erhöhten Coeruloplasminkonzentrationen [Cunningham et al., 1995] und einer um das 3-fache erhöhten Kupferresorption [Tuvemo et al., 1985] in Verbindung stehen, nicht aber erhöhte Kupfergehalte im Gewebe widerspiegeln [Sjögren et al., 1986]. Je schlechter die Stoffwechseleinstellung, desto niedriger war der Kupfergehalt in Erythrozyten, was auf eine verminderte Aktivität der kupferabhängigen Superoxiddismutase hindeuten könnte. Eine verringerte antioxidative Enzymkapazität und ein vermehrter Anfall von Peroxidationsprodukten wird von mehreren Arbeitsgruppen beschrieben [Vucic et al., 1997; Srinivasan et al., 1997]. Die Folgereaktion der nichtenzymatischen Glykosilierung von HbA_{1c} führt jedoch gerade zur Bildung von Superoxidanionradikalen. Weder das Alter – wie bei gesunden Erwachsenen beobachtet – noch die Diabetesdauer zeigten Beziehungen zu den Kupferspiegeln. Die Ursache könnte hier ebenfalls in einem veränderten Kupferstoffwechsel bei Diabetes Typ 1 liegen, was sich jedoch offensichtlich erst beim erwachsenen Typ-1-Diabetiker auswirkt. Bei Patienten mit beginnender oder manifester Nephropathie sowie mit Mikro- oder Neuropathie fanden sich gegenüber Patienten ohne Folgeerkrankungen ebenfalls keine Unterschiede im Kupfergehalt der Fraktionen des Vollbluts; d. h., daß diese Folgeerkrankungen den Kupfergehalt im Blut nicht beeinflussen bzw. umgekehrt auch nicht durch ihn (mit)verursacht wurden.

Versorgung von Diabetes Typ 2: Im Vergleich zu gesunden Erwachsenen waren die Kupferkonzentrationen bei Typ-2a-Diabetikern im Plasma erhöht und bei Typ-2b-Diabetikern in Erythrozyten erhöht. Die Veränderungen bei Typ-2a-Diabetikern stimmen mit den Ergebnissen bei Typ-1-Diabetikern überein. Wie in 4.1.1.2 beschrieben, entspricht die überwiegende Anzahl der in dieser Arbeit dem Diabetes Typ 2a zugeordneten Patienten pathogenetisch wahrscheinlich dem Diabetes Typ 1 mit einem klassischen Inselzell-Antikörperprofil. Ein erhöhter Kupfergehalt in Erythrozyten bei Typ-2b-Diabetikern könnte eher auf eine erhöhte Aktivität der Superoxiddismutase hinweisen, diese Folgerung wird jedoch durch Ergebnisse anderer Arbeiten nicht bestätigt [Plecko, 1999; Srinivasan et al., 1997]. Eine verminderte Aktivität der Superoxiddismutase wird von anderen Autoren auch in polymorph- und mononukleären Leukozyten beschrieben [Vucic et al., 1997]. Die in dieser Arbeit beobachteten stark verminderten Kupfergehalte in Leukozyten bei Patienten mit Hyperinsulinismus spiegeln möglicherweise eine verminderte antioxidative Enzymaktivität wider. Bei einer zunehmend schlechten Stoffwechsellage, in welcher der Bedarf an Antioxidanzien weiter erhöht ist, zeigten sich verminderte Kupfergehalte in mononukleären Leukozyten vermindert, während die Einnahme von Diuretika zu verminderten Kupferwerten in polymorphnukleären Leukozyten führte. Völlig verschiedene pathologische Zustände, wie eine Nephropathie, eine essentielle Hypertonie, eine Hyperlipidämie und mehr als 2 Folgeerkrankungen, gingen mit erhöhten Konzentration im Plasma einher. Besonders auffällig war der positive Zusammenhang zwischen LDL-Cholesterin- und Kupferkonzentrationen in Vollblut und Plasma. Ähnliche Ergebnisse werden auch von vielen anderen Arbeitsgruppen beschrieben (s. 4.2.2.4) und auf sehr konträre Weise diskutiert: Zum einen könnten eine höhere Konzentration an Coeruloplasmin und eine höhere Aktivität der Superoxiddismutase zu einem verstärkten antioxidativen Schutz führen. Andererseits wirken hohe Konzentrationenen an Kupferionen prooxidativ auf isolierte LDL-Partikel [Leonhardt et al., 1997], was sich in epidemiologischen Untersuchungen in einer Beziehung zwischen erhöhten

Plasmakonzentrationen und der beschleunigten Entwicklung einer Arteriosklerose zeigt [Salonen et al., 1982].

Die Bedeutung veränderter Kupferkonzentrationen im Blut bei Diabetes mellitus konnte auch im Rahmen dieser Arbeit nicht geklärt werden, zumal noch unbekannt ist, ob die Unterschiede im Kupferstatus Ursache oder Konsequenz in der Entstehung der Stoffwechselstörung und seiner Folgeerkrankung sind [Walter et al., 1991].

4.2.3 Selen

4.2.3.1 Konzentration in den Fraktionen des Vollbluts

Bei gesunden Erwachsenen fand sich eine Selenkonzentration im Plasma von 0,87 (0,77 – 0,98) µmol/l (Werte: Tabelle 30). Der Selenstatus zeigt starke regionale Unterschiede: er hängt von der Selenzufuhr in der Nahrung und daher vom Selengehalt der Böden und dessen Verfügbarkeit ab [Meißner et al., 1995; Diplock, 1993]. Die beste Übereinstimmung wurde folglich zwischen den hier ermittelten Selengehalten in Vollblut, Plasma und Erythrozyten und den in Deutschland gewonnenen Werten von Plecko [1999] und Oster et al. [1988] beobachtet (Tabelle 51), während die Selenkonzentrationen aus Arbeiten von Schweden und England höher liegen [Hansson et al., 1989; Campbell et al., 1989]. Die in dieser Untersuchung ermittelten Selenwerte in Thrombozyten, polymorph- und mononukleären Leukozyten befanden sich unter der Nachweisgrenze für das Meßsystem (s. 2.3.5). Für die Selenkonzentration in diesen Blutzellen gibt es in der Literatur bis heute kaum Vergleichsangaben oder aber sie werden in anderen Dimensionen angegeben und sind schwer umzurechnen auf den Gehalt pro Zelle. Im Gegensatz zur vorliegenden Arbeit, bei der die Zellen aus 10 ml Vollblut isoliert wurden, führen Hansson et al. [1989] eine Isolierung von Blutzellen bei 5 Blutspendern aus 450 ml Vollblut durch und ermitteln Werte für Thrombozyten und Leukozyten, die wenig unter unseren Schätzwerten liegen (Tabelle 51). Aus den von Hansson et al. angegebenen Selengehalten und den mittleren Normalwerten für Blutzellenzahlen können die dort isolierten Zellzahlen berechnet werden: es wurden ca. 860 000 Thrombozyten/µl und 42 000 Leukozyten/µl Zellsuspension gewonnen. Diese Größenordnung liegt bei beiden Zellarten um den Faktor 7 bis 8 höher als in der vorliegenden Untersuchung (Tabelle 17), bei der die Ausbeute an Zellen nicht mehr gesteigert werden konnte. Wie bei allen hier untersuchten Spurenelementen wurden auch in der Studie von Hansson beim Element Selen die höchsten Gehalte in den Leukozyten beobachtet, im Gegensatz zur Verteilung von Chrom, Kupfer und Zink waren jedoch die Selengehalte in Erythrozyten höher als in Thrombozyten. Diese Beobachtung steht möglicherweise mit dem hohen Sauerstoffumsatz in Erythrozyten im Zusammenhang, durch den zum Schutz gegen den höheren Anfall an Radikalen eine höhere Menge an selenhaltiger Glutathionperoxidase bereitgestellt wird.

Tabelle 51: Vergleichswerte für Selenkonzentrationen von gesunden Erwachsenen (als Mittelwert ± Standardabweichung) (PMN- und MN-Leukozyten: polymorph- und mononukleäre Leukozyten)

Untersucher Gebiet	Vollblut	Plasma	Erythrozyten	Thrombozyten	PMN-Leukozyten	MN-Leukozyten
Dimension	µmol/l	µmol/l	µmol/10^9 Zellen	µmol/10^9 Zellen	µmol/10^9 Zellen	µmol/10^9 Zellen
Oster, 1988 Mainz	1,17 ± 0,23	0,84 ± 0,16	0,00015 ± 0,000046			
Hansson, 1989 Schweden	1,30 ± 0,20	0,97 ± 0,13	0,00017 ± 0,000034	0,000061 ± 0,000011	0,00125 ± 0,00033[1]	
Campbell, 1989 England	1,32 – 1,42[2]	1,15 – 1,25[2]	4,64 – 5,06[3]	26,9 – 29,2[4]		
Haas, 1994 Jena		0,90 ± 0,22				
Plecko,1999 Stuttgart	0,97 ± 0,12	0,84 ± ,010	0,000093 ± 0,00002			
Diese Studie 1999 Stuttgart	0,98[5] 0,98 – 1,09	0,87[5] 0,77 – 0,98	0,000091[5] 0,000080-0,000116	<0,00012[6]	<0,0051[6]	<0,0116[6]

[1] PMN- und MN-Leukozyten zusammen
[2] Vertrauensbereich
[3] in nmol/g Hb
[4] in nmol/g Protein
[5] Median; 1. – 3. Quartil
[6] Werte<Nachweisgrenze

Der Selengehalt des Vollbluts war zu 49,8% im Plasma und zu 43,3% in Erythrozyten lokalisiert, die Anteile in Thrombozyten, polymorph- und mononukleären Leukozyten wurden abgeschätzt, sie lagen <2,4%, <1,9% bzw. <2,6% (Abbildung 8). Damit ist Selen im Vollblut etwa zu gleichen Teilen extra- und intrazellulär verteilt. Gesunde Kinder hatten gegenüber gesunden Erwachsenen geringere Selenkonzentrationen in Vollblut, Plasma und Erythrozyten, bei diabeteskranken Kindern zeigten sich im Vergleich zu Typ-1-Diabetikern ähnliche Veränderungen. Diese Befunde liegen in Übereinstimmung mit den Literaturwerten [Cser et al., 1996; Morisi et al., 1988].

4.2.3.2 Beziehungen zu personenspezifischen Daten

Geschlecht: In den Selenkonzentrationen von gesunden Erwachsenen, gesunden und diabeteskranken Kinder, sowie von Typ-1- und Typ-2-Diabetikern fanden sich keine Geschlechtsunterschiede. Verglichen wurden jeweils große Gruppen, die in Bezug auf das Alter homogen waren (s. 3.2.5.3). Zur Geschlechtsabhängigkeit von Selenwerten finden sich in der Literatur widersprüchliche Angaben: Plecko [1999], Ceballos-Picot et al. [1992] und Neve [1991] beobachten beispielsweise keine geschlechtsspezifischen Unterschiede, während Haldimann et al. [1996] und Van Cauwenbergh et al. [1994] bei Männern höhere Plasmakonzentrationen als bei Frauen feststellen, Chakar et al. [1993] sogar in einer Gruppe von Kindern. Die gelegentlich beobachtete Geschlechtsabhängigkeit ist wahrscheinlich vor allem auf Gewichtsunterschiede und/oder eine unterschiedlich hohe Nahrungsaufnahme zurückzuführen [Alfthan et al., 1996].

Alter und Body Mass Index: Je höher das Alter, desto niedriger war der Selengehalt in Erythrozyten bei gesunden Erwachsenen (Altersbereich: 19 – 84 Jahre) und desto niedriger war die Selenkonzentrationen in Vollblut und Plasma bei Typ-2-Diabetikern (Altersbereich: 42 – 89 Jahre). Patienten mit einem Alter von über 60 Jahren hatten damit um 9,1% geringere Selenwerte im Vollblut (Abbildung 11). Für gesunde Kinder, sowie für Kinder und Erwachsene mit Diabetes Typ 1 zeigte sich keine Altersabhängigkeit der Selenkonzentrationen in Vollblut, Plasma und Erythrozyten. Van Dael et al.

[1994] und Malvy et al. [1993] berichten hingegen von zunehmenden Plasmagehalten im Kindesalter, Neve [1991] beobachtet in einem Bereich von 20 bis 60 Jahren keinen Alterseffekt. Die Selenkonzentrationen von Kindern nehmen mit zunehmendem Alter zu, bis im Erwachsenenalter ein Plateau erreicht wird, und fallen ab etwa dem 60. Lebensjahr wieder ab [Bortoli et al., 1991; Lombeck et al., 1989]. In der vorliegenden Arbeit fand sich bei Kindern zwar keine lineare Korrelation zwischen Alter und Selenwerten im Plasma, die mittlere Konzentration der gesamten Gruppe war jedoch gegenüber der Gruppe von Erwachsenen um 14,3% geringer. Die altersabhängige Abnahme des Selengehalts in Erythrozyten bzw. in Vollblut und Plasma bei gesunden Erwachsenen und Typ-2-Diabetikern erklärt sich aus den hohen Altersbereichen beider Gruppen. Die niedrigeren Selenkonzentrationen von Senioren könnten entweder mit einer geringeren Selenzufuhr durch eine verminderte oder einseitige Nahrungsaufnahme und/oder mit altersbedingt verminderten metabolischen Funktionen in Zusammenhang stehen [Robberecht et al., 1994].

Cholesterin und Triglyzeride: Bei gesunden Erwachsenen wurden mit zunehmenden Konzentrationen an Cholesterin – nicht aber mit zunehmenden Konzentrationen an Triglyzeriden – höhere Selengehalte im Plasma ermittelt. Bei Typ-2-Diabetikern wurden umgekehrt mit höheren Konzentrationen an Triglyzeriden (55 – 1371 mg/dl) – nicht aber mit höheren Konzentrationen an Cholesterin (66 – 620 mg/dl) – zunehmende Selengehalte im Vollblut gefunden (Zunahme im Plasma als Trend). Bei Typ-1-Diabetikern wurde zwischen Selen- und Cholesterin- bzw. Triglyzeridwerten keine Beziehung festgestellt. Julius et al. [1993] finden bei Typ-2-Diabetikern ebenfalls eine positive Korrelation zwischen den Konzentrationen an Triglyzeriden und Selen im Plasma. Cser et al. [1993] beobachten bei gesunden Kindern Beziehungen zwischen Triglyzerid- bzw. Cholesterin- und Selenwerten im Plasma. Bei hohen Konzentrationen an Triglyzeriden besteht wahrscheinlich auch ein hoher Bedarf an Glutathionperoxidase zur Reduktion von Hydro- und Lipidperoxyden. Die bei höheren Triglyzeridspiegeln beschriebenen höheren Selenkonzentration könnten als Ausdruck einer höheren Aktivität der selenhaltigen Glutathionperoxidase gewertet werden und damit als verbesserter Schutz vor

Radikalbildung. Dieser Zusammenhang ist vor allem bei den untersuchten Typ-2-Diabetikern mit z. T. sehr hohen Triglyzeridspiegeln von Bedeutung, während bei den gesunden Erwachsenen der Normalbereich von Cholesterin und Triglyzeriden nur geringfügig überschritten wurde.

Alkohol- und Nikotinkonsum: Gesunde Erwachsenen, die Alkohol in mäßigen Mengen tranken, hatten höhere Selenkonzentrationen im Plasma als abstinente Probanden (+10,2%). Durch Nikotingenuß wurde kein Effekt auf die Selenwerte beobachtet. Bei Typ-1-Diabetikern wurde weder durch Alkohol- noch durch Nikotinkonsum ein Einfluß festgestellt. Auch andere Untersucher stellen keine Unterschiede in den Plasmakonzentrationen zwischen Rauchern und Nichtrauchern fest, bei Probanden mit mäßigem Alkoholkonsum werden jedoch ebenfalls erhöhte, aber auch unveränderte und verminderte Selenkonzentrationen gefunden [Alfthan et al., 1996; Robberecht et al., 1994]. Möglicherweise kommt es durch regelmäßige Zufuhr geringer Mengen an Alkohol, dessen Entgiftung mit einem hohen Anfall an Radikalen verbunden ist, entsprechend der zunehmenden Aktivität der Alkoholdehydrogenase auch zu einer höheren Bereitstellung der Glutathionperoxidase. Alkohol selbst hat wahrscheinlich wenig Einfluß auf den Selenstatus, während sekundär ein chronischer Abusus häufig zur verminderten Nahrungsaufnahme führt, vor allem aber zur Einschränkung der Leberfunktion.

4.2.3.3 Gegenüberstellung von Vergleichs- und Diabetikergruppen

Gegenüber gesunden Erwachsenen waren die Selenkonzentrationen (s. 3.3.3)

- bei Typ-1-Diabetikern im Vollblut geringfügig vermindert (Abbildung 20),
- bei Typ-2-Diabetikern unverändert (Abbildung 21),
- bei Typ-2a-Diabetikern unverändert und
- bei Typ-2b-Diabetikern im Plasma erhöht.

Im Vergleich zu gesunden Kindern lagen die Selengehalte

- bei diabeteskranken Kindern im Vollblut tendenziell niedriger.

Ruiz et al. [1998] und Faure et al. [1993a] berichten von verminderten Selenkonzentrationen und verminderten Aktivitäten der Glutathionperoxidase im Plasma von Typ-1-Diabetikern gegenüber gesunden Kontrollen, während die Selenwerte von Typ-2-Diabetikern und Kindern mit Diabetes gegenüber den entsprechenden Vergleichsgruppen in Arbeiten von Meißner et al. [1994] und Cser et al. [1993] erhöht sind. Plecko [1999] beobachtet bei Typ-2-Diabetikern ebenfalls erhöhte Selenkonzentrationen in Vollblut, Plasma und Erythrozyten. Die höheren Selenwerte im Plasma können jedoch nicht im Sinne einer verbesserten Effizienz des Radikalfängersystems gewertet werden, da die Verteilung der plasmatischen Selenoproteine zwischen Diabetikern und Gesunden sich nicht in der Glutathionperoxidase (24 ± 6%) und im Selenoprotein P (64 ± 6%) unterscheidet, wohl aber in einem höheren albumingebundenen Selenanteil (12 ± 5% gegenüber 8 ± 6%). Der Einbau von Selenomethionin aus proteinreicher Nahrung in Albumin ist unspezifisch, das Element ist nicht mehr mobilisierbar und sein Gehalt daher ohne Bedeutung. Falls bei den hier untersuchten Typ-1-Diabetikern (Kindern und Erwachsenen) der unspezifisch gebundene Selenanteil im Plasma ebenfalls erhöht sein sollte, gewinnt die geringfügige Verminderung der Vollblutkonzentration gegenüber Gesunden zusätzlich an Bedeutung, da die Aktivitätseinschränkung selenhaltiger Enzyme eventuell noch ausgeprägter ist. Bei Typ-2b-Diabetikern war der Selengehalt im Plasma erhöht, nach den Ergebnissen von Plecko [1999] scheint dieser Unterschied für die Patienten jedoch keinen Vorteil darzustellen.

4.2.3.4 Beziehungen zu klinischen Daten bei Diabetikergruppen

Diabetesdauer und –einstellung: Bei Erwachsenen und Kindern mit Typ-1-Diabetes war weder die Diabetesdauer noch die Diabeteseinstellung mit den Selenkonzentrationen in den Fraktionen des Vollbluts assoziiert (3.4.3). Der Selengehalt in Erythrozyten von Typ-2-Diabetikern nahm mit zunehmenden Fruktosaminkonzentrationen zu (ähnliche Beziehung mit HbA_{1c}-Werten als Trend). Ruiz et al. [1998] ermitteln bei 150 Typ-1-Diabetikern abnehmende Selenkonzentrationen im Plasma bei zunehmenden HbA_{1c}-Werten. Srinivasan et al. [1996] beobachten bei Zunahme der Nüchtern-Plasma-Glukose eine Zunahme der Peroxidation von Lipiden sowie eine Abnahme der antioxidativ wirksamen Glutathionperoxidase im Plasma. Plecko [1999] dagegen beschreibt eine höhere Aktivität der Glutathionperoxidase in Erythrozyten, nicht aber im Plasma, und ebenfalls eine höhere Fettsäureoxidation bei Typ-2-Diabetikern. Die hier bei Typ-2-Diabetikern beobachtete positive Beziehung zwischen Selengehalten in Erythrozyten und Fruktosamin- und HbA_{1c}-Werten könnte daher auf eine zunehmende Kapazität der antioxidativen Abwehr bei einem zunehmend höheren oxidativen Streß (durch eine schlechtere Stoffwechseleinstellung) hindeuten. Diese Anpassung findet möglicherweise zuerst auf der zellulären Ebene statt.

Klinische Befunde und Medikamente: Bei Typ-1-Diabetikern hatte eine Hypertonie keinen Einfluß auf die Selenkonzentrationen. Die Selenwerte im Vollblut von Typ-1-Diabetikern mit beginnender oder manifester Nephropathie lagen gegenüber Patienten ohne diese Erkrankung mit vergleichbarem Alter und vergleichbarer Diabeteseinstellung um 11,1% niedriger (Abnahme im Plasma als Trend) (Abbildung 30). Bei Typ-2-Diabetikern mit beginnender oder manifester Nephropathie wurden ebenfalls verminderte Selengehalte in Vollblut und Plasma beobachtet. Mit zunehmender Kreatininkonzentration und zunehmender Albuminurie nahm bei diesen Patienten der Selengehalt im Plasma jeweils ab (Abnahme im Vollblut als Trend). Bei Typ-2-Diabetikern mit Hypertonie wurden verminderte Selengehalte im Plasma festgestellt. Die Ergebnisse von Marchante-Gayôn et al. [1996] und Foote et al. [1987] zeigen verminderte Selenkonzentrationen im Plasma von Patienten mit chronischem Nierenversagen. Die Ursache dafür wird in einer eingeschränkten Zufuhr von Proteinen – dem wichtigsten Selenlieferanten des Menschen – gesehen. Oster et al. [1990] schließen aus der Selen-Clearance gesunder Erwachsener, daß Selenverluste via Urin durch renale Proteinverluste entstehen könnten. Die vorliegende Arbeit zeigt bei beiden Diabetestypen einen deutlichen Zusammenhang zwischen einem verminderten Selenstatus und einer Nephropathie, einer durch Gefäßveränderungen entstandenen Hypertonie und einem renalen Verlust an Albumin. Eine besondere Bedeutung haben Selenverluste über die Niere für Typ-2b-Diabetiker: bei 58 % dieser Patienten lag neben der Nephropathie auch eine Makroangiopathie vor (Bewertung s. u.: Folgeerkrankungen).

Folgeerkrankungen: Die Selenkonzentrationen von Typ-1- und Typ-2-Diabetikern mit ausschließlicher Mikro- oder Neuropathie zeigten keine Unterschiede gegenüber Patienten ohne Folgeerkrankungen. Bei Typ-2-Diabetikern mit Makroangiopathie (n=7) oder mehr als 2 Folgeerkrankungen (n=48) – mit jeweils vergleichbarem Alter und vergleichbarer Diabeteseinstellung zur Gruppe der Patienten ohne Komplikationen (n=17) – wurden in Vollblut und Plasma verminderte Selengehalte beobachtet (Abbildung 31) (Typ-1-Diabetiker mit Makroangiopathie und mit mehr als 2 Folgeerkrankungen: n<6). An über 11 000 Probanden von Salonen et al. [1982] wird ein Zusammenhang zwischen niedrigen Selenspiegeln und einem höheren Todesrisiko durch Koronare Herzkrankheit, kardiovaskuläre Erkrankungen und Infarkt beschrieben. Wilson et al. [1994] stellen bei Patienten mit akutem Infarkt gegenüber gesunden Kontrollen verminderte Selenkonzentrationen im Plasma fest, wobei die Selenwerte mit der Konzentration an Triglyzeriden und Cholesterin negativ und mit der Konzentration an HDL-Cholesterin positiv korrelieren. Die Behandlung diabetischer Ratten mit Natriumselenit führt in einer Arbeit von Battell et al. [1998] zu einer verbesserten Glukosetoleranz und – im Gegensatz zu unbehandelten Tieren – zur Bewahrung der normalen Herzfunktionen [Oster et al., 1993]. Plecko [1999] findet bei Typ-2-Diabetikern gegenüber Kontrollen eine deutlich erhöhte Lipidperoxidation, die innerhalb der Diabetikergruppe bei Patienten mit Folgeerkrankungen weiter erhöht war. Diese Ergebnisse bestätigen die höhere radikalinduzierte Peroxidation von Lipiden bei Diabetes mellitus. Da einerseits die Oxidation von LDL-Partikeln eine wichtige Rolle in der verstärkten Entwicklung einer Makroangiopathie bei Diabetes mellitus spielt [Ross, 1993] und andererseits Selenwerte im Plasma bis zu einer Konzentration von 1,27 µmol/l mit der Aktivität der Glutathionperoxidase korrelieren (Oster, 1992], führen die hochsignifikant um bis zu 25% verminderten Selenwerte bei den untersuchten Diabetikern mit ausschließlicher Makroangiopathie oder mit mehr als 2 Folgeerkrankungen zu einem verminderten Schutz gegen freie Radikale.

Alle Patienten in der Gruppe mit Makroangiopathie waren Typ-2b-Diabetiker, bei etwa der Hälfte der Patienten mit Diabetes Typ 2b in der Gruppe mit mehreren Spätschäden lag sowohl Makroangiopathie als auch Nephropathie vor. Im Gegensatz zur gesamten Gruppe von 59 Typ-2b-Diabetikern, die gegenüber 59 Gesunden um 16,6% höhere Plasmawerte hatten, läßt sich für Patienten mit Folgeerkrankungen ein deutlich vermindertes antioxidatives Schutzsystem vermuten, besonders verbunden mit Auswirkungen auf die Gefäßwände. Ob nun tatsächlich die verminderten Selenspiegel entscheidend zur exzessiven Mortalität von Typ-2-Diabetikern beitragen, wurde bis heute in keiner Studie geklärt.

Metabolisches Syndrom: Adipositas, Hyperlipoproteinämie und mehr als 3 Manifestationsfaktoren zusammen hatten keinen Einfluß auf die Selenkonzentrationen von Typ-2-Diabetikern. Bei Patienten mit Hypertonie wurden im Plasma verminderte Selengehalte festgestellt (Bewertung s. o.: Klinische Befunde und Medikamente).

Therapie: Bei ausschließlicher Insulintherapie lag der Selengehalt in Vollblut und Plasma von Typ-2-Diabetikern niedriger als der von Patienten mit oraler Antidiabetikatherapie und mit einer kombinierten Therapie aus Antidiabetika und Insulin (Abbildung 32). Bei diabeteskranken Kindern bestand keine Beziehung zwischen der injizierten Tagesmenge an Insulin pro kg Körpergewicht und der Selenkonzentration. Bei den insulinabhängigen Typ-1-Diabetikern fanden sich ebenfalls verminderte Selenkonzentrationen im Vollblut.

4.2.3.5 Bewertung der Selenkonzentration bei Diabetikergruppen

Bedarf: Von einigen Autoren wird Deutschland, wie Dänemark, Ostfinnland oder Neuseeland aufgrund des niedrigen Selengehalts der Böden als „Selenmangelland“ betrachtet [Oster, 1996; Haas, 1994]. Die Selenkonzentrationen im Vollblut und Plasma liegen bei der deutschen Bevölkerung unter den Durchschnittswerten im internationalen Vergleich [Oster, 1988], von besonders hohen Plasmakonzentrationen über 1,30 µmol/l wird beispielsweise aus Norwegen und Teilen Kanadas, der USA und China berichtet [Diplock, 1993].

In Finnland erfolgt eine indirekte „Selensupplementation“ durch eine Addition von Selen zum Dünger [Alfthan et al., 1996]. In der Europäischen Union ist eine Anreicherung des Futters mit Selenit erlaubt, was besonders beim Kraftfutter für Geflügel und Schweine Anwendung findet [Biesalski et al., 1997]. Eine ausreichende Zufuhr an Selen kann durch die in Deutschland übliche gemischte Kost (mit einem Proteinanteil von über 15%) erreicht werden, da der Hauptlieferant an Selen tierische Proteine sind. Die Deutsche Gesellschaft für Ernährung [1995] empfiehlt eine tägliche Zufuhr von 20 – 100 µg Selen über die Nahrung.

Zufuhr: Die tägliche Selenaufnahme der Probanden in der Region Stuttgart wurde in einem Vorversuch bei 25 gesunden Erwachsenen durch die Interviewmethode erhoben (s. 4.2.1.5); sie lag bei 44 ± 15 µg Selen pro Tag. In Übereinstimmung dazu ermittelt Oster [1996] eine tägliche Selenzufuhr von 47µg bei Männern und von 38 µg bei Frauen. Damit sollte eine ausreichende Versorgung garantiert sein. Bei besonderen Ernährungsformen, z. B. bei Veganern, sind niedrige Selenspiegel zu beobachten. Eine therapeutische Intervention ist erst dann angezeigt, wenn die Selenkonzentrationen im Plasma auf <0,63 µmol/l abfallen [Oster et al., 1995]. In der vorliegenden Arbeit wurden bei 378 gesunden Erwachsenen 15 Plasmakonzentration <0,63 µmol/l festgestellt, bei 95 Typ-1-Diabetikern lagen die Konzentrationen von 10 und bei 103 Typ-2-Diabetikern von 5 Patienten unter diesem Wert.

Es wird vermutet, daß Selen als Bestandteil der Glutathionperoxidase radikalinduzierte Kettenreaktionen, die zu DNA-Schäden führen, reduzieren kann. Daher wurde in den letzten Jahren in zahlreichen Studien ein Zusammenhang zwischen einer (niedrigen) Selenkonzentration und der Entstehung von Karzinomen untersucht. Bei Kindern werden beispielsweise verminderte Selengehalte im Plasma in Abhängigkeit vom Krankheitsstadium einer Tumorerkrankung [Wasowicz et al., 1994] sowie vor und während einer Chemotherapie [Cser et al., 1998] festgestellt. Abnehmende Selenspiegel im Plasma werden auch bei Patienten mit malignen Erkrankungen und Sepsis festgestellt, wobei die Konzentrationen an Selen und C-reaktivem Protein negativ korrelieren und sich nach dem inflammatorischen Prozeß wieder normalisieren [Fells et al., 1997]. In Venezuela zeigen sich zwischen Gebieten mit einer hohen und einer niedrigen Inzidenz an Magenkarzinomen keine Unterschiede in der Selenversorgung der Populationen [Negretti de Brätter et al., 1998]. Eine multizentrische doppelblinde Interventionsstudie an 1312 Probanden über 5 Jahre beobachtet hingegen nach Selensupplementation eine um 39% verringerte Inzidenz an malignen Erkrankungen und eine um 48% verringerte Mortalität bei Lungen-, Prostata-, Kolon- und Rektumkarzinomen [Combs et al., 1997]. Dennoch kann aus dieser Beobachtung keine generelle „Krebsprophylaxe" durch Selen abgeleitet werden [Biesalski et al., 1997].

Versorgung von Diabetes Typ 1 und 2: Die Selenkonzentrationen im Vollblut von Typ-1-Diabetikern (Kindern und Erwachsenen) waren gegenüber den entsprechenden Vergleichsgruppen vermindert, diese Beobachtungen werden von anderen Arbeitsgruppen bestätigt [Ruiz et al., 1998; Faure et al., 1993a]. Die Unterschiede waren in der vorliegenden Untersuchung jedoch gering. Eine altersabhängige Verminderung der Selenwerte wurde nicht gefunden, wobei jedoch die Altersspanne von Typ-1-Diabetikern gegenüber erwachsenen Gesunden und Typ-2-Diabetikern geringer war. Es kann dennoch angenommen werden, daß bei den untersuchten Typ-1-Diabetikern kein ausgeprägter Selenmangel vorliegt, da bei etwa 90 % der Patienten eine Plasmakonzentration von >0,63 µmol/l festgestellt wurde und 10 % der Werte nur geringfügig unter diesem Richtwert lagen. Bei Typ-2-Diabetikern wurden keine Veränderungen im Vergleich zu gesunden Erwachsenen beobachtet, während andere Arbeiten von höheren Selenkonzentrationen im Plasma dieser Patienten berichten [Plecko, 1999; Meißner et al., 1994]. Eine Speziationsanalyse zeigte jedoch keinen Unterschied im Anteil an Selen in der Glutathionperoxidase: die höheren Gehalte waren unspezifisch in Albumin eingebaut [Plecko, 1999]. Ab einem Alter von etwa 60 Jahren nahmen die Selenkonzentrationen in Vollblut und Plasma ab. Dieses Ergebnis wird in Literaturangaben bestätigt [Lombeck et al., 1989]. Ursache ist wahrscheinlich eine altersbedingt verminderte Nahrungsaufnahme und eine allgemein verminderte Enzymaktivität, die durch eine verminderte Selenversorgung in selenabhängigen Enzymen weiter eingeschränkt ist.

Obwohl Altersstruktur und Diabeteseinstellung der Patienten mit und ohne Folgeerkrankungen in etwa vergleichbar waren, zeigten Typ-1- und Typ-2-

Diabetiker mit beginnender oder manifester Nephropathie gegenüber Patienten ohne diese Erkrankung deutlich verminderte Selenkonzentration im Plasma. Die Abnahme der Selenwerte korrelierte mit zunehmenden Kreatininkonzentrationen und Albuminurie bei Typ-2-Diabetiken, ebenfalls zeigten Hypertoniker verminderte Selenspiegel. Diese Beziehungen weisen hin auf einen linearen renalen Verlust an Selen hin mit zunehmender Einschränkung der Nierenfunktion durch Proteinverlust. Zusammen mit einer restriktiven Eiweißzufuhr bei Nephropathie ergibt sich für die betroffenen Patienten die Gefahr, einen Selenmangel zu entwickeln, vor allem mit zunehmendem Alter. Bestätigt wird diese Vermutung durch Beobachtungen von Kähler et al. [1993]: bei Typ-1- und Typ-2-Diabetikern mit Folgeerkrankungen kam es nach einer 3-monatigen Behandlung mit 100 µg Natriumselenit pro Tag zu einer Verminderung der thiobarbitursäurereaktiven Substanzen im Plasma (entspricht der Abnahme an oxidativem Streß), einer Verminderung der Albuminurie und einer Verbesserung der Symptome der Neuropathie.

In der Gruppe der Typ-2-Diabetiker mit ausschließlicher Makroangiopathie oder mit mehr als 2 Folgeerkrankungen wurden gegenüber Patienten ohne Folgeerkrankungen mit vergleichbarem Alter und vergleichbarer Diabeteseinstellung verminderte Selenkonzentrationen in Vollblut und Plasma ermittelt. Einerseits wird von mehreren Autoren ein Zusammenhang zwischen niedrigen Selenspiegeln und einem Risiko für kardiovaskuläre Schädigung beobachtet [beispielsweise Wilson et al., 1994; Salonen et al., 1982], andererseits wird eine höhere radikalinduzierte Peroxidation von Lipiden bei Diabetes mellitus bestätigt, die bei Patienten mit Folgeerkrankungen zunimmt [Plecko, 1999]. Die biochemische Erklärung für diese Beobachtungen liegt möglicherweise in einem verminderten Radikalfängersystem durch eine verminderte Aktivität der selenhaltigen Glutathionperoxidase mit einem gleichzeitig erhöhten oxidativen Streß. Dadurch kommt es neben einer vermehrten Peroxidation von Membranlipiden, was beispielsweise zu einer Schädigung des Gefäßendothels führt [Wolff, 1990], zu einer vermehrten Oxidation von LDL-Partikeln, was dann die verstärkte Entwicklung einer Makroangiopathie bei Diabetes mellitus weiter begünstigt [Ross, 1993]. Zweifelsohne entsteht eine Makroangiopathie auf dem Boden eines metabolischen Syndroms. Doch auch ein Zusammenhang zwischen einem Selenmangel und dem Krankheitsbild erscheint auf der molekularen Ebene eindeutig, nicht bewiesen ist damit jedoch die Frage nach der Ursache oder Folge: tritt zuerst die Erkrankung oder das Selendefizit auf? Da altersabhängig der Selenstatus abnimmt und die Entwicklung von Folgeerkrankungen zunimmt, und da Kähler et al. [1993] durch Selensupplementation Verbesserung der Symptome der Neuropathie und Nephropathie beobachten, könnte eine Untersuchung von langfristigen Selengaben bei Patienten mit Makroangiopathie zu einer Lösung dieser Fragestellung führen. Bis heute ist nämlich unklar, ob allein das metabolische Syndrom die Ursache für die erhöhte Mortalität und Morbidität dieser Patienten ist, oder ob weitere Faktoren wie beispielsweise ein Mangel an Selen zur beschleunigten Entwicklung der Arteriosklerose beitragen.

4.2.4 Zink

4.2.4.1 Konzentration in den Fraktionen des Vollbluts

In der Vergleichsgruppe der Erwachsenen wurden mittlere Zinkkonzentrationen von 13,3 (11,9 – 14,9) µmol/l im Plasma gefunden (Werte: Tabelle 34). Diese Plasmakonzentrationen stehen in Übereinstimmung mit den Angaben von Terwolbek et al. [1992] und Antila et al. [1992], die Konzentrationen in Erythrozyten mit den Werten von Önder et al. [1996] und Milne et al. [1985]. Im Gegensatz zu anderen Spurenelementen finden sich für Zink auch mehrere Arbeiten mit Vergleichswerten für die Fraktionen des Vollbluts (Tabelle 52). Die Zinkgehalte in Leukozyten entsprechen den Daten von Schmitt et al. [1993], die eine ähnliche Dichtegradientenzentrifugation zur Isolierung der Blutzellen durchführten. Niedrigere Literaturangaben werden für Zinkwerte in Thrombozyten und z. T. in beiden Leukozytentypen beschrieben.

Der hohe Zinkgehalt in Leukozyten in der vorliegenden Arbeit deutet auf eine mögliche Verunreinigung der Leukozytensuspensionen durch Thrombozyten hin. Der Vergleich der errechneten mit der gemessenen Zinkkonzentration im Vollblut ergab jedoch eine Abweichung von nur 7,8 ± 10,7% für die Aufsummierung der Fehler aller 5 Fraktionen des Vollbluts (Abbildung 4). Falls nicht die Bezugsgröße, nämlich die Vollblutkonzentration, falsch bestimmt wurde, was bei einer Wiederfindung von 95% – 102% (Tabelle 15) nicht angenommen werden muß, kann davon ausgegangen werden, daß die ermittelten Ergebnisse dieser Arbeit den Kupfergehalt in Thrombozyten und Leukozyten gut wiedergeben. Damit betrug der Zinkgehalt der beiden Leukozytenarten etwa das 25-fache der Werte in Thrombozyten und Erythrozyten.

Tabelle 52: Vergleichswerte für Zinkkonzentrationen von gesunden Erwachsenen (als Mittelwert ± Standardabweichung) (PMN- und MN-Leukozyten: polymorph- und mononukleäre Leukozyten)

Untersucher	Vollblut	Plasma	Erythrozyten	Thrombozyten	PMN-Leukozyten	MN-Leukozyten
Dimension	nmol/l	nmol/l	nmol/10^9 Zellen	nmol/10^9 Zellen	nmol/10^9 Zellen	nmol/10^9 Zellen
Milne, 1985			0,0174 ± 0,0015	0,0074 ± 0,0028	0,114 ± 0,035	0,078 ± 0,017
Terwolbek 1992		13,3 ± 1,7				0,146 ± 0,044
Antila 1992		13,4 ± 2,5			0,072 ± 0,023	0,106 ± 0,037
Schmitt, 1993	71 ± 11,9	16,3 ± 4,8	0,013 ± 0,001	0,0095 ± 0,0060	0,40 ± 0,31	0,39 ± 0,16
Williams, 1995					0,109[1] 0,094 - 0,128	0,158[1] 0,137 - 0,181
Önder, 1996			0,0175 ± 0,040		0,560 ± 0,023[2]	
Diese Studie	94B[3] 79 -105	13,3[3] 11,9 -14,9	0,0182[3] 0,0150-0,0210	0,0186[3] 0,0122-0,0280	0,410[3] 0,275 - 0,748	0,473[3] 0,310 - 0,673

[1] Vertrauensbereich
[2] PMN- und MN-Leukozyten zusammen
[3] Median; 1. – 3. Quartil

Aufgrund der – im Verhältnis zu den anderen Zellarten – relativ hohen Erythrozytenzahl lag der Anteil von Zink in diesen Zellen bezogen auf den Gesamtzinkgehalt des Vollblut mit 84,0% am höchsten. Der extrazelluläre Gehalt betrug 8,7%, der Anteil in Thrombozyten 4,5%, in polymorph- und mononukleäre Leukozyten 1,8% bzw. 1,0% (Abbildung 9). Bei gesunden Kindern war im Vergleich zu gesunden Erwachsenen der Zinkgehalt in Plasma, Erythrozyten und Leukozyten vermindert und in Thrombozyten um 69,2% erhöht. Von allen Typ-1-Diabetikern hatten Kinder ebenfalls geringere Zinkkonzentrationen im Plasma als Erwachsene, aber geringfügig höhere Zinkgehalte im Vollblut sowie deutlich höhere in Thrombozyten (+132,8%). Pro Liter Vollblut lag der relative Zinkanteil in Thrombozyten bei Kindern gleich hoch (jeweils 9,5% bei gesunden und diabeteskranken Kindern) und etwa doppelt so hoch wie bei Erwachsenen.

4.2.4.2 Beziehungen zu personenspezifischen Daten

Geschlecht: Bei gesunden Frauen wurden gegenüber gesunden Männern um 8,2% und um 10,0% niedrigere Zinkkonzentrationen in Vollblut und Plasma ermittelt, während bei gesunden Kindern, diabeteskranken Kindern und Typ-1- und Typ-2-Diabetikern keine Geschlechtsunterschiede in den Zinkkonzentrationen beobachtet wurden (s.3.2.5.4). Für die Geschlechtsabhängigkeit der Zinkwerte im Serum/Plasma besteht zumeist Übereinstimmung: niedrigere Normalbereiche für erwachsene Frauen finden sich in anerkannten Standardwerken für die klinische-chemische Diagnostik [Brätter et al., 1997; Dörner et al., 1992]. Bei Typ-2-Diabetikern beobachten auch Julius et al. [1993] keinen Geschlechtseinfluß auf die Zinkkonzentrationen im Plasma. Eine Erklärung für die fehlende Geschlechtsspezifität bei Diabetikern könnte darin liegen, daß der Einfluß des diabetischen Stoffwechsels auf die Zinkwerte stärker ist als der Einfluß des Geschlechts.

Alter und Body Mass Index: Bei gesunden Erwachsenen wurden mit zunehmendem Alter abnehmende Zinkkonzentrationen in Vollblut, Erythrozyten und polymorphnukleären Leukozyten beobachtet. Bei gesunden und diabeteskranken Kinder kam es zur altersabhängigen Zunahme der Zinkwerte in Vollblut und Erythrozyten und Abnahme in Leukozyten. Bei Typ-1-Diabetikern nahmen die Zinkkonzentrationen in Vollblut, Erythrozyten und Thrombozyten altersbedingt ab und im Plasma zu, bei Typ-2-Diabetikern fand sich ein verminderter Zinkgehalt in polymorphnukleären Leukozyten als Trend. Zwischen Body Mass Index und Zinkgehalten ergaben sich negative Beziehungen: bei gesunden Erwachsenen für polymorphnukleäre Leukozyten, bei gesunden Kindern für Plasma und bei diabeteskranken Kindern für Leukozyten.

Antila et al. [1992] stellen bei gesunden Erwachsenen ebenfalls keine Beziehung zwischen Alter und Zinkkonzentrationen in Plasma fest, aber auch keinen altersabhängigen Zusammenhang zum Gehalt in polymorph- und mononukleären Leukozyten. Melchior et al. [1989] finden bei Typ-1-Diabetikern keine Korrelation zwischen Alter oder Body Mass Index und Zinkwerten im Plasma. Takakura [1998] dagegen ermittelt in Übereinstimmung mit den vorliegenden Ergebnissen bei gesunden Erwachsenen – nicht aber bei Typ-2-Diabetikern – mit zunehmendem Alter abnehmende Zinkkonzentrationen in polymorph- und mononukleären Leukozyten. Eine altersbedingte Abnahme der kupfer-/zinkhaltigen Superoxiddismutase in Erythrozyten wird von Ceballos-Picotet al. [1992] beschrieben. Ein Einfluß der Körpermasse auf die Zinkspiegel im Plasma fehlt in der Arbeit von Hocke et al. [1995], während Chen et al. [1996] nach Zinksupplementation bei Mäusen mit einer nahrungsinduzierten Fettsucht eine Zunahme des Körperfetts um ca. 19% erhalten. Di Martino et al. [1993] finden verminderte Zinkkonzentrationen im Plasma bei Patienten mit Fettsucht und eine Normalisierung der Werte nach einer Diät und erklären diese Befunde mit der Beziehung der Zinkwerte zum anabolen und katabolen Stoffwechsel bei Fettsucht.

Ein Zinkmangel im Alter wird verursacht durch eine verminderte Zinkzufuhr, einen Abbau der Zinkreserven und eine verminderte Muskelmasse – die Skelettmuskulatur enthält ca. 60% des Körperbestands an Zink – und geht häufig mit einer Einschränkung immunologischer Reaktionen einher [Kruse-Jarres, 1997b]. Ähnliche Symptome, die mit einem Zinkdefizit assoziiert sind, werden vielfach auch mit zunehmendem Alter beobachtet, beispielsweise verzögerte Wundheilung, Mangel an T-Lymphozyten, Impotenz und Geschmacksveränderungen. Ein möglicherweise altersbedingt entstehender Zinkverlust läßt sich nicht durch die Zinkkonzentration im Plasma – das weniger als 1% des Körperzinks aufweist – nachweisen [Canfield et al., 1984). Die hier bei gesunden Erwachsenen und Typ-2-Diabetikern mit zunehmendem Alter einhergehende Abnahme der Zinkkonzentrationen von polymorphnukleären Leukozyten könnten auf einen verminderten Zinkstatus bei älteren

Menschen hindeuten, zumal bei Wundheilungsstörungen weniger der Zinkgehalt im Plasma als der Gehalt in polymorphnukleären Zellen relevant ist. Die altersabhängige Abnahme der Zinkwerte in Leukozyten zeigt sich allerdings schon im Kindesalter (bei gesunden und diabeteskranken Kindern). Die bei Diabetes Typ 1 beobachtete altersbedingte Abnahme der Zinkkonzentrationen in Vollblut, Erythrozyten und Thrombozyten und die Zunahme im Plasma kommen möglicherweise durch eine Umverteilung des Elements aus den Zellen ins Plasma zustande.

Cholesterin und Triglyzeride: Bei gesunden Erwachsenen wurde keine Beziehung zwischen Cholesterin- und Zinkwerten festgestellt, während bei Typ-1-Diabetikern die Cholesterin- mit dem Zinkkonzentrationen in Thrombozyten negativ verbunden waren und bei Typ-2-Diabetikern die LDL-Cholesterin- mit den Zinkwerten in Plasma bzw. polymorphnukleären Leukozyten negativ assoziiert waren. Mit zunehmenden Triglyzeridkonzentrationen nahmen die Zinkwerte bei der Vergleichsgruppe im Vollblut ab sowie bei der Gruppe mit Diabetes Typ 2 in Erythrozyten ab und in mononukleären Leukozyten zu.

In einer Untersuchung von Meißner et al. [1994] findet sich bei Typ-2-Diabetikern keine Beziehung zwischen Triglyzerid- und Zinkspiegeln. Wie Makun [1995] beobachtet, sind Cholesterin- bzw. Triglyzeridkonzentrationen einer Gruppe von 500 gesunden Erwachsenen negativ mit den Zinkwerten im Plasma korreliert. Raz et al. [1989] beschreiben bei Typ-1- und Typ-2-Diabetikern eine negative Korrelation zwischen Cholesterin- und Zinkgehalten nicht nur im Plasma sondern auch in Leukozyten. Bei Kaninchen mit Hyperlipidämie führen Zinkgaben zu verminderten Konzentrationen an Triglyzeriden, Cholesterin und LDL-Cholesterin [Vijaya et al., 1996b], auch in histologischen Verbesserungen zeigt sich der positive Einfluß einer Zinksupplementation auf arteriosklerotische Veränderungen. Hiller et al. [1994] beobachten bei 778 gesunden Erwachsenen, daß – genau umgekehrt – hohe Zinkkonzentrationen mit hohen Konzentrationen an Cholesterin, LDL-Cholesterin und Triglyzeriden assoziiert sind.

Alkohol- und Nikotinkonsum: Bei gesunden Erwachsenen und Typ-1-Diabetikern (mit jeweils vergleichbarem Alter der Kollektive) zeigten sich durch mäßigen Alkoholkonsum keine Effekte auf die Zinkkonzentrationen. In der Vergleichsgruppe – nicht aber in der Diabetikergruppe – hatten Raucher gegenüber Nichtrauchern um durchschnittlich 43,0% verminderte Zinkgehalte in polymorphnukleären Leukozyten. Bei Rauchern wurden in polymorphnukleären Leukozyten nicht nur geringere Zinkkonzentrationen sondern auch geringere Chrom- und Kupferkonzentrationen und eine höhere Anzahl an polymorphnukleären Leukozyten beobachtet. Durch die negative Beziehung zwischen Zellzahl und Elementgehalt in diesen Zellen ist der in polymorphnukleären Leukozyten lokalisierte Anteil der Spurenelemente im Vollblut von Rauchern dem Bestand von Nichtrauchern angeglichen. Da die Abnahmen für die Elemente pro Zelle jedoch zwischen 40% und 50% lagen und die Zunahme für die Anzahl an Zellen nur bei 11,5%, ergibt sich nicht nur eine absolute Verringerung des Elementgehalts pro Zelle, sondern auch eine relative Verringerung pro Liter Vollblut in polymorphnukleären Leukozyten. Die beobachtete Abnahme aller 3 Elemente wird durch die positive Beziehung zwischen dem Chrom-, Kupfer- und Zinkgehalt in polymorphnukleären Leukozyten untermauert (Abbildung 14). Die bei Rauchern verminderte Spurenelementkonzentration in polymorphnukleäre Leukozyten deutet auf verminderte Enzymaktivitäten in diesen Zellen hin, was u. a. eine Einschränkung der Immunfunktionen zur Folge hat.

4.2.4.3 Gegenüberstellung von Vergleichs- und Diabetikergruppen

Gegenüber gesunden Erwachsenen waren die Zinkkonzentrationen (s. 3.3.4)

- bei Typ-1-Diabetikern im Plasma erhöht sowie in Thrombozyten (hier: nicht signifikant) und beiden Leukozytenarten vermindert (Abbildung 22),
- bei Typ-2-Diabetikern in Vollblut, Plasma, Thrombozyten und polymorph- und mononukleären Leukozyten (hier: nicht signifikant) erhöht,
- bei Typ-2a-Diabetikern in Plasma, polymorph- und mononukleären Leukozyten erhöht,

- bei Typ-2b-Diabetikern in Vollblut, Plasma, Thrombozyten und polymorph- und mononukleären (hier: als Trend) Leukozyten erhöht.

Im Vergleich zu gesunden Kindern waren die Zinkgehalte

- bei diabeteskranken Kindern in den Fraktionen des Vollblut nicht verändert.

Die Literaturangaben über die Veränderungen von Zinkkonzentrationen im Plasma bei Diabetes mellitus sind sehr widersprüchlich. So finden Pai et al. [1998] etwa verminderte Zinkgehalte bei Typ-1- und Typ-2-Diabetikern in Plasma, Thrombozyten, polymorph- und mononukleären Leukozyten und Raz et al. [1989] bei Typ-1-Diabetikern geringere Werte in Plasma, Erythrozyten und Leukozyten. Meißner et al. [1994] und Julius et al. [1993] beobachten jeweils geringere Zinkkonzentrationen im Plasma bei Typ-2-Diabetikern gegenüber einer Vergleichsgruppe. Mocchegiani et al. [1989] beschreiben bei Typ-1-Diabetikern – neben einer verminderten Plasmakonzentration – durch einen peripheren Defekt in der Zinksättigung auch eine verminderte Konzentration an Thymulin, dem biologisch aktiven Thymushormon. Sie vermuten in dieser Verminderung die Ursache für die bei diesen Patienten häufig assoziierten immunologischen Abnormalitäten. Keine Unterschiede im Plasma beobachten Ruiz et al. [1998] und Kiilerich et al. [1990] zwischen Gesunden und Typ-1-Diabetikern trotz der Hyperzinkurie der Patienten. Erhöhte Zinkplasmawerte, aber eine unveränderte Aktivität der Superoxiddismutase ermitteln Walter et al. [1991] bei Typ-1- und Typ-2-Diabetikern. Plecko [1999] vermutet, daß die von ihm ermittelten höheren Zinkgehalte in Plasma und Erythrozyten bei Typ-2-Diabetikern mit einem höheren antioxidativen Potential durch eine zinkinduzierte Metallothioneinproduktion in Zusammenhang stehen. Gerade in Erythrozyten ergaben sich jedoch bei den hier untersuchten Diabetikergruppen geringe (und nicht signifikante) Unterschiede im Zinkgehalt. In Übereinstimmung mit einigen Studien fanden sich bei Typ-1-Diabetikern verminderte Gehalte in Leukozyten, bei Typ-2-Diabetikern lagen die Plasma-, Thrombozyten- und auch die Leukozytenkonzentrationen höher als bei gesunden Erwachsenen. Die Veränderungen in den Zinkkonzentrationen manifestieren sich jedoch erst im höheren Alter oder nach einer längeren Diabetesdauer, denn zwischen gesunden und diabeteskranken Kindern wurde kein Unterschied in den Fraktionen des Vollbluts gefunden.

4.2.4.4 Beziehungen zu klinischen Daten bei Diabetikergruppen

Diabetesdauer und –einstellung: Bei Typ-1-Diabetikern fanden sich mit zunehmender Diabetesdauer deutlich niedrigere Zinkkonzentrationen in Vollblut und Thrombozyten und bei Typ-2-Diabetikern niedrigere Zinkwerte im Vollblut (ähnliche Beziehungen für alle Fraktionen des Vollbluts als Trend, s. 3.4.4). Bei Kindern mit Diabetes wurde kein Zusammenhang zwischen Diabetesdauer und Zinkgehalten festgestellt. Die Diabeteseinstellung – nach HbA_{1c}-Werten und Fruktosaminkonzentration – hatte bei Typ-1 und Typ-2-Diabetikern keinen Einfluß auf die Zinkwerte in den Fraktionen des Vollbluts. Die Zinkkonzentrationen in mononukleären Leukozyten von 6 Patienten mit Hyperinsulinismus lagen gegenüber 9 Patienten mit Insulinmangel um 53% niedriger (Abbildung 33). Mit zunehmenden HbA_{1c}-Werten war bei Kindern mit Diabetes der Zinkgehalt im Vollblut erhöht und mit zunehmenden Fruktosaminkonzentration der Zinkgehalt in Vollblut und Erythrozyten erhöht.

In Übereinstimmung mit den vorliegenden Daten stellen Ruiz et al. [1998] und Mocchegiani et al. [1989] bei Typ-1-Diabetikern sowie Julius et al. [1993] bei Typ-2-Diabetikern keinen Zusammenhang zwischen Diabeteseinstellung und Zinkkonzentrationen im Plasma fest. Raz et al. [1989] beobachten dagegen bei Patienten mit Diabetes Typ 1 und Typ 2 bei zunehmenden HbA_{1c}-Werten einen verminderten Zinkgehalt in Plasma und Leukozyten. Bei diabeteskranken Kindern finden Canfield et al. [1984] eine negative Beziehung zwischen Diabetesdauer oder –einstellung und der Plasmakonzentration und Weber et al. [1998] eine positive Beziehung zwischen HbA_{1c}-Werten und Erythrozytengehalt.

Zwischen der HbA_{1c}–Konzentration beim Diabetes mellitus und der ausgeschiedenen Zinkmenge besteht ein direkter Zusammenhang [El-Yazigi et al., 1993; McNair et al., 1982]. Brandâo-Neto et al. [1995] beobachten nach Glukosebelastung auch bei gesunden Probanden eine erhöhte renale Zinkausscheidung. Die hier untersuchten Typ-2-Diabetiker zeigten gegenüber gesunden Erwachsenen in keiner der Fraktionen des Vollbluts Anzeichen für eine Verminderung des Zinkstatus. Bei Typ-1-Diabetikern waren die Werte im Plasma gegenüber gesunden Erwachsenen erhöht aber in beiden Leukozytenarten vermindert; eine weitere Abnahme des Gehalts in diesen Zellen bei einer schlechten metabolischen Einstellung wurde jedoch nicht gefunden. Die Bewertung der Anreicherung von Zink bei hohen Fruktosaminkonzentrationen in Erythrozyten bei diabeteskranken Kindern ist durch die vorliegenden Literaturangaben nicht möglich.

Klinische Befunde und Medikamente: Eine Hypertonie hatte bei Typ-1-Diabetikern keinen Einfluß auf die Zinkkonzentrationen. Bei Patienten mit beginnender oder manifester Nephropathie waren die Zinkgehalte in mononukleären Leukozyten gegenüber Personen ohne Anzeichen dieser Erkrankung um 29,9% vermindert (Abnahme in Thrombozyten als Trend). Bei Typ-2-Diabetikern wurden mit beginnender oder manifester Nephropathie keine Unterschiede in den Zinkkonzentrationen festgestellt, es bestand keine Beziehung zwischen Kreatininkonzentrationen oder Albuminurie und Zinkwerten. Schmitt et al. [1993] stellen bei Patienten mit präterminaler und terminaler Niereninsuffizienz verminderte Zinkkonzentrationen im Plasma fest. Eine Langzeittherapie mit Diuretika hat, so beobachten Motz et al. [1995], keinen Effekt auf den Zinkgehalt der Patienten. Von einer erhöhten renalen Zinkausscheidung durch eine Proteinurie bei Typ-2-Diabetikern berichten Kinlaw et al. [1983]. Bei den hier untersuchten Typ-2-Diabetikern hatte eine eingeschränkte Nierenfunktion verbunden mit Albuminurie keinen Einfluß auf die Zinkgehalte in den Fraktionen des Vollbluts, während die bei Typ-1-Diabetikern deutlich verminderten Werte in mononukleären Leukozyten möglicherweise auf einen verminderten Zinkstatus hinweisen.

Folgeerkrankungen: Bei Typ-1-Diabetikern mit Mikro- oder Neuropathie wurden im Vergleich zu Patienten ohne Spätfolgen um 29,6% verminderte Zinkwerte in mononukleären Leukozyten ermittelt (Makroangiopathie und mehr als 2 Folgeerkrankungen: $n \leq 4$). Die Fallzahlen für Typ-2-Diabetiker mit nur einer Folgeerkrankung und Zinkbestimmungen lagen <6. Die Plasmakonzentrationen bei Patienten mit mehr als 2 Folgeschäden waren um 65,0% vermindert (n=14 bzw. n=6).

Faure et al. [1993b] stellen bei Typ-1-Diabetikern mit Retinopathie gegenüber einer Kontrollgruppe verminderte Zinkkonzentration im Plasma fest und nach Zinksupplementation einen erhöhten Zinkgehalt im Plasma, eine erhöhte Aktivität der Glutathionperoxidase und eine verminderte Lipidperoxidation. Auch Fortes et al. [1997] beschreiben nach Zinkgaben bei älteren Probanden eine verringerte Konzentration an thiobarbitursäurereaktiven Substanzen und empfehlen daher zur Prävention von altersassoziierten Erkrankungen eine Zinksupplementation bei Senioren. Bei 335 Patienten mit akutem Myokardinfarkt beobachten Singh et al. [1995] eine verminderte Zinkzufuhr und verminderte Zinkwerte im Plasma, die bei Patienten mit Komplikationen noch weiter verringert sind. In einer anderen Studie von Singh et al. [1998] an 3575 städtischen Probanden ist eine geringer Zufuhr an Zink und niedrige Serumspiegel mit einer höheren Prävalenz an Koronarer Herzkrankheit und Diabetes mellitus verbunden, außerdem mit einigen assoziierten Risikofaktoren wie Hypertonie, Hypertriglyzeridämie und gestörte Glukosetoleranz. Im Gegensatz dazu finden Wilson et al. [1994] bei Patienten mit Herzinfarkt keine unterschiedlichen Plasmakonzentrationen im Vergleich zu einer Kontrollgruppe. Eine auffällige Verminderung des Zinkgehalts in mononukleären Leukozyten zeigt sich bei Typ-1-Diabetikern mit ausschließlicher Mikro- oder Neuropathie, der Betrag ist mit der Verminderung in diesen Zellen bei Patienten mit beginnender oder manifester Nephropathie nahezu identisch.

Metabolisches Syndrom: Für Typ-2-Diabetikern mit Adipositas, ohne Hyperglykämie oder mit mehr als 3 Manifestationsfaktoren zusammen und Zinkbestimmungen fanden sich jeweils weniger als 10 Fälle. 14 Patienten mit Hyperlipoproteinämie bzw. 14 Patienten mit Hypertonie unterschieden sich in ihren Zinkkonzentrationen nicht von 22 bzw. 15 Personen ohne diese Risikofaktoren.

Therapie: Der Zinkgehalt in Erythrozyten von 12 Typ-2-Diabetikern mit einer aus oralen Antidiabetika bestehenden Therapie lag höher als der Gehalt von 7 Patienten mit einer Kombinationstherapie aus Antidiabetika und Insulin oder 9 Patienten mit einer reinen Insulintherapie (Abbildung 34). Die Fallzahlen für Angaben zur Diabetestherapie sind zu gering, als daß der Einfluß der Therapieform auf die Spurenelementkonzentration schlüssig bewertet werden könnte. Dennoch zeigen die Ergebnisse einen interessanten Aspekt: bei Patienten mit einer Therapie durch Insulin wurden die geringsten mittleren Konzentrationen an Zink in Erythrozyten und an Selen im Plasma gefunden, während der Kupfergehalt in Erythrozyten gegenüber Patienten mit Antidiabetikatherapie deutlich höher lag.

4.2.4.5 Bewertung der Zinkkonzentration bei Diabetikergruppen

Bedarf: Die Bewertung des Zinkbedarfs ist erschwert durch das Problem der Bioverfügbarkeit, die den Ernährungszustand stärker beeinflussen kann als die absolute Zinkaufnahme [Mertz, 1994]. Gute Zinklieferanten mit einer hohen Verfügbarkeit sind Fleisch, Fisch, Milch und Milchprodukte sowie Ei. Zu einem erhöhten Zinkbedarf kommt es bei Wachstum, Schwangerschaft, Stillzeit und Streß [Rimbach et al., 1996]. Ein Defizit an Zink kann entstehen durch eine verminderte Zufuhr, eine reduzierte Verfügbarkeit, durch Zinkverluste (z.B. über den Urin) und durch einen erhöhten Bedarf infolge von Grunderkrankungen, die die Zinkhomöostase stören [Schmidt et al., 1996]. So wird ein Zinkmangel beispielsweise beobachtet bei genetisch bedingter Malabsorption, Fehlernährung, Hunger, Alkoholismus, chronischen Nierenerkrankungen, verstärktem Katabolismus und bei akuten Infektionen [Kruse-Jarres, 1988]. Allerdings ist die Erhaltung des Körperstatus streng reguliert, sie erfolgt durch Resorption aus dem Gastrointestinaltrakt, Exkretion durch die Niere, Freisetzung aus dem Muskelgewebe und Sekretion ins Darmlumen [Wastney et al., 1986]. Die von der Deutschen Gesellschaft für Ernährung empfohlene tägliche Zinkzufuhr für Erwachsene liegt, von einer gemischten Kost ausgehend, bei 12 mg für Frauen und 15 mg für Männer.

Zufuhr: Die tägliche Zinkaufnahme von Probanden in der Region Stuttgart wurde in einem Vorversuch durch die Interviewmethode abgeschätzt (s. 4.2.1.5), sie lag bei einer täglichen Zufuhr von 7,0 ± 1,6 mg bei gesunden Erwachsenen und von 7,9 ± 1,3 mg bei Patienten mit Diabetes mellitus. Die Vera-Studie zeigt eine Zinkaufnahme von 9,1 mg bei Frauen und 11,2 mg bei Männern in den alten Bundesländern, die Menge ist fast identisch mit den Werten in den USA [Mertz, 1994; Kübler et al., 1993]. Mit der Duplikatmethode ermitteln Röhrig et al. [1998] im Raum Thüringen einen täglichen Zinkverzehr erwachsener Normalköstler von 6 mg Zink bei Frauen und 7,5 mg Zink bei Männern. Bei Vegetariern ist die täglich zugeführte Menge an Zink um 34% höher, die Bioverfügbarkeit durch eine phytatreiche Kost jedoch vermindert. Bei einer laktovegetarischen Diät ist die Resorption von Zink daher nicht ausreichend [Hunt et al., 1998; Knudsen et al., 1996]. Das Zinkangebot der verzehrten Trockenmasse einer gemischten Kost repräsentiert im Mittel in Deutschland ein bedarfsdeckendes Angebot, 20% der Frauen und 15% der Männer erreichen allerdings die von der WHO empfohlene Menge von 7 mg Zink pro Tag nicht [Anke et al., 1996; Sandström, 1989]. Beide Geschlechter bevorzugen mit zunehmendem Alter eine um 5 bis 8% zinkreichere Ernährung, von 1988 bis 1995 ging die Zinkzufuhr allerdings um 17 bis 19% zurück. Die Aufnahme an Zink in Deutschland ist damit marginal und sollte verbessert werden [Röhrig et al., 1998; Anke et al., 1996; Schmidt, et al., 1996].

Versorgung von Diabetes Typ 1: Im Vergleich zu gesunden Erwachsenen wurden bei Typ-1-Diabetikern im Plasma erhöhte und in beiden Leukozytenarten verminderte Zinkkonzentrationen festgestellt. Zwei Arbeitsgruppen beobachten übereinstimmend verminderte Zinkgehalte in Leukozyten [Pai et al., 1998; Raz et al., 1989], für die Konzentrationen im Plasma finden sich sowohl höhere, als auch unveränderte und geringere Angaben. Einige Autoren deuten die beobachteten verminderten Plasmagehalte durch die bei Diabetikern im Zusammenhang mit der Hyperglykämie stehende Zinkurie [Sjögren et al., 1986]. Als weitere Ursache kommen inflammatorische Prozesse in Frage, bei denen in der Leber die Metallothioneinsynthese induziert wird. Dadurch kommt es außer zu verminderten Zinkplasmagehalten auch zu erhöhten Konzentrationen an Plasmakupfer und Coeruloplasmin [Walter et al., 1991]. Für die physiologische Bewertung von <u>erhöhten</u> Plasmakonzentrationen sind in der Literatur keine Angaben zu finden. Die Diabeteseinstellung hatte – wie auch in anderen Studien beobachtet [Ruiz et al., 1998; Mocchegiani et al., 1989] – keinen Einfluß auf die Zinkwerte in den Fraktionen des Vollbluts. Da zwischen dem Ausmaß der Hyperglykämie und der ausgeschiedenen Zinkmenge ein direkter Zusammenhang besteht [El-Yazigi et al., 1993; McNair et al., 1982], könnte eine schlechte Stoffwechseleinstellung zu einem verminderten Zinkbestand bei Diabetikern führen. In der vorliegenden Untersuchung entsteht entweder kein Verlust an Zink durch die Zinkurie oder die Blutfraktionen sind nicht valide, einen verminderten Zinkstatus anzuzeigen. Mit zunehmender Diabetesdauer waren bei Typ-1-Diabetikern die Zinkkonzentrationen in Vollblut und Thrombozyten vermindert und mit zunehmendem Alter die Werte in Vollblut, Erythrozyten und Thrombozyten verringert. Weiterhin wurden bei den Patienten auch altersabhängig zunehmende Zinkgehalte im Plasma beobachtet; diese Beziehung wurde bei gesunden Erwachsenen nicht gefunden. In der Summe ist damit die Verteilung von Zink in den Blutzellen bei Typ-1-Diabetikern zugunsten des extrazellulären Raums im Vollblut verändert (durch erhöhte Plasmakonzentrationen und verminderte Leukozytengehalte gegenüber gesunden Erwachsenen). Das Element wird mit zunehmendem Alter noch weiter zugunsten des Extrazellulärraums hin verschoben. Bei Patienten mit beginnender oder manifester Nephropathie und mit Mikroangiopathie oder Neuropathie (Makroangiopathie: Fallzahlen zu gering) waren gegenüber Patienten ohne Folgeerkrankungen die Zinkwerte in mononukleären Leukozyten noch weiter vermindert. Da die Leukozyten als metabolisch aktive Blutzellen am besten mit Gewebezellen vergleichbar sind, deuten diese Ergebnisse auf eine verminderte Zinkversorgung von Typ-1-Diabetikern hin, die bei Patienten mit Folgeerkrankungen noch ausgeprägter ist. Des weiteren könnte ein verminderter Zinkgehalt in Leukozyten – durch die katalytischen, regulatorischen, strukturstabilisierenden und antioxidativen Funktionen des Elements – im Zusammenhang mit einer verminderten immunologischen Funktion dieser Zellen stehen. Die Veränderungen des Musters zinkhaltiger Proteine in Leukozyten bei Patienten mit Sepsis, die in einer neuen Studie unseres Instituts untersucht werden, könnten Auskunft geben über die Bedeutung des verminderten Zinkgehalts in dieser Zellen.

Versorgung von Diabetes Typ 2: Das Unterschiede der Zinkwerte im Vergleich zu gesunden Erwachsenen ergeben bei Typ-2-Diabetikern völlig anderes Bild als bei Typ-1-Diabetikern: die Zinkkonzentrationen bei Diabetes Typ 2 waren sowohl in Vollblut, Plasma und Thrombozyten als auch in Leukozyten erhöht (Erhöhung in mononukleären Zellen: nicht signifikant). Das Alter hatte – im Gegensatz zu gesunden Erwachsenen – keinen Einfluß auf die

Zinkgehalte in den Fraktionen des Vollbluts (Abnahme in polymorphnukleären Leukozyten als Trend). Mit zunehmender Diabetesdauer war die Zinkkonzentration im Vollblut (und in allen Fraktionen als Trend) vermindert. Eine Beziehung zwischen Stoffwechseleinstellung und Zinkwerten wurde entsprechend bei Typ-1- auch bei Typ-2-Diabetikern nicht ermittelt, obwohl HbA_{1c}–Werte und Zinkauscheidung korreliert sind [El-Yazigi et al., 1993]. Die Zinkgehalte von Patienten mit beginnender und manifester Nephropathie, mit Hyperlipoproteinämie oder Hypertonie waren gegenüber Patienten ohne Folgeerkrankungen unverändert. Zur Bewertung der Zinkkonzentration bei Mikro- oder Makroangiopathie waren die Fallzahlen zu gering. Die hier untersuchten Typ-2-Diabetiker zeigten in keiner der Fraktionen des Vollbluts Anzeichen für eine Verminderung des Zinkstatus, weder gegenüber gesunden Erwachsenen, noch in Abhängigkeit von Alter oder von Folgeerkrankungen.

Die Rolle von Zink bei Diabetes mellitus, seinen Komplikationen oder bestenfalls seiner Prävention ist unklar. Ob Diabetiker durch die hohe Zinkausscheidung in einen Zinkmangel kommen [Chausmer, 1998] oder nicht [Cunningham et al., 1994, Strain, 1991] und ob der Verlust etwa zu einem verminderten Zinkgehalt im Gewebe führt oder ob diese Patienten den Verlust durch eine erhöhte Resorption von Zink ausgleichen können, ist (noch) nicht geklärt. Für die Veränderungen im Zinkmetabolismus kommen mit Sicherheit noch andere (unbekannte) Ursachen in Frage. Beispielsweise zeigt sich bei Ratten mit einem Zinkdefizit nach Zinkgabe eine höhere Insulinbindung an den Rezeptor [Faure et al., 1992]. Vermutet werden könnte durch die mit zunehmender Diabetesdauer abnehmenden Zinkgehalte im Vollblut bei beiden Diabetikergruppen, daß sich bei langjähriger Krankheitsdauer bei älteren Patienten eine geringere Zinkversorgung anzeigt. Ein niedriger Zinkstatus tritt vielfach auch bei gesunden Erwachsenen mit zunehmendem Alter auf [Kruse-Jarres, 1997b].

4.3 Untersuchungsmaterialien zur Analytik von Spurenelementen

4.3.1 Chrom

Der Chromgehalt im Plasma wäre ein idealer Marker für die Bestimmung der Chromsituation, denn er steht weder in einem Zusammenhang mit dem Chromgehalt in den anderen Fraktionen des Vollbluts noch wird er durch den Selen-, Kupfer- oder Zinkgehalt in einer Vollblutfraktion beeinflußt. Da die Chromkonzentration im Plasma nach Chromsupplementation nicht ansteigt, sind die im Plasma bestimmten Chromkonzentrationen wenig aussagekräftig für den Körperstatus [Linday, 1997; Rabinowitz et al., 1983]. Anderson [1997a] empfiehlt daher als einzig verläßliche Methode, den Chromstatus zu bestimmen, eine 2-monatige Supplementation von mindestens 200 µg Chrom täglich und eine Messung der Veränderungen von Glukose-, Insulin- und HbA_{1c}-Konzentrationen. Im Falle eines vorausgegangenen Chrommangels würden die Werte dieser Parameter abfallen. Wenn auch die Essentialität der Elemente über deren Verbesserungen von Symptomen durch Supplementation nach einer Mangelsituation definiert wird, so ist es nach medizinischen und ökonomischen Standpunkten doch von Vorteil, einen Spurenelementmangel noch vor der Behandlung zu erkennen.

In allen Fraktionen des Vollbluts, außer in Leukozyten, lagen die Chromkonzentrationen bei den untersuchten Diabetikern gegenüber gesunden Erwachsenen deutlich höher. Die Erhöhung sowohl in Vollblut, Plasma, Erythrozyten als auch in Thrombozyten kommt durch den Zusammenhang der Chromkonzentration in diesen 4 Fraktionen zustande (s. 3.2.6.1). Wie aber könnte erklärt werden, daß der Chromstatus bei Diabetes mellitus in dem gefundenen Ausmaß erhöht ist?

Durch die vorliegenden Ergebnisse wird vorgeschlagen, zur Bestimmung eines Chromfedizits eine Analyse in Leukozyten durchzuführen. Denn in mononukleären Leukozyten bzw. in beiden Leukozytentypen waren die Chromgehalte bei Typ-1- bzw. bei Typ-2-Diabetikern vermindert, bei beiden Diabetestypen korrelierte die Chromkonzentrationen in Erythrozyten negativ mit den Gehalten sowohl in polymorph- als auch in mononukleären Leukozyten. Diese Beziehung deutet auf eine Verschiebung zwischen roten und weißen Blutzellen hin, wobei die metabolische Aktivität von Leukozyten am besten mit der von Gewebezellen vergleichbar ist. Eine schlechte Einstellung des Diabetes Typ 2 führte zu einer Zunahme der Chromgehalte in Plasma und Erythrozyten und zu einer Abnahme in mononukleären Leukozyten, eine Beziehung die den Shift zwischen diesen Zellarten unterstreicht (entweder stellen die mononukleären Leukozyten einen besseren Marker dar, oder eine Korrelation zu polymorphnukleären Leukozyten wurde nicht erhalten, obwohl der Gehalt in beiden Zellinien positiv assoziiert ist). Da ein Chrommangel im Gewebe die Insulinwirkung vermindert und bei zunehmender Hyperglykämie verminderte Chromgehalte in Leukozyten beobachtet wurden, kann die Schlußfolgerung gezogen werden, daß die Chromwerte in Leukozyten den Chromstatus im Gewebe widerspiegeln. Die These wird unterstützt durch Beobachtungen nach einer akuten Chromintoxikation bei 2 Kindern in unserer Klinik: die Plasmawerte fielen nach 14-tägiger Behandlung mit DMPS in einem Zeitraum von 5 Wochen von 5864 nmol/l bzw. 2448 nmol/l Chrom auf 138 nmol/l bzw. auf 87 nmol/l ab (Normalwerte: 21,4; 20,5 – 32,5 nmol/l), während die Chromgehalte in Leukozyten – die in einem stoffwechselaktiven Gewebe gebildet werden, das mit Chrom „überflutet“ war – zunehmend auf 5,3 nmol/l bzw. 13,7 nmol/l anstiegen (Normalwerte. 1,30 (0,88 – 1,99) nmol/l (bisher unveröffentlichte Ergebnisse von Juli 1999).

Eine besondere Bedeutung für die Bewertung des Chromstatus in den Leukozyten hat sicherlich die gegenüber den anderen Spurenelementen besonders hohe Chromkonzentration in diesen Zellen im Verhältnis zu Erythrozyten und Thrombozyten (Faktor 500 und 100), die sich allerdings noch einer Erklärung entzieht. Nicht erläutert werden kann auch die hohe Akkumulation von Chrom in Thrombozyten bei Diabetes mellitus, ganz besonders bei Typ-2b-Diabetikern.

4.3.2 Kupfer

Das klassische Verfahren, die Qualität von Biomarkern zu beurteilen, besteht darin, ihre Änderungen während der alimentären Depletion mit anschließender Repletion zu verfolgen. In tierexperimentellen Studien ergibt sich bei Mangeldiät die beste lineare Korrelation zur der Abnahme des Kupfers in der Nahrung der Gehalt an Kupfer in der Leber. Bei diabetischen Ratten ist der Gehalt in der Leber erhöht und im Fettgewebe in Abhängigkeit von der Diabetesdauer vermindert [Aguilar et al., 1998].

Für das Element Kupfer sind in der Literatur mehrere Depletions- und Repletionsstudien an gesunden Probanden publiziert, die zur Bestimmung des Kupferstatus verschiedene Parameter im Vollblut messen. Dabei findet sich bei einer zunächst verminderten bzw. einer anschließend erhöhten Zufuhr:

- unveränderte Konzentrationen von Plasmakupfer und Coeruloplasmin und verminderte Aktivitäten der Superoxiddismutase in Erythrozyten und der Cytochrom C-Oxidase in Thrombozyten bzw. erhöhte Aktivitäten der Cytochrom C-Oxidase [Milne et al., 1996].
- verminderte bzw. unveränderte Kupfer- und Coeruloplasminkonzentrationen [Kelley et al., 1995].
- unveränderte Konzentrationen von Plasmakupfer und Coeruloplasmin und unveränderte Aktivitäten der Superoxiddismutase in Erythrozyten [Turnland et al., 1990].
- unveränderte Konzentrationen von Plasmakupfer und Coeruloplasmin und verminderte Aktivitäten der Superoxiddismutase in Erythrozyten bzw. erhöhte Aktivitäten der Superoxiddismutase [Reiser et al., 1985].

Zur Diagnostik des menschlichen Kupferstatus kann bislang wegen der eingeschränkten Aussagekraft der beschriebenen Untersuchungsparameter keine optimale Methode empfohlen werden. Insbesonders sind die Konzentrationen von Kupfer im Plasma/Serum als Biomarker wenig aussagekräftig, denn sie unterliegen homöostastischen Mechanismen für den Austausch zwischen dem Extra- und Intrazellulärraum. Sie sind zudem abhängig von der Tagesrhythmik (Peak morgens), bei Frauen höher als bei Männern und nehmen mit zunehmendem Alter zu. Sie sind erhöht bei Östrogeneinnahme, Schwangerschaft, Infektionen, inflammatorischen Prozessen sowie Streß und tendenziell erniedrigt durch erhöhte Kortikosteroidkonzentrationen [Milne et al., 1993; Johnson P. E. et al., 1992]. 95% des Plasmakupfers sind an Coeruloplasmin gebunden, das den gleichen Einflußfaktoren wie das Element selbst und – als Akute-Phase-Protein – dem Einfluß zahlreicher Erkrankungen unterliegt [Milne, 1994]. Einige Untersuchungen zeigen, daß die Aktivität der Superoxiddismutase in Erythrozyten, die 60% des Erythrozytenkupfers enthält, und der Cytochrom C-Oxidase in Thrombozyten bei einer Kupferdepletion vermindert ist und bei einer -repletion wieder zunehmen kann. Beide Parameter scheinen dadurch ein besserer Indikator für den Kupferstatus zu sein, zumal die Enzymaktivitäten generell empfindlicher auf Änderungen des Stoffwechsels reagieren und nicht sensitiv auf personenbedingte Daten sind [Milne, 1998].

Die Abnahme an Kupfer in Thrombozyten mit zunehmender Diabetesdauer und mit zunehmenden Fruktosaminkonzentrationen bei Typ-2-Diabetikern könnte daher mit einer Verminderung der Aktivität der Cytochrom C-Oxidase in Thrombozyten im Zusammenhang stehen. Dies würde auf eine Abnahme des Kupferbestands mit zunehmender Dauer der Erkrankung hindeuten, da in einem Tiermodell auch der Kupfergehalt im Fettgewebe in Abhängigkeit von der Diabetesdauer vermindert war [Aguilar et al., 1998]. Andererseits wurde jedoch – außer zwischen dem Gehalt in Thrombozyten und Erythrozyten – eine positive Beziehung für die Kupferkonzentrationen zwischen allen Fraktionen des Vollbluts gefunden (Abbildung 12). Das bedeutet, daß die Konzentrationen in Thrombozyten nicht isoliert bewertet werden können und somit als Biomarker für die Kupferversorgung nicht in Frage kommt.

4.3.3 Selen

Die Selenkonzentrationen im Plasma zeigen eine gute Sensitivität bei einer gemässigt niedrigen diätetischen Zufuhr und einer verminderten Aktivität der Glutathionperoxidase im Plasma. Der Selengehalt in Erythrozyten reflektiert einen Langzeitstatus [Van Dael et al., 1993; Diplock, 1993]. Allerdings existieren Regulationsmechanismen, so daß bei einer verminderten Selenzufuhr das Element bevorzugt zu bestimmten Geweben (Gehirn, endokrine Drüsen und Fortpflanzungsorgane) transportiert wird und so die Selenversorgung in den wichtigsten selenabhängigen Organen erhalten wird [Terwolbeck et al., 1993]. Bei einer erhöhten Aufnahme ergibt sich eine Limitation der Bewertung, da bei einer Plasmakonzentration ab 1,27 µmol/l ein Sättigungsplateau der Glutathionperoxidase erreicht wird [Lombeck, 1997; Oster, 1992]. Der beste Parameter zur Beurteilung des Selenbestands ist die Selenkonzentration im Vollblut, da sie mit dem Selengehalt in der Leber korreliert [Behne et al., 1996].

Bei gesunden Erwachsenen waren in der vorliegenden Arbeit die Selenkonzentrationen in Vollblut, Plasma und Erythrozyten jeweils hochsignifikant miteinander korreliert (n=285), der geringste Zusammenhang wurde zwischen den Werten in Plasma und Erythrozyten beobachtet (r=+0,22). Ähnliche Beziehungen wurden bei erwachsenen Diabetikern festgestellt, sie fehlten sowohl gesunden als auch bei diabeteskranken Kindern völlig. Die geringere Übereinstimmung zwischen der Zunahme des Gehalts in Plasma und Erythrozyten spiegelt den Unterschied zwischen kurz- und langfristiger Selenversorgung wider. Zur Bewertung des Selenstatus kann, mit Einschränkungen bei extrem hoher oder niedriger Zufuhr, nach vorliegenden Daten die Konzentration in Vollblut, Plasma oder Erythrozyten herangezogen werden. Die Körperflüssigkeiten reflektieren jedoch nur den Gesamtgehalt an Selen. Bessere Aussagen über die Verteilung des Elements auf die verschiedenen selenhaltigen Funktionsproteine können durch Speziationsanalyse oder die spezifischen Muster der Genexpression von Selenoproteinen gewonnen werden [Dreher et al., 1997].

4.3.4 Zink

Bei einer milden Zinkmangeldiät über 28 Wochen finden sich verminderte Zinkgehalte in Thrombozyten sowie in polymorph- und mononukleären Leukozyten. Ebenfalls vermindert ist die Aktivität von Thymulin, sie nimmt nach Repletion wieder zu [Prasad, 1998]. Im Serum/Plasma kommt weniger als 1 % des Körperzinks vor, die Plasmakonzentrationen werden zudem beeinflußt von Geschlecht, Alter, Tagesrhythmik, Nahrungsaufnahme, Proteinstatus, Hormonstatus, Streß sowie die Regelmechanismen der Resorption und Exkretion [Rimbach et al., 1996]. Zu einer Aufnahme von Zink aus der albumingebundenen Fraktion des Plasmazinks in die Leber führen Akute-Phase-Reaktionen, körperliche Belastung, Infektionen, chronische Erkrankungen, orale Kontrazeptiva und Schwangerschaft [Aggett et al., 1993]. Durch Hypoalbuminämie sind die Zinkspiegel im Plasma vermindert und durch Kortikosteriode, Zytokine, venöse Stauung bei der Blutabnahme sowie Nahrungsaufnahme erhöht. Bei Fehlernährung und katabolen Konditionen werden die Plasmakonzentrationen jedoch durch Freisetzung von Zink aus dem Muskelgewebe konstant gehalten, während sie bei schneller Gewebesynthese abfallen. Außerdem reflektiert die Zinkkonzentration im Plasma nicht den gesamten Körperbestand an Zink. So ist beispielsweise bei Typ-1-Diabetikern durch Hyperzinkurie ein vermindertes Plasmazink zu beobachten, während der Zinkgehalt in Muskel und Erythrozyten gegenüber einer Vergleichsgruppe unverändert bleibt [Sjögren et al. 1986]. Bei 93 Patienten mit normalen und erhöhten Zinkkonzentrationen im Plasma wird ebenfalls keine Beziehung zum Elementgehalt im Muskelgewebe beobachtet [Ladefoget et al., 1988].

Der Zinkgehalt in Erythrozyten wird durch einen experimentellen und klinischen Zinkmangel nicht beeinflußt, er bleibt sogar bei einem erheblichen Defizit stabil. Veränderungen in erythrozytären Elementgehalt werden durch metabolische Störungen verursacht [Thompson, 1991; Delves, 1985]. Die Werte von Thymulin und Metallothionein sprechen dagegen auf eine Zinkdepletion an, für ersteres gibt es noch nicht genügend Untersuchungen und letzteres unterliegt der Tagesrhythmik. Funktionelle Indizes, wie die Alkalische Phosphatase oder die Carboxypeptidase, sind abhängig vom Turnover.

Der Zinkgehalt in Enzymen wird zudem bei einem Zinkmangel lange aufrechterhalten.

Die kern- und mitochondrienhaltigen Leukozyten besitzen den höchsten Zinkgehalt der Blutzellen; den höchsten Bestand des Körperzinks enthält mit etwa 60% die Skelettmuskulatur. Die Zinkspiegel in Leukozyten reflektieren den Gehalt im Muskelgewebe [Jones et al., 1981], die Werte in Lymphozyten den Gehalt in der Leber [Raz et al., 1989]. Die Verwendung von Leukozyten als Monitormaterial für den Zinkstatus ist dennoch problematisch, da erstens der Elementgehalt im Muskel erst bei einem erheblichen Zinkmangel vermindert ist, da zweitens der absolute Zinkgehalt pro Zelle bei einer hohen Proliferation von Leukozyten verringert ist und da drittens die Population und die Lebensdauer vor allem von mononukleären Leukozyten sehr heterogen ist [Thompson, 1991; Delves, 1985]. Andererseits spricht der Zinkgehalt in Leukozyten auf eine Zinksupplementation an [Foote et al., 1987], während bei einer Depletion die Werte in Leukozyten abfallen [Prasad et al., 1978].

Zur Diagnostik des Zinkstatus steht wegen der eingeschränkten Aussagekraft der beschriebenen Monitormaterialien keine optimale Methode zur Verfügung. Übereinstimmend bezeichnen aber verschiedene Autoren den Zinkgehalt in Leukozyten als valide genug, um bereits ein moderates Zinkdefizit zu erkennen. Die altersabhängig verminderten Zinkgehalte in polymorphnukleären Leukozyten in der vorliegenden Untersuchung stimmen daher mit dem vielfach postulierten Zinkmangel im Alter gut überein. Bei einer „intelligenten“ Interpretation der Plasmakonzentration [Aggett et al., 1993] unter Berücksichtigung der persönlichen Einflüsse sowie der Ernährungsweise und der metabolischen Situation kann auch der Elementgehalt im Plasma herangezogen werden.

4.4 Beziehungen von Spurenelementen untereinander

4.4.1 Beziehungen zwischen den Fraktionen des Vollbluts

Die Chromkonzentrationen in Plasma, Erythrozyten und Thrombozyten spiegelten sich – was nicht überraschend ist – in den Konzentrationen des Vollbluts wider (s. 3.2.6.1). Auffällig waren negative Beziehungen zwischen den Werten in Erythrozyten und polymorph- oder mononukleären Leukozyten sowie positive Beziehungen zwischen den Gehalten in beiden Leukozytenarten. Zusammenhänge zwischen den Konzentrationen in Thrombozyten und Leukozyten wurden im Gegensatz zu den Elementen Kupfer und Zink für Chrom nicht festgestellt. Nach vorliegenden Ergebnissen werden die Leukozyten als Monitormaterialen für den Chromstatus vorgeschlagen. Neben der besprochenen Validität für die Chromversorgung haben diese Zellen den zusätzlichen Vorteil, daß ihr Chromgehalt von anderen Fraktionen unabhängig ist.

Die Kupferkonzentrationen in allen Blutfraktionen standen miteinander in Verbindung, außer die Gehalte in Erythrozyten und Thrombozyten. Die höchsten Zusammenhänge wurden zwischen den Plasma- und Vollblutspiegeln ermittelt (der Plasmagehalt betrug 61% des Vollblutgehalts) sowie zwischen den beiden Leukozytentypen. Da zum einen der Kupfergehalt im Plasma nicht als Marker für die Kupferversorgung empfohlen werden kann und zum anderen der Plasmagehalt mit dem Gehalt in allen Blutzellen in Zusammenhang steht, ist die Verwendung der Blutzellen als Biomarker ebenfalls nicht zu empfehlen.

Die Selenwerte in Vollblut, Plasma (ca. 50% des Vollblutgehalts) und Erythrozyten (ca. 43% des Vollblutgehalts) waren jeweils positiv miteinander verbunden. Am wenigsten ausgeprägt war die Beziehung zwischen den Werten in Plasma und Erythrozyten. Ursache dafür ist eine unterschiedliche Selenversorgung: die kurzfristige Situation spiegelt sich in den Plasmakonzentrationen, die langfristige in den Erythrozytengehalten wider. Alle drei Fraktionen können - mit Einschränkungen bei einer extrem hohen oder niedrigen Zufuhr – als Indizes für die Selenversorgung herangezogen werden.

Wie auch bei den Chromkonzentrationen beobachtet, waren die Zinkwerte von Plasma, Erythrozyten und Thrombozyten mit den Zinkwerten im Vollblut positiv korreliert. Völlig unabhängig von diesen Fraktionen wurden zwischen den Zinkgehalten in Thrombozyten, polymorph- und mononukleären Leukozyten ebenfalls stark positive Beziehungen gefunden. Zur Bewertung des Zinkstatus werden die Konzentrationen in Plasma und Leukozyten vorgeschlagen, wobei der Gehalt im Plasma gering ist und zahlreichen Einflüssen unterliegt, was sich hier möglicherweise in der fehlenden Beziehung zwischen Plasma- und Leukozytenwerten äußert.

4.4.2 Beziehungen zwischen den Spurenelementen

Positive Beziehungen wurden jeweils zwischen den Zink- und Selengehalten in Vollblut, Plasma und Erythrozyten erhalten (Abbildung 15), negative Beziehungen dagegen zwischen den Zinkkonzentrationen und den Chrom- oder Kupferkonzentrationen in Vollblut, Plasma und Erythrozyten (Abbildung 14). Im Gegensatz dazu waren die Zinkwerte in Thrombozyten sowie in polymorph- und mononukleären Leukozyten positiv mit den Chrom- oder Kupferwerten in den entsprechenden Zellen verbunden. Zusammenhänge zwischen Selen- und Kupfergehalten in einer Fraktion des Vollblut wurde nicht ermittelt.

Die gegenseitige Beeinflussung von Spurenelementen in der Nahrung, der Resorption und der Verteilung im menschlichen Organismus sind bekannt, z. B. zwischen dem Zink- und Kupferstoffwechsel bei Akute-Phase-Reaktionen [Walter et al., 1991] und bei malignen Erkrankungen [Isbir et al., 1995] oder zwischen dem Zink- und Eisenmetabolismus [Isfaoun et al., 1997]. Weiter kommt es bei der Resorption zu Interaktionen zwischen Zink und Kupfer oder toxischen Metallen aufgrund der Stimulation der Metallothioneinsynthese durch Zink. Die Bioverfügbarkeit von Zink wird wiederum durch viele Nahrungsbestandteile gestört, z. B. durch Phytinsäure, Nickel, Cadmium und nicht zuletzt durch Kupfer. Hinweise auf Interaktionen zwischen den Elementen Zink bzw. Kupfer und dem Element Chrom wurden in der Literatur nicht gefunden. Auch Untersuchungen über Einflüsse auf die intrazelluläre

Verteilung der Elemente fehlen. So sind Ursachen und Bedeutung der negativen Beziehungen zwischen den Konzentrationen an Chrom bzw. Kupfer und an Zink in Vollblut, Plasma und Erythrozyten sowie den positiven Beziehungen der Elemente in Thrombozyten und beiden Leukozytenarten nicht bekannt. Eine weiterführende Untersuchung sollte beispielsweise den Einfluß einer Supplementation, etwa von Zink, auf das Verhältnis der Elemente untereinander prüfen. Nützlich wäre in diesem Zusammenhang ferner eine Studie über die zellulären Transportwege der Elemente und ihre Regulation.

4.4.3 Beziehungen zur Zellzahl

Mit zunehmender Anzahl an Thrombozyten, polymorph- und mononukleären Leukozyten nahmen die Chrom-, Kupfer- und Zinkkonzentrationen in den jeweiligen Zelltypen ab und umgekehrt. Auch dieses Ergebnis weist auf eine besondere Bedeutung der Spurenelementkonzentrationen in diesen Zellarten hin. Es setzt einen im Verhältnis der Elemente zueinander gleich hohen Bestand und möglicherweise auch gleich hohen Bedarf in diesen Zellen voraus. Entsprechend wurde auch festgestellt, daß in Thrombozyten und beiden Leukozytenarten die Gehalte an Chrom, Kupfer und Zink jeweils untereinander korreliert sind. Zusätzlich fanden sich bei höheren Kupfer- bzw. Zinkkonzentrationen in Thrombozyten auch höhere Elementgehalte in polymorph- oder mononukleären Leukozyten. Es scheint, als werden bei der Thrombo- und der Leukopoese die Spurenelemente in immer gleichem Muster in die Zellen eingebaut, und zwar nicht nur in Abhängigkeit vom Körperbestand, sondern vor allem in Abhängigkeit von der Anzahl der proliferierten Zellen. Während der Lebensspanne dieser Blutzellen gibt es bei den Elementen Chrom, Kupfer und Zink auch keinen (wesentlichen) Austausch bei aktuellen metabolischen Veränderungen.

Über die Gründe für diese ausgeprägten und außerordentlich interessanten Beobachtungen kann nur spekuliert werden, denn in der Literatur finden sich dazu keine Angaben. Möglicherweise ergibt sich durch Untersuchung zu einen von Probanden mit extremen Versorgungslagen an Spurenelementen oder zum anderen von Patienten mit extrem hoher oder niedriger Thrombozyten- oder Leukozytenbildung eine Aufklärung der Zusammenhänge.

Inverse Beziehungen zwischen Zellzahlen und Spurenelementgehalten werden für das Element Kupfer auch in Erythrozyten festgestellt, während für Zink hohe Erythrozytenzahlen zusammen mit hohen Zinkkonzentrationen in Vollblut oder Plasma beobachtet wurden. Letzteres erklärt sich zum einen durch den hohen Zinkanteil der Erythrozyten am Vollblutzink (über 80%), und zum anderen durch Volumeneffekte in Abhängigkeit vom Hämatokrit (bei einem geringeren Plasmavolumen liegt der Zinkgehalt konzentrierter vor und umgekehrt).

Die höchsten Gehalte dieser Elemente in den Blutzellen fanden sich in den Leukozyten. Die Ursache dafür liegt wahrscheinlich darin, daß die kern- und mitochondrienhaltigen Leukozyten die höchste Stoffwechselaktivität der Blutzellen besitzen und deshalb auch die Situation im Gewebe am besten widerspiegeln. Ferner haben die Zellen des Immunsystems einen besonders hohen Bedarf an katalytischem, antioxidativem, membranstabilisierendem und immunstimulierendem Potential. Bei Leukozytosen, beispielsweise im Rahmen von Infektionen, ist die Proliferation der Leukozyten erhört. Möglicherweise ist unter diesen pathologischen Bedingungen der Gehalt an Spurenelementen pro Zelle ebenfalls vermindert und damit auch die Aktivität dieser Zellen eingeschränkt. Wenn also der Chrom- und der Zinkgehalt in Leukozyten die Organsituation widerspiegeln sollte, so müßte bei Leukozytosen – durch den geringeren Elementgehalt von Leukozyten in dieser Situation – der Bestand in den Organen ebenfalls vermindert sein. Parallelen dazu sind aus dem Eisenmetabolismus bekannt: beispielsweise ist bei einer verminderten Lebensdauer von Erythrozyten verbunden mit einer erhöhten Erythrozytenproduktion der Eisenturnover und –bedarf erhöht, und umgekehrt kann es bei einer geringen Erythrozytenbildung zur Überladung der Eisenspeicher kommen.

4.5 Schlußbetrachtung

In der vorliegenden Arbeit wurden die Konzentrationen von Chrom, Kupfer, Selen und Zink in den Fraktionen des Vollbluts bei einer Gruppe von gesunden Erwachsenen, gesunden Kindern, erwachsenen Patienten mit Diabetes Typ 1 und Typ 2 sowie von Kindern mit Diabetes Typ 1 analysiert. Zu betonen ist, daß die untersuchten Patienten frei waren von anderen chronischen und akuten Erkrankungen. Die Untersuchung von Unterschieden erfolgte fast ausnahmslos zwischen Gruppen, die nach Alter und Geschlecht – zwischen Patientengruppen zusätzlich nach Stoffwechseleinstellung – vergleichbar waren. Eine Bewertung der Spurenelementkonzentration bei diabetesbedingten Folgeerkrankungen konnte bei einigen Elementen nicht vorgenommen werden, da die Häufigkeit für das Auftreten von einzelnen Folgeerkrankungen – vor allem in Bezug auf Makroangiopathie – unzureichend für eine statistische Aussage war.

Die bei Typ-1- und Typ-2-Diabetikern gegenüber der Vergleichsgruppe beobachteten verminderten Chromkonzentrationen in polymorph- und mononukleären Leukozyten deuten möglicherweise auf einen Chrommangel bei einigen Patienten hin. Er könnte durch eine deutlich verminderte Zufuhr an Chrom und eine diabetesbedingt erhöhte renale Ausscheidung an Chrom verursacht sein. Viele Autoren berichten von positiven Effekten auf den Glukose-, Insulin- und Lipidstoffwechsel durch eine Chromsupplementation, andere wiederum nicht. Die Ursache für diese Diskrepanz soll darin liegen, daß die Chromgaben nur dann eine Wirkung zeigen, wenn ein Chrommangel vorgelegen hat. Die hier ermittelten Ergebnisse, beispielsweise die Veränderungen der Chromgehalte in den Blutfraktionen in Abhängigkeit von der Diabeteseinstellung, legen eine weitere These nahe: Bei defekten Insulinrezeptoren oder einem relativen Insulinmangel ist der Chrombedarf von insulinabhängigen Zellen als wesentlicher Faktor bei der Rezeptorbindung von Insulin vermindert, daher würde auch eine Supplementation an Chrom keine positiven Resultate ergeben können. Sind umgekehrt ausreichend Insulin und intakte Rezeptoren vorhanden, nur nicht genügend Chrom zur optimalen Wirkung des Hormons, so sollte eine hohe Chromzufuhr den Glukosestoffwechsel positiv beeinflussen. Die Untersuchung einer Chromsupplementation bei Diabetes Typ 2 verbunden mit der Chromanalyse in mononukleären Leukozyten könnte diese Überlegungen bestätigen.

Die Kupferkonzentrationen waren bei Typ-1- und Typ-2-Diabetikern im Plasma erhöht, eine Hyperlipidämie und das Vorhandensein mehrerer Folgeerkrankungen gingen bei Diabetes Typ 2 mit weiter erhöhten Kupferwerten im Plasma einher. Ähnliche Ergebnisse werden auch in anderen klinischen Studien beobachtet, aber auf sehr konträre Weise diskutiert: einmal als prooxidatives, ein anderes Mal als antioxidatives Potential. Übereinstimmung besteht allerdings bei vielen Autoren darin, daß der Kupfergehalt im Plasma den Kupferbestand des Körpers nicht widerspiegelt. Einen anderen idealen Biomarker für den Körperbestand gibt es jedoch auch nicht. Über den Bedarf an Kupfer herrscht wiederum kein Einvernehmen: In den USA wird nach neuesten Theorien Kupfer häufig als „Problemelement" bezeichnet und die verminderte Zufuhr mit einem erhöhten Risiko für Herzkrankheiten assoziiert, während vor allem europäische Berichte einen Kupfermangel ungewöhnlich nennen und große epidemiologische Untersuchungen eine Beziehung zwischen hohen Kupferkonzentrationen im Plasma und der Entstehung einer Arteriosklerose zeigen. Bei so viel Widersprüchen kann die Bedeutung der veränderten Kupferkonzentrationen im Blut bei Diabetes mellitus im Rahmen dieser Arbeit nicht geklärt werden, zumal noch unbekannt ist, ob die unterschiedlichen Kupferwerte Konsequenz der Stoffwechselstörung sind oder zur Entstehung der Erkrankung und ihrer Folgeerkrankung beitragen.

Einfacher ist dagegen die Bewertung des Selenstatus, weil die Selenzufuhr mit der Selenkonzentration im Plasma kurzfristig und mit dem Gehalt in Erythrozyten langfristig korreliert ist. Von 576 in der vorliegenden Arbeit untersuchten erwachsenen Personen lag die Selenkonzentration bei 30 Probanden geringfügig unterhalb des kritischen Werts von 0,63 µmol/l, bei dem eine Supplementation angezeigt ist (entspricht ca. 5%). Typ-1-Diabetiker – Kinder wie Erwachsene – hatten geringfügig niedrigere Selenkonzentration im Vollblut. Eine Nephropathie führte zu verminderten Selengehalten im Plasma bei Typ-1- und Typ-2-Diabetikern, der Selenverlust war proportional zur Albuminurie. Bei Patienten mit Nephropathie ist daher eine Supplementation an Selen angezeigt, zumal die Zufuhr an Protein, dem größten Selenlieferanten, bei diesen Diabetikern eingeschränkt ist. Bei Typ-2-Diabetikern mit Makroangiopathie und mit mehreren Folgeerkrankungen waren die Selenwerte in Vollblut und Plasma ebenfalls vermindert. Bei diesen Patienten stellt sich die Frage, ob Selengaben oder auch eine bewußte Ernährung nicht schon vor Ausprägung der Folgeschäden nützlich sein könnten. Jedenfalls kam es altersbedingt zu einer Abnahme der Selenwerte (auch die Entwicklung von Folgeerkrankungen ist altersabhängig), wobei nicht geklärt ist, ob die Ursache dafür in einer verminderten Selenaufnahme oder in einer verminderten Verwertung des Elements liegt. Argumente für eine Selensupplementation bei Diabetikern finden sich auch durch andere Untersuchungen, bei denen nach Selengaben eine Verminderung der Albuminurie und eine Verbesserung der Symptome der Neuropathie erreicht wurden.

Die Zinkkonzentrationen waren bei beiden Diabetikergruppen im Plasma erhöht und bei Typ-1-Diabetikern in polymorph- und mononukleären Leukozyten vermindert – bei Typ-2-Diabetikern jedoch in diesen Zellen erhöht. Ein optimales Untersuchungsmaterial steht auch zur Bestimmung des Zinkstatus nicht zur Verfügung, als bester Biomarker wird der Zinkgehalt in Leukozyten angesehen Bei Typ-1-Diabetikern deutet sich auf dieser Basis ein Zinkmangel im Gewebe an, der bei Patienten mit Nephropathie und Mikroangiopathie oder Neuropathie durch weiter verminderte Zinkwerte in mononukleären Leukozyten noch verstärkt ist (Fallzahlen für Typ-2-Diabetiker mit Folgeerkrankungen zu gering). Außerdem wurden bei Gruppen, die Probanden über eine hohe Altersspanne beinhalten (hier: gesunde Erwachsene und Typ-2-Diabetiker) altersabhängig verminderte Zinkgehalte in polymorphnukleären Leukozyten festgestellt. Der Rückschluß aus der Zinkkonzentration in Leukozyten auf den Zinkbestand im Gewebe bestätigt den vielfach postulierten Zinkmangel bei älteren Menschen. Das Ergebnis zeigt aber einen bedeutenden weiteren Aspekt: gerade in den Zellen des Immunsystems, die den höchsten Spurenelementgehalt von allen Blutzellen haben, muß durch eine Abnahme an Zink mit einer Beeinträchtigung der Funktion durch eine verminderte katalytische, antioxidative, membranstabilisierende und immunstimulierende Kapazität gerechnet werden. So ist es auch erklärbar, daß sich die oftmals verminderte Immunabwehr im höheren Alter durch eine Supplementation an Zink günstig beeinflussen läßt. Nach Möglichkeit sollte allerdings bei einem moderaten Zinkmangel versucht werden, die Versorgung durch eine qualitativ hochwertige Ernährung mit einem höheren Proteinanteil günstig zu beeinflussen.

Das entwickelte Verfahren zur Analyse der Spurenelemente in den Fraktionen des Vollbluts leistet einen Beitrag zur Bestimmung der Chrom- und der Zinkversorgung. Wie durch die Untersuchung von Patienten mit Diabetes mellitus gezeigt werden konnte, eignet sich der Gehalt dieser Elemente in polymorph- und mononukleären Leukozyten ausgezeichnet als Biomarker für den Chrom- und Zinkstatus des Körpers: Die Veränderungen im Spurenelementgehalt bei den Patienten passen zu den klinischen Krankheitsbildern, die mit einem Mangel an Chrom und Zink assoziiert sind.

5 Zusammenfassung

In den letzten Jahren wurden bei Diabetes mellitus deutlich veränderte Konzentrationen von Spurenelementen im Blutplasma festgestellt, der Gehalt in diesem Untersuchungsmaterial reflektiert jedoch den Körperbestand an Elementen nicht. Um die tatsächliche Versorgungslage der Patienten besser erfassen zu können, wurden neben den extrazellulären Gehalten von Chrom, Kupfer, Selen und Zink im Plasma auch die intrazellulären Gehalte in Erythrozyten, Thrombozyten sowie in polymorph- und mononukleären Leukozyten bestimmt. Welche der verschiedenen Blutfraktionen nun die beste Aussagekraft über den Spurenelementhaushalt besitzt, wurde anhand der Beziehungen zwischen den Spurenelementkonzentrationen und den klinischen Daten der Probanden geprüft. Es wurden 5 unterschiedliche Gruppen aus 336 gesunden Erwachsenen, 53 gesunden Kindern, 126 Typ-1- und 139 Typ-2-Diabetikern und 121 Kindern mit Diabetes Typ 1 untersucht.

Für die Präzision und Wiederfindung der Spurenelementanalytik mit elektrothermaler Atomabsorptionsspektrometrie wurden hinreichend genaue und gegenüber den Literaturangaben verbesserte Werte erzielt (Variationskoeffizienten für Chrom 5,5%, Kupfer 2,3%, Selen 2,0% und Zink 1,6%; Wiederfindungsraten 95% bis 106% für alle Elemente und alle Matrizes). Die Zuverlässigkeit für das entwickelte Analysenverfahren ergab sich aus den gemittelten Abweichungen zwischen der bei allen Probanden gemessenen Spurenelementkonzentration im Vollblut (=100%) und der Summe der in den Fraktionen des Vollbluts gemessenen Werte: diese lagen für Chrom bei (112,8± 14,6)%, für Kupfer bei (110,3 ± 9,6)%, für Selen bei (105,6 ± 10,4)% und für Zink bei (107,8 ± 10,7)%. Die gefundenen Abweichungen der 5 aufaddierten Blutfraktionen sind daher kleiner als die bei den einzelnen Messungen auftretenden mittleren Fehler (2.3.1.3).

Bei Typ-1-Diabetikern lagen im Vergleich zu gesunden Erwachsenen die Chromkonzentrationen in Plasma und Thrombozyten höher bzw. in mononukleären Leukozyten niedriger (+16% und +100%, bzw. –26%, p jeweils<0,05). Bei Typ-2-Diabetikern fanden sich in Vollblut, Plasma, Erythrozyten und Thrombozyten höhere bzw. in polymorph- und mononukleären Leukozyten niedrigere Gehalte (+62%, +265%, +52% und +161%, bzw. –36% und –75%). Mit zunehmenden HbA_{1c}-Werten wurden bei Typ-2-Diabetikern deutlich zunehmende Chromwerte in Plasma und Erythrozyten sowie abnehmende in mononukleären Leukozyten beobachtet. Bei Diabetes Typ 2 besteht vielfach eine Insulinresistenz durch Insulinrezeptordefekte, der Bedarf von Chrom im Gewebe zur Aktivierung von Insulin ist dadurch geringer. Die beobachteten höheren Chromkonzentrationen im Plasma könnten daher auf einer Umverteilung von Chrom aus dem insulinabhängigen Gewebe beruhen. Die verminderten Chromgehalte in Leukozyten bei beiden Diabetesgruppen spiegeln möglicherweise einen verminderten Chrombestand im Gewebe dieser Patienten wider, bei Typ 2 Diabetikern deutet sich bei einer zunehmend schlechteren metabolischen Einstellung ein weiter verminderter Chromhaushalt an.

Die Kupferkonzentrationen von Typ-1-Diabetikern waren gegenüber gesunden Erwachsenen in Vollblut, Plasma und mononukleären Leukozyten erhöht (+11%, +17% und +45%, p jeweils<0,05). Zwischen den Kupferwerten von Typ-2-Diabetikern bzw. diabeteskranken Kindern und den entsprechenden Vergleichsgruppen wurde kein Unterschied beobachtet. Bei Typ-2-Diabetikern mit Hyperlipoproteinämie und mit mehr als 3 Manifestationsfaktoren für ein Metabolisches Syndrom zeigten sich jeweils höhere Kupfergehalte im Plasma (+25% bzw. +30%). Zunehmende LDL-Cholesterinkonzentrationen gingen mit zunehmenden Kupferkonzentrationen in Vollblut und Plasma einher (r=+0,57, n=20, p=0,009 und r=+0,63, n=20, p=0,003). Patienten mit Metabolischem Syndrom, häufig verbunden mit einer Hyperlipidämie, neigen zur frühzeitigen Genese von Arteriosklerose und Infarkt. Die vorliegenden Ergebnisse lassen auf einen Zusammenhang zwischen makroangiopathischen Erkrankungen und hohen Kupferwerten schließen, wobei nicht geklärt ist, ob der veränderte Kupferstatus Ursache oder Folge der Stoffwechselstörung oder der Folgeerkrankung ist.

Bei Erwachsenen und Kindern mit Diabetes Typ 1 wurden geringfügig verminderte Selenkonzentrationen im Vollblut gegenüber den entsprechenden Vergleichsgruppen beobachtet (–4,3% und –5,0%, p jeweils<0,05). Bei Typ-

2-Diabetikern waren die Werte in den Fraktionen des Vollblut unverändert. Die Selengehalte im Vollblut sowohl von Typ-1- als auch von Typ-2-Diabetikern mit beginnender oder manifester Nephropathie lagen im Vergleich zu Patienten ohne Folgeerkrankungen niedriger (-11% bzw. -10%). Mit zunehmenden Kreatininkonzentrationen im Plasma sowie mit zunehmender Albuminurie wurden bei Typ-2-Diabetikern jeweils abnehmende Selenkonzentrationen im Plasma festgestellt (r=-0,21, n=98, p=0,038 und r=-0,26, n=68, p=0,034). 7 Typ-2-Diabetiker mit Makroangiopathie bzw. 48 Patienten mit mehr als 2 Folgeerkrankungen zeigten im Vergleich zu 17 Patienten ohne Spätfolgen verminderte Selenwerte in Vollblut und Plasma (–15% und –26% bzw. –19% und –23%). Die geringeren Selengehalte im Plasma, besonders von Patienten mit diabetischen Folgeerkrankungen, weisen auf einen verminderten Selenstatus hin, da sich die Selenzufuhr in den Plasmawerten widerspiegelt. Bei Patienten beider Diabetikergruppen zeigt sich durch Albuminurie und eingeschränkte Proteinaufnahme bei Nephropathie ebenfalls eine reduzierte Selenversorgung, die nach vorliegenden Daten mit zunehmendem Alter noch weiter zunimmt.

Bei Typ-1-Diabetikern fanden sich erhöhte Zinkkonzentrationen im Plasma und verminderte Werte in beiden Leukozytentypen (+12% und –38% bzw. –31%, p jeweils<0,05). Bei Typ-2-Diabetikern wurden in Vollblut, Plasma, Thrombozyten und polymorphnukleären Leukozyten erhöhte Zinkgehalte beobachtet (+7%, +25%, +92% und +74%). Die Zinkwerte in mononukleären Leukozyten waren bei Typ-1-Diabetikern mit beginnender oder manifester Nephropathie sowie bei Patienten mit Mikro- oder Neuropathie im Vergleich zu Patienten ohne Spätfolgen vermindert (-30% bzw. -30%). Diese Ergebnisse unterstützen die These, daß die Zinkkonzentrationen in Leukozyten die Zinkgehalte in Muskelgewebe und Organen am besten widerspiegeln. Bei Typ-1-Diabetikern deutet sich auf dieser Basis ein Zinkmangel an, der bei Patienten mit Folgeerkrankungen noch weiter erhöht ist. Unabhängig davon zeigt sich durch altersabhängige Abnahme an Zink in polymorphnukleären Leukozyten zum einen ein reduzierter Zinkstatus und zum anderen eine Einschränkung der zellulären Immunfunktion mit zunehmendem Alter.

Die vorliegende Arbeit belegt bei Diabetes mellitus deutlich veränderte Spurenelementkonzentration in den Fraktionen des Vollbluts, vielfach ist ein ausgeprägter Zusammenhang zu klinischen Daten vorhanden. Bei Kupfer sind die Werte im Plasma mit den Werten in allen Blutzellen korreliert. Wegen zahlreicher Einflußfaktoren auf die Plasmaspiegel ist daher auch keine der Blutfraktionen zur Diagnostik des Kupferstatus geeignet. Zur Bewertung der Selenversorgung können, mit Einschränkungen bei extrem hoher oder niedriger Zufuhr, die Konzentrationen in Vollblut und Plasma herangezogen werden. Vor allem bei Patienten mit diabetischen Folgeerkrankungen und Nephropathie ist nach vorliegenden Daten auf eine ausreichende Selenzufuhr zu achten. Die besondere Bedeutung der entwickelten Methode liegt jedoch in der Möglichkeit zur Beurteilung des Chrom- und Zinkhaushalts durch den Spurenelementgehalt von polymorphnukleären Leukozyten: Nur die Werte in diesen Zellen weisen bei Typ-1- und Typ-2-Diabetikern auf das vielfach postulierte Defizit hin, das hier in Abhängigkeit von klinischen Daten noch weiter zunimmt. Eine Untersuchung des Chrom- und Zinkgehalts nach Supplementation mit dem entsprechenden Element könnte die Validität der Bestimmung in diesen Zelltypen untermauern.

6 Literaturverzeichnis

Abraham, A. S., Brooks, B. A., Elath, U. (1992): The effets of chromium supplementation on serum glucose and lipids in patients with and without non-insulin-dependent diabetes. Metabolism 41: 768 – 771

Aggett, P.J., Favier, A. (1993): Zinc. Internat. J. Vit. Nutr. Res. 63: 301-307

Aguilar, M. V., Laborde, J. M., Martinez-Para, M. C., Gonzalez, M. J., Meseguer, I., Bernao, A., Mateos, C. J. (1998): Effect of Diabetes on the Tissular Zn/Cu Ratio. J. Trace Elements Med. Biol. 12: 155-158

Akesson, B. (1987): Plasma selenium in patients with abnormal plasma protein patterns. J. Trace Elements Med. Biol. 4: 77-79

Akesson. B., Bellew, T., Burk, R. F. (1994): Purification of selenoprotein P from human plasma. Biochim. Biophys. Acta 1204: 243 – 249

Albina, J. E. (1994): Nutrition and wound healing. J. Parenter. Enteral. Nutr. 18/4: 367-376

Alfthan, G., Nève, J. (1996): Reference values for serum selenium in various areas – evaluated according to the TRACY protocol. J. Trace Elements Med. Biol. 10: 77 – 87

Allen, K. G. D., Klevay, L. M. (1994): Copper: an antioxidant nutrient for cardiovascular health. Current Opinion in Lipidology 5: 22-28

Andersen, H. R., Nielsen, J. B., Nielsen, F., Grandjean, P. (1996): Antioxidative enzyme activities in human erythrocytes. Clin. Chem. 43/4: 562-568

Anderson, R. A., Polansky, M. M., Bryden, N. A., Canary, J. J. (1991): Supplemental chromium effects on glucose, insulin, glucagon, and urinary chromium losses in subjects consuming controlled low-chromium diets. Am. J. Clin. Nutr. 54: 909-916

Anderson, R. A. (1997a): Nutritional factors influencing the glucose/insulin system: Chromium. J. Am. Coll. Nutr. 16/5: 404-410

Anderson, R. A. (1997b): Chromium as an essential nutrient for humans. Regul. Toxicol. Pharmacol. 26: 35-41

Anderson, R. A., Cheng, N., Bryden, N. A., Polansky, M. M., Cheng, N., Chi, J., Feng, J. (1997c): Elevated intakes of supplemental chromium improve glucose and insulin variables in individuals with type 2 diabetes. Diabetes 46: 1786-1791

Anke, M., Glei, M., Müller, M., Seifert, M., Anke, S., Röhrig, B., Arnhold, W., Freytag, H. (1996): Die nutritive Bedeutung des Zinks. VitaMinSpur 3/11: 125-135

Antila, H. M. J., Salo, M. S., Nanto, V., Brenner, R., Kirvela, O., Van Riemsdijk, J. (1992): Mononuclear and polymorphonuclear cell zinc and serum trace element concentrations in healthy adults. Trace Elements in Medicine 9: 171-175

Arnaud, J. (1993a): Copper. Internat. J. Vit. Nutr. Res. 63: 308-311

Arnaud, J., Chappuis, P., Jauden, M. C., Bellanger, J. (1993b): Nutritional biological rnarkers of deficiencies of zinc, copper and selenium. Ann. Biol. Clin. 51/6: 589-604

Baker, D. H., Ammerman, C. B. (1995): Copper Bioavailabiality. In: Baker, D. H. Ammerman, C. B., Lewis A. J. (Hrsg.): Bioavailability of Nutrients For Animals. Academic Press, San Diego, New York, Boston, London, Sydney, Tokio, Toronto: 127-156

Battell, M. L., Delgatty, H. L., McNaill, J. H.(1998): Sodiurn selenate corrects glucose tolerance and heart function in STZ diabetic rats. Mol. Cell. Siochem. 179 /1 –2: 27-34

Baynes, J. W. (1991): Role of Oxidative Stress in Development of Complications in Diabetes. Diabetes 40: 405-412

Beck, M. A, Shi, Q., Morris, V. C., Levander, O. A. (1995): Rapid genornic evolution of a non-virulent coxsackievirus B3 in selenlurn-deficient mice results in selection of identical virulent isolates. Nat. Med. 1/5: 433-436

Behne, D., Kyriakopoulos, A. (1995): Neue Selenoproteine. Med. Klin. Suppl.1/90: 5-7

Behne, D., Gessner, H., Kyriakopoulos, A., (1996): Information on the Selenium Status of Several Body Compartments of Rats from the Selenium Concentrations in Blood Fractions, Hair and Nails. J. Trace Elements Med. Biol. 10: 174-179

Beshgetoor, D., Hambidge, M. (1998): Clinical conditions altering copper metabolism in humans. Am. J. Clin. Nutr. Suppl. 67: 1017-1021

Bielenberg, J. (1996): Nebenwirkungen oraler Kontrazeptiva als Folge eines gestörten Vitamin-B6-Stoffwechsels. VitaMinSpur 11: 59-73

Biesalski, H. K., Berger, M. M., Brätter, P. Brigelius-Flohe, R., Fürst, P., Köhrle, J., Oster, O., Shenkin, A., Viell, B., Wendel, A. (1997): Kenntnistand Selen - Ergebnisse des Hohenheimer Konsensusmeetings am 2./3.12.1995. Akt. Ernähr. Med. 22: 4-31

Bortoli, A., Fazzin, G., Marchiori, M., Mello, F., Brugiolo, R., Martelli, F. (1991): Selenium status and effect of selenium supplementation in a group of elderly women. J. Trace Elem. Electrolytes Health Dis. 5/1: 19-21

Brandâo-Neto, J., Shuhama, T., Pimenta, W. P., Piesco, R. V., Castro, A. V. B., Mazeto G. M. G. S., Chung, J. S., Franco, R. J. S., Curi, P. R. (1995): Renal excretion of zinc in normal individuals during zinc tolerance test and glucose tolerance test. Trace Elem. Electrolytes 12: 62-67

Brätter, P., Mohn, L., Negretti de Brätter, V., Niederau, C., Pietrizik, K., Reinauer, H., Sitzer, G. (1997): Mineralstoffe, Spurenelemente und Vitamine - Klinische Askekte und chemische Analyse. Bertelsmannstiftung. Gütersloh: 33

Brätter, P., Blasco, I. N., Negretti de Brätter, V., Raab, A. (1998): Speciation as an analytical aid in trace element research in infant nutrition. Analyst.: 123/5: 821-826.

Brownlee, M., Cerami, A., Vlassara, H. (1988): Advanced glycosylation end products in tissue and the biochemical basis of diabetic complications. NEJM 318/20: 1315-1321

Campbell, D., Bunker, V. W., Thomas, A. J., Clayton, B.E. (1989): Selenium and vitamin E status of healthy and institutionalized elderly subjects: analysis of plasma, erythrocytes and platelets. Brit. J. Nutr. 62: 221-227

Canfield, W. K., Hambidge, K. M., Johnson, L. .K. (1984): Zinc nutriture in type I diabetes mellitus: relationship to growth measures and metabolic control. J. Pediatr. Gastroenterol. Nutr. 3/4: 577-584

Ceballos-Picot, I., Trivier, J. M., Nicole, A., Sinet, P. M., Thevenin, M. (1992): Age-Correlated Modifications of Copper-Zinc Dismutase and Glutathion-Related Enzyme Activities in Human Erythrocytes. Clin. Chem. 38/1: 66-70

Chakar, A., Mokni, R., Chappuis, P., Mahu, J.-L., Walravens, P. A., Bleiberg-Daniel, F., Therond, P., Navarro, J., Lemonnier, D. (1993): Selenium status of healthy immigrant parisian preschool children. Biol. Trace Elem. Res. 36-37: 25-33

Chappuis, P., Poupon, J., Deschamps J.-F., Guillausseau, P.-J., Rousselet, F. (1992): Physiological chromium determination in serum by Zeeman graphite furnace atomic absorption spectrometry. Biol. Trace Elem. Res. 32: 85-91

Chausmer, A. B. (1998): Zinc, Insulin and Diabetes. J. Am. Coll. Nutr. 17/2: 109-115

Chen, M. D., Lin, P. Y., Cheng, V., Lin, W. N. (1996): Line supplementation aggravates body fat accumulation in genetieally obese mice and dietary-obese mice. Biol. Trace Elem. Res. 52/2: 125-132.

Combs Jr.,G. F., Clark, L. C., Turnbull, B. W. (1997): Reduction of cancer risk with an oral supplement of selenium. Biomed. Environ. Sci. 10/2-3: 227-234

Cornelis, R., Heinzow, B., Herber, R. F. M., Christensen, J. M., Poulson, O. M., Sabbioni, E., Templeton, D. M., Thomassen, Y., Vahter, M., Vesterberg, O. (1996): Sample collection guidelines for trace elements in blood and urine. J. Trace Elements Med. Biol. 10: 103-127

Cser, M. A., Sziklai-Làszlò, I., Menzel, H., Lombeck, I. (1993): Selenium status and lipoproteins in healthy and diabetic children. J. Trace Elem. Electrolytes Health Dis. 7: 205-210

Cser, M. A., Sziklai-Laszlo, I., Menzel, H., Lombeck, I. (1996): Selenium and glutathione peroxidase activity in hungarian children J. Trace Elements Med. Biol. 10: 167-173

Cser, M. A., Sziklai-Laszlo, I., Menzel, H., Laryea, M. D., Jürgens, H., Göbel, U., Lombeck, I. (1998): Selenium, lipid, vitamin A and E state in children suffering from solid tumors. In: Collery, Ph., Brätter, P., Negretti de Brätter, V., Khassanova, L., Etienne, J. C. (Hrsg.): Metal ions in Biology and Medicine Vol. 5. John Libbey Eurotext, Paris: 597-602

Cunningham, J. J., Fu, A., Mearkle, P. L., Brown, R. G. (1994): Hyperzincuria in individuals with insulin-dependent diabetes mellitus: concurrent zinc status and the effect of high-dose zinc supplementation. Metabolism 43/12: 1558-62

Cunningham, J.; Leffell, M.; Mearkle, P.; Harmatz, P. (1995): Elevated plasma ceruloplasmin in insulin-dependent diabetes mellitus: Evidence for increased oxidative stress as a variable complication. Metabolism 44/ 8: 996-999

Davies, S., McLaren-Howard, J., Hunnisett, A., Howard, M. (1997): Age-related decreases in chromium levels in 51,665 hair, sweat, and serum samples from 40,872 patients – implications for the prevention of cardiovascular disease and type II diabetes mellitus. Metabolism 46/5: 469-473

Davis, M. C., Vincent, J. B. (1997): Chromium oligopeptide activates insulin receptor tyrosine kinase activity. Biochemistry 36: 4382-4385

Delves, H. T. (1985): Assessment of trace element status. Clinics in Endocrinology and Metabolism 14/3: 725-757

Deutsche Gesellschaft für Ernährung (1995): Empfehlungen für die Nährstoffzufuhr. Umschau Verlag. Frankfurt a. Main: 72 – 78

Diabetes Control and Complications Trial Research Group (DCCT Research Group, 1993): The effect of intensive treatment of diabetes on the development and progression of long-term complications in insulin-dependent diabetes mellitus. NEJM 329/14: 977-986

Di Martino, G., Matera, M. G., De Martino, B., Vacca, C., Di Martino, S., Rossi, F. (1993): Relationship between zinc and obesity. Journal of medicine. 24/2 & 3: 177-183

Ding, W., Chai, Z., Duan, P., Feng, W., Qian, Q. (1998): Serurn and urine chromiurn concentrations in eiderly diabetics. Biol. Trace Elem. Res. 63/3: 231-237

Diplock, A. T. (1993): Indexes of selenium status in human population. Am. J. Clin. Nutr. Suppl. 57: 256 – 258

Dörner, K. (1991): Qualitätssicherung von Spurenelementbestimmungen im klinischen Labor. In: Brätter, P., Gramm, H-J. (Hrsg.): Mineralstoffe und Spurenelemente in der Ernährung der Menschen. Blackwell Wissenschaft, Berlin: 124-132

Dörner, K., Kruse-Jarres, J. D. (1992]: Spurenelemente. In: Thomas, L. (Hrsg.): Labor und Diagnose. Die Medizinische Verlagsgesellschaft, Marburg, 4. Auflage: 416

Dreher, I., Schmutzler, C., Jakob, F., Köhrle, J., (1997): Expression of selenoproteins in various rat and human tissues and cell lines. J. Trace Elements Med. Biol. 11: 83-91

Eder, K, Kirchgessner, M. (1994): The effect of isolated zinc deficiency on parameters of lipid and protein metabolism in rats fed a diet with coconut oil or fish oil. Trace Elem. Electrolytes 11/2: 55-60

El-Yazigi, A., Hannan, N., Raines, D. (1993): Effect of diabetic state and related disorders on the urinary excretion of rnagnesium and zinc in patients. Diabetes Res 22: 67-75

Elcarte Lopez, T., Villa Elizaga, I., Gost Garde, J. I., Elcarte Lopez, R., Martin Perez, A., Navascues Pujada, J., Navarro Blasco, I., Aparicio Madre, M. I. (1997): Cardiovascular risk factors in relation to the serum concentrations of copper and zinc: epidemiological study on children and adolescents in the Spanish province of Navarra. Acta Paediatr. 86: 248-253

Elstner, E. F. (1990): Atherombildung und Gefäßverschlüsse (Thrombosen, Infarkte, Kreislaufstörungen). In: Der Sauerstoff: Biochemie, Biologie, Medizin. BI-Wiss.-Verlag, Mannheim, Wien, Zürich: 399-411

Elwood, J. C. (1983): Chrom. In: Zumkley, H. (Hrsg.): Spurenelemente: Grundlagen – Ätiologie – Diagnose - Therapie. Georg Thieme Verlag, Stuttgart, New York: 98-117

English, J. L., Hambridge, K. M. (1988): Plasma and serum concentrations: effect of time between collection and separation. Clin. Chim. Acta 175: 211-216

Faure, P., Roussel, A., Coudray, C., Richard, M. J., Halimi, S., Favier, A. (1992): Zinc and insulin sensitivity. Biol. Trace Elem. Res. 32: 305-310

Faure, P., Corticelli, P., Richard, M. J., Arnaud, J., Coudray, C., Halimi, S., Favier, A., Roussel, A. M. (1993a): Lipid peroxidation and trace element status in diabetic ketotic patients: influence of insulin therapy. Clin. Chem. 39/5: 789-793

Faure, P., Roussel, A. M., Halimi, S., Favier, A. (1993b): Zinc status and lipid peroxidation in IDDM with or without retinopathy: response to an oral zinc supplementation. Trace Elem. Man Animals 8: 888-889

Fells, G. S., Lyon, T. D. B., Littlejohn, D., Nicol, C. (1997): The distribution of trace elements amongst the plasma proteins in health and disease. J. Trace Elements Med. Biol. 11: 151-153

Feng, W., Ding, W., Qian, Q., Chai, Z. (1998): Use of the enriched stable isotope Cr-50 as a tracer to study the metabolism of chromium (III) in normal and diabetic rats. Biol. Trace Elem. Res. 63/2: 129-138

Foote, J. W., Hinks, L. J., Lloyd, B. (1987): Reduced plasma and white blood cell selenium levels in haemodialysis patients. Clin Chim Acta 164: 323-328

Fortes, C., Agabati, N., Fano, V., Pacifici, R., Forastiere, F., Virgili, F., Zuccaro, P., Perruci, C.A., Ebrahim, S. (1997): Zinc supplementation and plasma lipid peroxides in an elderly population. Eur. J. Clin. Nutr. 51: 97-101

Frost, D., Beischer, W. (1994): Carotiswandveränderungen bei jungen Typ-I-Diabetikern. Dtsch. med. Wschr. 119: 1225-1230

Gardiner, P. H. E., Littlejohn, D., Halls, D. J., Fells, G. S. (1995): Direct determination of selenium in human blood serum and plasma by electrothermal Atomic Absorption Spectrometry. J. Trace Elements Med. Biol. 9: 74-81

Gramm, H.-J., Kopf, A., Brätter, P. (1995): The necessity of selenium substitution in total parentera nutrition and artifical alimentation. J. Trace Elements Med. Biol. 9: 1-12

Granadillo, V. A., Salgado, O., Barrios, L. C., Romero, R. A. (1995): Distribution of chromium in blood components of diabetics and azotemic patients. Trace Elem. Electrolytes 12/2: 76-80

Haas, H. J. (1994) Selenversorgung: Ausreichend? In: Anke, M., Meißner, D. (Hrsg.): Defizite und Überschüsse an Mengen- und Spurenelementen in der Ernährung. 10. Jahrestagung der Gesellschaft für Mineralstoffe und Spurenelemente. Harald Schubert, Leipzig: 146-163

Haldimann, M., Venner, T. Y., Zimmerli, B. (1996): Determination of selenium in the serum of healthy Swiss adults and correlation to dietary intake. J. Trace Elements Med. Biol. 10: 31-45

Hambidge, K. M., Jacobs Goodall, M., Stall, C., Pritts, J. (1989): Post-prandial and daily changes in plasma zinc. J. Trace Elem. Electrolytes Health Dis.: 3/1: 55-57

Hansson, L., Pettersson, J., Eriksson, L., Olin, A., (1989): Atomic absorption spectrometric determinition of selenium in human blood components. Clin. Chem. 35/4: 537-540

Harborth, A. (1998): Adipositas. Teil 1: Theoretische Grundlagen. Vitaminspur 13: 165-171

Harris, M. I., Eastman, R. C., Cowie, C. C., Flegal, K. M., Eberhardt, M. S. (1997): Comparison of diabetes categories in the U. S. population according to the 1997 American Diabetes Association and 1980–1985 World Health Organisation diagnostc criteria. Diabetes Care 20/12: 1859-1862

Hathcock, J.N. (1997): Vitamins and minerals: efficacy and safety. Am. J. Clin. Nutr. 66: 427-437

Hermann J, Arquitt A., Stoecker, B. (1994): Effects of chromium supplementation on plasma lipids, apolipoproteins, and glucose in elderly subjects. Nutr. Res. 14/5: 671-674

Hiller, R., Seigel, D., Sperduto, R. D., Blair, N., Burton, T. C., Farber, M. D., Gragoudas, E. S., Gunter, E. W., Haller, J., Seddon, J. M., Sowell, A. L., Yannuzzi, L. A. and the Eye Disease Case-Control Study Group (1994): Serum zinc and serum lipid profiles in 778 adults. Annals of Epidemiology 5/6: 490-496

Hocke, M., Winnefeld, K., Bosseckert, H. (1995): Zinc concentration in serum and leucocytes in chronic inflammatory diseases. J. Trace Elements Med. Biol. 9: 112-116

Holler, C., Ulberth, F., Osterode, W., Irsigler, K. (1993): Selenium-status and serum levels of the antioxidant vitamins all-trans retino, ascorbic acid and α-tocopherol in diabetic patients with and without retinopathy. Bioavailability: 235 – 238

Hunt, J. R., Matthys, L. A., Johnson, L. K. (1998): Zinc absorption, mineral balance, and blood lipids in women consuming controlled lactoovovegetarien and omnivorous diets for 8 wk. Am. J. Clin. Nutr. 67: 421-30

Isbir, T., Tamer, L., Erkisi, M., Kekec, Y., Doran, F., Varinli, S., Taylor, A. (1995): Copper, zinc and magnesium in serum and tissues from patients with carcinoma of breast, stomach and colon. Trace Elem. Electrolytes 12/3: 113-115

Isfaoun, A., Bureau, F., Mouly-Boudey, M., Drosdowsky, M., Arhan, P., Bougle, P. D. (1997): Relationships between iron and zinc metabolism: Predictive value of digestive absorption on tissue storage. J. Trace Elem. Med. Biol. 11: 23-27

Iskra, M., Patelski, J., Majewski, W. (1997): Relationship of Calcium, Magnesium, Zinc and Copper Concentrations in the Arterial Wall and Serum in Atherosclerosis Obliterans and Aneurysm. J. Trace Elements Med. Biol. 11: 248-252

Iskra, M., Majewski, W. (1999): Activities of copper,zinc-superoxide dismutase in erythrocytes and ceruloplasmin in serum in chronic ischemia of lower limbs. Int. J. Clin. Lab. Res. 29/2: 64-67

Jeejeeboy, K. N., Chu, R. C., Marliss, E. B., Greenberg, G. R., Bruce-Robertson, A. (1977): Chromium deficiency, glucose intolerance, and neuropathy reversed by chromium supplementation in a patient receiving long-term total parenteral nutrition. Am. J. Clin. Nutr. 30: 531-538

Johnson, M. A., Fischer, Ph. D., Fischer, J. G. (1992): Is copper an antioxidant nutrient? Crit. Rev. Food Sci. Nutr. 32/1: 1-31

Johnson, P. E., Milne, D. B., Lykken, G. I. (1992): Effects of age and sex on copper absorption, biological half-life, and status in humans. Am. J. Clin. Nutr. 56/5: 917-925

Jones, R. B., Keeling, P. W., Hilton, P. J., Thompson, R. P. (1981). The relationship between leucocyte amd muscle zinc in haelth and disease. Clin. Sci. 60/2: 237-239

Julius, U., Hanefeld, M., Albrecht, S., Schmidt, M., Suchland, A., Karasch, C., Schüttig, R., Meißner, D. (1993): Trace elements in type 2 (non-insulin-dependent) diabetics. Trace Elements in Man and Animals 8: 763-767

Kähler, W., Kuklinski, B., Rühlmann, Ch., Plötz, Ch. (1993): Diabetes mellitus – eine mit freien Radikalen assoziierte Erkrankung. Innere Medizin 48: 223-232

Kelley, D. S., Daudu, P. A., Taylor, P. C., Mackey, B. E., Turnlund, J. R. (1995): Effects of low-copper diets on human immune response. Am. J. Clin. Nutr. 62/2: 412 – 416.

Kerner, W. (1998): Klassifikation und Diagnose des Diabetes mellitus. Dt. Ärztebl. 95: B2434-B2438

Kicinski, H. G. (1994): Atomspektroskopische Methoden. CLB Chemie in Labor und Biotechnik 45/6: 44-46

Kiilerich, S., Hvid-Jakobsen, K., Vaag, A., Sorensen, S. S. (1990): 65 zinc absorption in patients with insulin-dependent diabetes mellitus assessed by whole-body counting technique. Clin. Chim. Acta 189: 13-18

Kinlaw, W. B., Levine, A. S., Morley, J. E., Silvis, S. E., McClain,C. J. (1983): Abnormal zinc metabolism in Type II Diabetes Mellitus. Am. J. Med. 75: 273-277

Klevay, L. M., Medeiros, D. M. (1996): Deliberations and evaluations of the approaches, endpoints and paradigms for dietary recommendations about copper. Am. Inst. Nutr. Suppl.: 2419-2426

Klevay, L. M. (1998): Lack of a recommended dietary allowance for copper may be hazardous to your health. J. Am. Coll. Nutr. 17/4: 322-326

Kluthe, R. (1995): Physiologie und Pathophysiologie der Ernährung. In: Biesalski, H. K., Fürst, P., Kasper, H., Kluthe, R., Pölert, W., Puchstein, C., Stähelin, H. B. (Hrsg.): Ernährungsmedizin. Georg Thieme Verlag, Stuttgart – New York: 188

Knudsen, E., Sandström, B., Solgaard, P. (1996): Zinc, Copper and Magnesium Absorption from a Fibre-rich Diet. J. Trace Elem. Med. Biol. 10: 68-76

Kruse-Jarres, J. D. (1988): Ursachen und Auswirkungen des Zinkmangels. Ärztl. Lab. 34: 249-56

Kruse-Jarres, J. D. (1994a): Analysen von Spurenelementen in Haaren. VitaMinSpur 9: 175-178

Kruse-Jarres, J. D. (1994b): Möglichkeiten und Grenzen der Spurenelementbestimmung in biologischem Material. In: Anke, M., Meißner, D. (Hrsg.): Defizite und Überschüsse an Mengen- und Spurenelementen in der Ernährung. 10. Jahrestagung der Gesellschaft für Mineralstoffe und Spurenelemente. Harald Schubert, Leipzig: 1-15

Kruse-Jarres, J. D. (1995a): Bedeutung von Zink für das Immunsystem im Alter. Erfahrungsheilkunde 10: 614-623

Kruse-Jarres J. D., Rükgauer, M., Beischer, W., Schmitt, Y., Wiedemann, J., Beck, P., Zeyfang, A. (1995b): Chrom im Blut und seinen zellulären Bestandteilen bei Typ II Diabetikern. Diabetes und Stoffwechsel 4: 291-296

Kruse-Jarres, J. D., Rükgauer, M. (1997a): Fortschritte und Grenzen der Analytik von Spurenelementen. Mta 12/10: 707-714

Kruse-Jarres, J. D. (1997b): Bedeutung des Zink für die Wundheilung. Landarztpraxis 1/6: 256-260

Kruse-Jarres, J. D. (1999): Pathobiochemistry of zinc metabolism and diagnostic principles in zinc deficiency. J. Lab. Med. 23/3: 141-155

Kübler, W., Anders, H. J., Heeschen, W., Kohlmeier, M. (Hrsg.) (1993): VERA-Schriftenreihe. Wiss. Fachverlag Dr. Fleck. Niederkleen

Ladefoget, K., Hagen. K. (1988): Correlation between concentrations of magnesium, zinc and potassium in plasma, erythrocytes, and muscles. Clin. Chim. Act. 177: 157-166

Lee, N. A., Reasner, C. A. (1994): Beneficial effect of chromium supplementation on serum triglyceride levels in NIDDM. Diabetes Care 17/12: 1449-1452

Leonhardt, W., Hanefeld, M., Lattke, P., Iaroß, W. (1997): Vitamin E-Mangel und Oxidierbarkeit der Low-Density-Lipoproteine bei Typ-I- und Typ-II-Diabetes: Einfluß der Qualität der Stoffwechselkontrolle. Diabetes und Stoffwechsel 6, Suppl. 2: 24-28

Leonhardt, W., Meißner, D. (1999): Rolle der Übergangsmetalle im oxidativen Streß – neue Gesichtspunkte bei der Entstehung der Atherosklerose. In: Meißner, D. (Hrsg.): Spurenelemente. 13. Jahrestagung der Gesellschaft für Spurenelemente und Mineralstoffe. Wiss. Verlagsges., Stuttgart: 74-81

Linday, L. A. (1997): Trivalent chromium and the diabetes prevention program. Medical Hypotheses 49: 47-49

Lombeck, I. (1988): Selenbedarf im Kindesalter. Ärztl. Lab. 34: 244-248

Lombeck, I., Papadaki-Papandreou, 0., Kamiri, F., Larynea, M. D., Jiang, Y. F., Leitzrnann, P. (1989): A screening method for the evaluation of selenium status. J. Trace Elem. Electrolytes Health Dis. 3: 175-178

Lombeck. I. (1997): Diagnostics of impairment of selenium metabolism. J. Trace Elements Med. Biol. 11: 126

Lominadze, D. G., Saari, J. T., Miller, F. N., Catalfamo, J. L., Justus, D. E., Schuschke, D. A. (1996): Platelet aggregation and adhesion during dietary copper deficiency in rats. Thromb. Haemost. 75/4: 630-634

Makun, H. A. (1995): Serum copper, iron, magnesium and zinc concentration in Nigerians. Trace Elem. Electrolytes 12/1: 52-54

Malvy, D. J.-M., Arnaud, J., Burtschy, B., Richard, M.-J., Favier, A., Houot, O., Amédée-Manesme, O. (1993): Reference values for serum zinc and selenium of french healthy children. Eur. J. Epidemiol. 9/2:155 – 161

Marchante-Gayôn, J. M., Sanchez-Uria, J. E., Sanz-Medel, A. (1996): Serum and tissue selenium contents related to renal disease and colon cancer as determined by electrothermal atom absorptions spectrometry. J. Trace Elements Med. Biol. 10: 229-236

McNair, P., Kiilerich, S., Christiansen, C., Christensen, M. S., Madsbad, S., Transbol, I. (1982): Hyperzincuria in insulin treated diabetes mellitus – its relation to glucose homeostasis and insulin administration. Clin. Chim. Acta 112: 343-348

Meißner, D., Schüttig, R., Müller, G., Leonhardt, W. (1994): Selen und andere Spurenelemente bei Diabetes Mellitus. In: Anke, M., Meißner, D. (Hrsg.): Defizite und Überschüsse an Mengen- und Spurenelementen in der Ernährung. 10. Jahrestagung der Gesellschaft für Mineralstoffe und Spurenelemente. Harald Schubert, Leipzig: 189-95

Meißner, D., Höhne, I. (1995) Normalwerte von Selen in Blut und Serum im Raum Dresden. In: Anke, M. (Hrsg.): Mengen und Spurenelemente. 15. Arbeitstagung. Harald Schubert, Leipzig: 371-378

Melchior, T., Wiese Simonsen, K., Johannessen, A. C., Binder, C., (1989): Plasma zinc concentrations during the first 2 years after diagnosis of insulin-dependent diabetes mellitus: a prospective study. J. Intern. Med. 226: 53-58

Mertz, W., Schwarz, K. (1959): Relationship of glucose tolerance factor to impaired glucose tolerance in rat diets. Am. J. Physiol. 196: 614-618

Mertz, W. (1994): Versorgungslage bei Mikronährstoffen im internationalen Vergleich. In: Kruse-Jarres, J. D. (Hrsg.): Mineralstoffe, Spurenelemente, Vitamine: Risikofaktoren – Meßverfahren – Präventivmaßnahmen. Proceedings VII. Stuttgarter Mineralstoff-Symposium: 113-119

Michalke B, Schramel P. (1998): Spezies-Analytik von Spurenelementen in Medizin und Ökologie: Theorie und methodische Konzepte. J. Lab. Med. 22/5: 262-270

Milne, D. B., Ralston, N. V. C, Wallwork, J. C. (1985): Zinc content of cellular components of blood: Methods for cell separation and analysis evaluated. Clin. Chem. 31/1: 65-69

Milne, D. B., Johnson, P. E. (1993): Assessment of Copper Status: Effect of Age and Gender on Reference Ranges in Healthy Adults. Clin. Chem. 39/5: 883-887

Milne, D. B. (1994): Assessment of copper nutritional status. Clin. Chem. 40/8: 1479-1484

Milne, D. B., Nielsen, F. H. (1996): Effects of a diet low in copper on copper-status indicators in postmenopausal women. Am. J. Clin. Nutr. 63/3: 358-364

Milne, D. B. (1998): Copper intake and assessment of copper status. Am. J. Clin. Nutr. Suppl. 67: 1041-1045

Mocchegiani, E., Boemi, M., Fumelli, P., Fabris, N. (1989): Line-dependent low thymic hormone level in type 1 diabetes. Diabetes 38/7: 932-937

Monboisse, J. C., Gillery, P, Maquart, F. X., Borel, J. P. (1990): Production of Superoxide Anion by Glycated Proteins: Involvement in Complications od Diabetes Mellitus. In: Antioxidants in Therapy and Preventive Medicine, Plenum Press, New York: 551-553

Mooradian, A. D., Morley, J. E. (1987): Micronutrient status in diabetes mellitus. Am J Clin. Nutr. 45: 877-895

Morisi, G., Patriarca, M., Menotti, A. (1988): Improved determination of selenium in serum by Zeeman atomic absorption spectrometry. Clin. Chem. 34/1: 127-130

Morris, B. W. , MacNeil, S., Stanley, K., Gray, T. A., Fraser, R. (1993): The interrelationship between insulin and chromium in hyperinsulinaemic euglycaemic clamps in healthy volunteers. J. of Endocrinology 139: 339-345

Motz, C., Roth, H.-P., Kirchgessner, M. (1995): Changes in zinc status and some side-effects on long-term diuretic therapy in growing rats. Trace Elem. Electrolytes 12/2: 55-61

Müller, O. (1982): Grundlagen der Biochemie III. Regulation und Dynamik. Georg Thieme Verlag, Stuttgart, New York: 175-200

Negretti de Brätter, V. E., Brätter, P., Oliver, W., Alvarez, N. (1998): Study of the trace element status and the dietary intake of mineral and trace elements in relation to the gastric cancer incidence in Tachira, Venezuela. In: Collery, Ph., Brätter, P., Negretti de Brätter, V. E., Khassanova, L., Etienne, J. C. (Hrsg.): Metal Ions in Biology and Medicine. Vol. 5. John Libbey Eurotext, Paris: 557-565

Neve, J., Vertongen, F., Molle, L. (1985): Selenium Deficiency. Cl. Endocrinol. Metabol. 14/3: 629-656

Neve, J. (1991): Methods in determination selenium status. J. Trace Elem. Electrolytes Health Dis. 5/1:1-17

Oda, A., Bannai, C., Yamaoka, T., Katori, T., Matsushima, T., Yamashita, K. (1994): Inactivation of Cu, Zn-superoxide dismutase by in vitro glycosylation and in erythrocytes of diabetic patients. Horm. Metab. Res. 26: 1-4

Offenbacher, E. G., Rinko, C. J., Pi-Sunyer, F. X. (1985). The effects of inorganic chromium and brewer´s yeast on glucose tolerance, plasma lipids, and plasma chromium in elderly subjects. Am. J. Clin. Nutr. 42: 454-461.

Offenbacher, E. G. (1994): Promotion of chromium absorption by ascorbic acid. Trace Elem. Electrolytes 11/4: 178-181

Önder, E., Güler, M., Deger, O., Örem, A., Tosun, M. (1996): Bloodplasma, erythrocyte and leukocyte zinc, copper, and magnesium of patients with rheumatoid arthritis. Trace Elem. Electrolytes 13/2: 85-87

Oster O, Schmiedel G, Prellwitz W (1988): Correlations of blood selenium with hematological parameters in west german adults. Biol Trace Elem. Res 15: 47-81

Oster, O., Prellwitz, W. (1990): The renal excretion of selenium. Biol. Trace Elem. Res. 24: 119-146

Oster, O., (1992): Zum Selenstatus in der Bundesrepublik Deutschland. Univeritätsverlag, Jena:109-136

Oster, O., Dahm, M., Oelert, H. (1993): Element concentrations (Selenium, copper, zinc, iron, magnesium, potassium, phosphorous) in heart tissue of patients with coronary heart disease correlated with physiological parameters of the heart. European Heart Journal 14: 770-774

Oster, O., Schlinke, B., Marks, U. (1995): Der Selenstatus von Vegetariern und Nicht vegetariern in der Bundesrepublik Deutschland. Zsch. Ernährungswiss. 34: 62-66

Oster, O. (1996): Selen - ein essentielles Spurenelement. Medwelt 47: 12-22

Pai, L. H.; Prasad, A. S. (1988): Zellular zinc in patients with diabetes mellitus. Nutr. Res. 8: 889-897

Plecko, T. (1999): Untersuchung von spurenelementabhängigen antioxidativen Systemen bei Patienten mit Diabetes mellitus. Dissertation. Institut für Biologische Chemie und Ernährungswissenschaft, Universität Hohenheim

Prasad, A. S., Rabbani, p., Abbasii, A., Bowersox, E., Fox, M. R. (1978): Experimental zinc deficiency in humans. Ann. Intern. Med. 89/4: 483-490

Prasad, A.S. (1998): Zinc and immunity. Mol. Cell. Biochem. 188: 63-69

Quarterman, J., Mills, C., Humphries, W. (1966): The reduced secretion and sensitivity of insulin in Zn deficient rat. BBRC 25: 354 – 358

Rabinowitz, M. B., Gonick, H. C., Levin, S. R., Davidson, M. B. (1983): Effects of chromium and yeast supplements on carbohydrate and lipid metabolism in diabetic men. Diabetes Care 6/4: 319-327

Raz, I., Havivi, E. (1989): Trace elements in blood cells of diabetic subjects. Diab. Res. 10: 21-24

Reilly, C., Barrett, J. E., Patterson, C. M., Tinggi, U., Latham, S. L., Marrinan, A. (1990): Trace element nutrition status and dietary intake of children with phenylketonuria. Am J Clin Nutr 52: 159 – 165

Reiser, S., Smith, J. C. jr., Mertz, W., Holbroook, J. T., Powell, A. S., Canfield, W. K., Canary, J. J. (1985): Indices of copper status in humans consuming a typical american diet containing either fructose or starch. Am. J. Clin. Nutr. 42/2: 242-251

Riesen, F., W. (1998): Fettstoffwechsel. In: Thomas, L. (Hrsg.). Labor und Diagnose. TH-Books Verlagsgesellschaft mbH, Frankfurt. 5. Auflage: 171 – 180

Rimbach, G., Markant, A., Pallauf, J., Krämer, K. (1996): Zink – Update eines essentiellen Spurenelements. Zsch. Ernährungswiss. 35: 123-142

Robberecht, H., Deelstra, H. (1994): Factors influencing blood selenium concentration values: a literature review. J. Trace Elem. Electrolytes Health Dis. 8: 129-143

Rohn, R. D., Pleban, P., Jenkins, L. L. (1993): Magnesium, zinc and copper in plasma and blood cellular components in children with IDDM. Clin. Chim. Acta 215: 21-28

Röhrig, B., Anke, M. (1998): Die Kupferversorgung Erwachsener – Ein Vergleich zwischen Vegetariern und Normalköstlern. In: Köhrle, J. (Hrsg.). Mineralstoffe und Spurenelemente. Molekularbiologie – Interaktionen mit dem Hormonsystem – Analytik. Wiss. Verlagsges. Stuttgart: 199 – 202

Romero, R. A., Navarro, J. A., Rodriguez-Iturbe, B., Garcia, R., Parra, O. E., Granadillo, V. A. (1990): Distribution of trace metals in blood components of patients with chronic renal failure undergoing periodical hemodialysis treatment. Trace Elements in Medicine 7/4: 176-181

Rösen, P. (1997): Oxidativer Streß im Diabetes mellitus: Ursachen und Folgen für die Vasomotion und die zelluläre Hämostase. In: Kurzfassungen der Vorsymposien, Symposien, der Freien Vorträge und Poster. 32. Jahrestagung der Dt. Diabetes-Ges., Diabetes und Stoffwechsel, Band 6, Suppl. 1: 31

Rösen, P. (1999): Hypertonie und Diabetes. Aspekte der pathophysiologischen Zusammenhänge. Diabetes und Stoffwechsel 8, Suppl. 2: 5-13

Ross, R. (1993): The pathogenesis of atherosclerosis: a perspective for the 1990s. Nature 29; 362/64323: 801-809

Roy, M., Kiremidjian-Schumacher, L., Wishe, H. I., Cohen, M. W., Stotzky, G. (1994): Supplementation with selenium and human immune cell functions. 1. Effect on lymphocyte proliferation and interleukin 2. Receptor expression. Biol. Trace Elem. Res. 41: 103 -114

Ruíz, C., Alegría, A., Barberá, R., Farré, R., Lagarda, M.J. (1998): Selenium, zinc and copper in plasma of patients with type 1 diabetes mellitus in different metabolic control states. J. Trace Elements Med. Biol. 12: 91-5

Rükgauer, M., Schmitt, Y., Schneider, H., Kruse-Jarres, J. D. (1994): Trace element balance in patients undergoing hemodialysis. Trace Elem. Electrolytes 11/4: 155-168

Rükgauer, M., Zeyfang, A., Uhland, K., Kruse-Jarres, J. D. (1995): Isolation of Corpuscular Components of Whole Blood for the Determination of Selenium in Blood Cells J. Trace Elements Med. Biol. 9: 130-135

Rükgauer, M., Kruse-Jarres, J. D. (1996a): Analytik von Kupfer in Körperflüssig-keiten. In: Günzler, H., Bahadir, A.M., Borsdorf, R., Danzer, K., Fresenius, W., Galensa, R., Hubder, W., Lüderwald, I., Schwedt, G., Tölg, G., Wisser, H. (Hrsg.): Analytiker-Taschenbuch Bd. 14. Springer Verlag Berlin, Heidelberg, New York: 283-300

Rükgauer, M., Uhland, K., Lindemann, E., Kruse-Jarres, J. D. (1996b): Methodenentwicklung zur direkten Bestimmung von Selen mittels elektothermaler Atomabsorptionsspektrometrie in Plasma, Vollblut, Erythrozyten, Thrombozyten und Leukozyten. Referenzwertermittlung. Biomed. Technik 41: 236-241

Rükgauer, M., Kruse-Jarres, J. D. (1996c): Analytik von Zink in Körperflüssig-keiten. In: Günzler, H., Bahadir, A.M., Borsdorf, R., Danzer, K., Fresenius, W., Galensa, R., Hubder, W., Lüderwald, I., Schwedt, G., Tölg, G., Wisser, H. (Hrsg.): Analytiker-Taschenbuch Bd. 14. Springer Verlag Berlin, Heidelberg, New York: 301 – 314

Sajithlal, G. B., Chithra, P., Chandrakasan, G. (1998): The role of metal-catalyzed oxidation in the formation of advanced glycation end products: an in vitro study on collagen. Free Radic. Biol. Med. 25/3: 265-269

Salonen, J. T., Alfthan, G., Huttunen, J. K., Pikkarainen, J., Puska, P. (1982): Associa tion between cardiovascular death and myocardial infarction and serum selenium in a matched-pair longitudinal study. Lancet 2/8291: 175-179

Salonen, J. T., Salonen, R., Seppänen, K., Rinta-Kiikka, S., Kuukka, M., Korpela, H., Alfthan, G., Kantola, M., Schalch, W. (1991): Effects of antioxidant supplementation on platelet function: a randomized pair-matched, placebo-controlled, double-blind trial in men with low antioxidant status1-3. Am. J. Clin. Nutr. 53: 1222-1229

Sandström, B. (1989): Zinc requirement. Solicited paper for FAO/WHO/IAEA. Expert Consultation on Trace Elements in Human Nutrition, WHO, Geneva

Schlemmer, G., Baasner, J., Lehmann, R. (1989): Empfindlichkeit, Nachweisgrenzen und Arbeitsbereich in der Atomabsorptionsspektrometrie. In: Welz, B. (Hrsg.): 5. Colloquium Atomspektrometrische Spurenanalytik. Perkin Elmer: 155-168

Schmidt, K., Bayer, W. (1996): Zink in der Medizin – aktueller wissenschaftlicher Erkenntnisstand. VitaMinSpur 4/11: 159-185

Schmitt, Y. (1988): Präanalytische Voraussetzungen bei der Bestimmung von Spurenelementen in biologischen Materialien. Ärztl. Lab. 34: 233-238

Schmitt, Y., Moser, V., Kruse-Jarres, J. D. (1993): Zinc, copper and aluminium in the corpuscular components of peripheral blood in patients with pre-terminal and terminal renal failure. Fresenius J. Anal. Chem. 346: 852-858

Schmitt, Y. (1997): Copper and zinc determination in plasma and corpuscular components of peripheral blood of patients with preterminal and terminal renal failure J. Trace Elements Med. Biol. 11: 210-214

Schroeder, H. A., Balassa, J. J., Tipton, I. H. (1962): Abnormal trace elements in man – Chromium. J. Chronic. Dis. 15: 941-964

Schumann, K., Classen, H. G., Hages, M., Prinz-Langenohl, R., Pietrzik, K., Biesalski, H. K. (1997): Bioavallabillty of oral vitarnins, minerals, and trace elernents in perspective. Arzneimittelforsch. 47/4: 369-380

Schwarz K., Mertz W. (1959): Chromium (III) and the Glucose Tolerance Factor. Arch. Biochem. Biophys. 85: 292-295

Shainkin-Kestenbaum, R., Caruso, C., Berlyne, G. M. (1991): Effect of chromium on oxygen free radical metabolism, inhibition of superoxide dismutase and enhancement of 6-hydroxydopamine oxidation. J. Trace Elem. Electrolytes Health Dis. 5: 197-201

Simonoff, M. (1984): Chromium deficiency and cardiovascular risk. Cardiovasc. Res. 18/10: 591-659

Singh, R. B., Niaz, M. A., Ahmad, S., Rastogi, S. S., Singh, U., Agarwal, P. (1995): Dietary and serum levels of antioxodant minerals in patients with acute myocardial infarction. Trace Elem. Electrolytes 12/3: 148-152

Singh, R. B., Niaz, M. A., Rastogi, S. S., Bajaj, S., Gaoli, Z., Shoumin, Z. (1998): Current zinc intake and risc of Diabetes and coronary heart disease and factors associated with insulin resistance in rural and urban populations of North India. J. Am. Coll. Nutr. 17/6: 564 – 570

Sjögren, A., Edvinsson, L., Florén, C.-H., Abdulla, M. (1986): Zinc and copper in striated muscle and body fluids from subjects with diabetes mellitus type I. Nutr. Res. 6: 147-154

Slonim, A. E., Surber, M. L., Page, D. L., Sharp, R. A., Burr I. M. (1983): Modification of chemically induced diabetes in rats by vitamin E. Supplementation rninimizes and depletion enhances development of diabetes. J. Clin. Invest. 71/5: 1282-1288

Srinivasan, K. N., Pugalendi, K. V., Sambandam, G., Ramakrishna Rao, M., Venugopal Menon, P. (1996): Diabetes mellitus, lipid peroxidation and antioxidant status in rural patients. Clin. Chim. Acta 259: 183-186

Strain, J. J. (1991): Disturbances of micronutrient and antioxidant status in diabetes. Proc. Nutr. Soc. 50: 591-604

Striffler, J. S, Polanski, M. M., Anderson, R. A. (1998): Dietary chromium decreases insulin resistance in rats fed a high-fat, mineral-imbalanced diet. Metabolism 4/47: 396-400

Takakura, M. (1998): Analysis of zink concentration in leucocytes and ist application to patients with non-insulin-dependent diabetes mellitus. Hokkaido Igaku Zasshi 73/6: 571-580

Terwolbeck, K., Purrmann, J., Kuhn, S., Haas, A., Lombeck, I. (1992): Zinc in lymphocytes – The assessment of zinc status in patients with Crohn's disease. J. Trace Elem. Electrolytes Health Dis. 6: 117-121

Terwolbeck, K., Behne, D., Meinhold, H., Menzel. H., Lombeck, I. (1993): Increase plasma T4-levels in children with low selenium state due to reduced type 1 iodothyronine 5'-deiodinase activity?. J. Trace Elem. Electrolytes Health Dis. 7: 53 – 55

Thews, G., Mutschler E., Vaupel P. (1991): Diabetes mellitus. In: Anatomie, Physiologie, Pathophysiologie des Menschen, Wiss. Verlagsges., Stuttgart, 4. Auflage: 565-566

Thompson, R. P. H. (1991): Assessment of zinc status. Proc. Nutrition Soc. 50: 19-28

Turnlund, J. R., Keen, C. L., Smith R. G. (1990): Copper status and urinary and salivary copper in young men at three levels of dietary copper. Am. J. Clin. Nutr. 51/4: 658- 664

Turnlund, J. R. (1998): Human whole-body copper metabolism. Am. J. Clin. Nutr. Suppl. 67: 960-964

Tuvemo, T., Gebre-Medhin, M. (1985): The role of trace elements in juvenile diabetes mellitus. Pediatrician 12: 213-219

Uauy, R., Olivares, M., Gonzales, M. (1998): Essentiality of copper in humans. Am. J. Clin. Nutr. Suppl. 67: 952-959

UK Prospective Diabetes Study (UKPDS) Group (1998): Intensive blood glucose control with sulphonylureas or insulin compared with conventional treatment and risk of complications in patients with type 2 diabetes (UKPDS 33). Lancet 352: 837 – 853

UK Prospective Diabetes Study (UKPDS) Group (1998): Tight blood pressure control and risk of macrovascular and microvascular complications in type 2 diabetes (UKPDS 38). Brit. Med. J. 31/7: 703 – 713

Van Cauwenbergh, R., Robberecht, H., Deelstra, H., Picramenos, D., Kostakopoulos, A. (1994): Selenium concentration in serum of healthy Greek adults. J. Trace Elem. Electrolytes Health Dis. 8: 99-109

Van Dael, P., Deelstra, H. (1993): Selenium. Internat. J. Vit. Nutr. Res. 63: 312 - 316

Van Dael, P., Deschuytere, A., Robberecht, H., Van Caillie-Bertrand, M., Lamand, M., Deelstra, H. (1994) Capillary whole blood selenium determination in assessing selenium status of children. J. Trace Elem. Electrolytes Health Dis. 8: 225-228

Versieck, J., Vanballenberghe, L. (1994): Collection, Transport and Storage of Biological Samples for the Determination of Trace Elements. In: Seiler, H. G. (Hrsg.) Metals in clinical and analytical chemistry. Marcel Dekker, Inc., New York-Basel-Hong Kong, 31-34

Vijaya, J.; Peramma, D.; Subramanyam, G. (1996a): Serum copper levels and lipid profile of ischemic heart disease patients and hypertensives. Trace Elem. Electrolytes 13/3: 147-150

Vijaya, J.; Subramanyam, G.; Peramma, D. (1996b): Role of zinc as an antiatherogenetic in experimental rabbits. Trace Elem. Electrolytes 13: 102-106

Vincent, J. B. (1999): Mechanisms of chromium action: low-molecular-weight chromium-binding substance. J. Am. Coll. Nutr. 18/1: 6-12

Vlad, M., Caseanu, E., Uza, G., Petrescu, M. (1994): Concentration of copper, zinc, chromium, iron and nickel in the abdominal aorta of patients deceased with coronary heart disease. Trace Elem. Electrolytes Health Dis. 8/2: 111-114

Vucic, M., Gavella, M., Bozikov, V., Ashcroft, St. J. H., Rocic, B. (1997): Superoxide dismutase activity in lymphocytes and polymorphonuclear cells of diabetic patients. Eur. J. Clin. Chem. Clin. Biochem. 35/7: 517-521

Walter, R. M., Uriu-Hare, J. Y., Olin, K. L., Oster, M. H., Anawalt, B. D., Critchfield, J. W., Keen, C. L. (1991): Copper, zinc, manganese, and magnesium status and complications of diabetes mellitus. Diabetes care 14/11: 1050–1056

Wapnir, R. A. (1998): Copper absorption and bioavailability. Am. J. Clin. Nutr. Suppl.: 1054-1060

Wasowicz, W., Gromadzinska, J., Sklodowska, M., Popadiuk, St. (1994): Selenium concentration and glutathione peroxidase activity in blood of children with cancer. J. Trace Elem. Electrolytes Health Dis. 8: 53-57

Wastney, M. E., Aamodt, R. L., Rumble, W. F. Henkin, R. I. (1986): Kinetic analysis of zinc metabolism and its regulation in normal humans. Amer. J. Physiol. 251: 398-408

Weber, T., Rükgauer, M. (1998): Selen, Kupfer und Zink in den Fraktionen des Vollblutes bei Kindern mit Diabetes mellitus Typ I. Akt. Ernähr.-Med. 23: 13-19

Welz, B. (1983): Atomabsorptionsspektroskopie. Verlag Chemie, Weinheim, 3. Aufl., 356-357

Williams, N. R., Rajput-Williams, J., West, J. A., Nigdikar, S. V., Foote, J. W., Howard, A. N. (1995): Plasma, granulocyte and mononuclear cell copper and zinc in patients with diabetes mellitus. Analyst 120: 887-890

Wilson, H. M., Skinner, E. R., Patel, J. C., Ward, N. I., Corrigan, F. M. (1994): Selenium, cobalt and other elements in plasma from patients with acute myocardial infarction. Trace Elements in Medicine 11/3: 135-138

Wolff, S. P. (1990): Diabetes mellitus and free radicals. Brit. Med. Bul. 49: 642-652

Wolliscroft, J., Barbosa, J. (1977): Analysis of chromium induced carbohydrate intolerance in the rat. J. Nutr. 107: 1702-1706

World Health Organization (1996): Chromium. In:Trace Elements in Human Nutrition and Health. Geneva, Switzerland, Macmillian/ Ceuterick Press: 155-160

Zalewski, P. D., Millard, S. H., Forbes, I. J., Kapaniris, 0., Slavotinek, A., Betts, W. H., Ward, A. D., Lincoln, S. F., Mahadevan, I. (1994): Video irnage analysis of labile zinc in viabie pancreatic islet cells using a specific fluorescent probe for zinc. J. Histochem. Cytochem. 42/7: 877-884

Zima, T., Mestek, 0., Tesar, V., Tesarova, P., Nemecek, K., Zak, A., Zeman. M. (1998): Chrornium levels in patients with internal diseases. Biochem. Mol. Biol. Int. 46/2: 365-374

Zeyfang, A. (1997a): Tagesklinische Diabetesbehandlung: Ergebnisse und Akzeptanz der Behandlungsform bei Patient und Hausarzt. Vortrag: XXXIV. Kongreß der Südwestdeutschen Gesellschaft für Innere Medizin

Zeyfang, A. (1997b): Tagesklinische Diabeteseinstellung: Ergebnisse bei geriatrischen Patienten. In: Kurzfassungen der Vorsymposien, Symposien, der Freien Vorträge und Poster. 32. Jahrestagung der Dt. Diabetes-Ges., Diabetes und Stoffwechsel, Band 6, Suppl. 1: 131

Zumkley, H. (1988): Clinical aspects of selenium metabolism. Biol. Trace Elem. Res. 15: 139-146

7 Anhang

Die folgenden Tabellen enthalten alle Meßwerte und Daten der untersuchten Probanden.

Freie Felder:

- bei Blutzellen: polymorph- und mononukleäre Zellen für Kinder im Feld MN zusammengefaßt
- bei personenspezifischen und bei klinischen Daten: keine Angaben vorhanden
- bei Spurenelementkonzentrationen: zu wenig Material, Material hämolytisch oder geronnen.

Abkürzungen: ERY: Erythrozyten, THR: Thrombozyten, PMN und MN: polymorph- und mononukleäre Leukozyten

Vergleichsgruppen: Blutzellen und personenspezifische Daten

	Blutbild					Zellsuspensionen				Personendaten				
	ERY	THR	PMN	MN	HKT	ERY	THR	PMN	MN	Sex	Alter	BMI	Nikotin	Alkohol
Nr.	10^6/µl	10^3/µl	10^3/µl	10^3/µl	%	10^6/µl	10^3/µl	10^3/µl	10^3/µl	m/w	Jahre	kg/m²	0=nein	0=nein
1	4,91	280	4,2	2,7	46,6	3,90	102	5,2	4,1	m	27			
2	5,81	253	3,6	1,2	50,0	4,33	207	2,2	3,0	m	42			
3	4,45	281	5,0	3,2	42,1	3,92	215	10,0	1,9	w	25			
4	4,73	252	3,5	2,2	41,3	4,66	102	2,4	1,0	w	28			
5	4,66	251	5,8	1,3	43,7	4,07	153	5,7	2,1	w	27			
6	4,45	186	3,7	1,6	43,8	3,90	189	3,3	2,3	m	39			
7	5,63	232	2,2	1,5	40,9	4,57	179	2,2	1,2	m	25			
8	4,79	264	3,0	1,5	47,9	3,66	257	3,3	1,1	m	27			
9	5,02	215	5,2	1,4	44,0	3,78	177	7,1	1,6	m	39			
10	5,30	238	4,4	1,2	40,4	3,52	326	5,6	1,5	w	37			
11	4,90	150	2,3	2,5	42,7	4,24	172	4,0	2,3	m	30			
12	5,80	193	3,9	1,5	46,9	4,55	108	5,7	2,4	w	39			
13	4,57	169	3,1	1,2	40,0	3,99	119	2,5	1,1	w	35			
14	4,56	158	2,6	1,3	45,1	3,61	153	4,8	1,1	m	29			
15	4,86	241	3,9	1,4	39,8	4,33	160	7,1	1,5	m	32			
16	5,14	267	2,7	1,9	42,5	4,26	198	3,9	2,3	m	28			
17	4,70	204	2,5	1,4	37,2	4,36	173	2,0	0,7	w	36			
18	4,81	199	3,0	1,7	42,9	4,28	181	1,6	1,0	w	35			
19	4,59	185	3,1	1,4	36,3	3,93	71	1,8	0,7	w	31			
20	4,66	214	3,5	2,7	41,9	3,94	142	3,3	1,8	w	34			
21	4,52	238	3,0	1,2	40,3	3,19	119	1,0	0,6	m	47			
22	4,89	177	2,6	2,0	41,9	2,72	71	0,8	1,1	m	45			
23	4,69	183	2,6	2,1	41,7	3,99	199	2,0	1,7	m	58			
24	5,50	54	6,5	3,7	46,6	5,06	172	3,7	2,6	m	37			
25	4,42	240	4,1	2,6	40,7	3,83	180	2,8	1,6	w	60			
26	4,32	155	3,7	1,8	38,2	3,85	74	2,9	1,2	m	35			
27	4,51	219	4,5	1,6	39,0	3,86	142	3,9	1,4	w	61			
28	4,63	211	3,5	1,9	38,4	4,22	125	4,9	0,8	m	43			
29	5,50	183	3,3	2,3	42,2	4,62	212	2,7	1,0	m	47			
30	5,18	230	5,9	1,8	47,2	4,52	145	3,3	1,6	m	35			
31	4,78	222	3,4	2,0	41,0	4,12	140	1,6	0,9	m	54			

	Blutbild					Zellsuspensionen				Personendaten				
	ERY	THR	PMN	MN	HKT	ERY	THR	PMN	MN	Sex	Alter	BMI	Nikotin	Alkohol
32	5,11	187	2,7	1,4	39,8	4,38	207	1,2	0,9	m	26			
33	5,24	216	3,7	1,3	42,0	5,16	229	3,7	1,0	m	26			
34	5,12	75	4,6	3,1	44,0	4,57	105	2,5	1,2	m	50			
35	5,42	145	4,1	2,9	45,4	4,79	151	2,6	1,3	m	38			
36	4,17	154	3,4	3,5	36,5	4,01	197	3,6	1,4	w	37			
37	4,93	159	4,8	2,1	41,4	4,63	190	2,4	0,6	w	40			
38	4,51	193	3,9	3,6	40,0	4,25	280	1,0	0,9	w	32			
39	4,68	127	2,8	2,1	39,4	4,09	123	1,8	0,9	m	40			
40	4,70	169	5,4	2,1	44,8	5,17	115	5,3	1,0	m	48			
41	5,01	62	4,6	2,4	42,0	5,22	71	4,4	0,9	m	57			
42	4,63	245	3,8	1,9	42,5	4,92	143	2,5	1,2	m	59			
43	4,66	133	3,6	1,2	44,0	4,44	96	1,8	0,8	m	51			
44	5,17	229	3,4	1,5	42,2	7,57	108	6,1	1,5	w	34			
45	4,96	238	3,2	1,5	45,4	5,82	195	5,2	1,4	w	58			
46	4,58	179	1,8	1,5	44,2	4,36	178	1,5	1,4	m	45			
47	4,50	224	2,9	1,6	46,8	5,02	56	2,2	1,8	m	34			
48	5,58	123	3,4	2,0	45,9	5,39	57	3,4	1,4	m	41			
49	5,02	93	3,4	4,6	43,0	6,09	67	1,2	3,7	m	40			
50	4,96	214	4,5	1,8	45,9	7,26	64	3,3	1,1	m	32			
51	4,47	201	2,8	1,6	40,4	7,95	44	1,2	0,7	m	60			
52	4,76	222	2,3	2,1	42,4	6,86	57	0,9	0,4	m	50			
53	4,74	207	3,0	2,3	42,4	6,48	61	2,0	1,3	m	47			
54	5,07	189	2,3	1,4	41,9	7,25	75	3,1	0,6	m	41			
55	4,68	232	2,0	2,1	41,5	6,42	174	2,7	2,1	m	59			
56	4,19	384	5,0	2,0	36,8	6,69	189	1,4	3,6	m	42			
57	4,77	253	3,4	1,7	42,5	5,79	180	0,4	1,4	m	35			
58	4,90	164	4,0	2,2	42,3	6,72	84	1,4	1,3	w	27			
59	4,58	232	4,6	1,4	42,9	6,25	164	5,8	0,9	m	65			
60	4,35	218	3,6	1,8	37,5	4,87	144	2,3	0,8	w	25			
61	4,43	287	2,5	1,4	38,1	8,58	273	1,8	1,1	w	33			
62	5,40	225	2,8	2,1	46,0	7,88	78	2,8	1,8	w	61			
63	4,22	202	2,2	1,4	37,8	5,65	52	2,6	0,6	w	54			
64	4,92	184	2,2	2,0	42,0	7,34	92	1,6	0,9	m	57			
65	5,21	294	7,2	1,8	43,4	5,29	175	10,8	1,2	m	57			
66	4,83	312	2,9	1,6	41,9	6,65	374	2,3	1,7	m	47			
67	4,93	207	2,9	2,0	43,2	5,78	128	3,0	0,8	m	61			
68	4,70	263	3,4	1,8	37,3	7,58	123	5,2	0,8	m	22			
69	5,29	183	3,4	2,0	41,4	6,28	64	4,6	0,6	m	60			
70	5,29	248	3,6	2,0	44,4	7,71	115	3,0	1,4	m	43			
71	5,09	165	3,2	1,1	45,2	6,19	67	3,2	1,1	m	46			
72	5,71	109	3,4	3,0	49,0	7,42	78	4,7	2,7	m	47			
73	4,65	190	3,9	1,9	41,8	7,28	160	4,7	1,7	m	42			
74	5,03	192	3,9	1,4	43,1	5,10	66	2,3	1,0	m	35	25,3	0	
75	5,08	178	2,1	1,9	40,2	5,19	65	1,0	0,7	m	51	24,7	0	
76	4,88	206	3,6	2,2	46,8	4,51	20	3,3	1,5	w	51	26,7	1	
77	5,19	207	3,1	2,4	46,3	4,80	129	3,0	1,1	m	38	35,1	1	
78	4,35	258	3,2	3,0	40,6	4,52	61	1,0	1,8	w	59	24,4	0	
79	3,97	278	2,7	1,2	37,3	4,52	52	0,7	0,5	w	56	30,1	0	
80	4,22	207	3,3	1,6	39,3	4,42	64	2,4	1,1	w	55	26,7	0	
81	5,10	239	4,2	2,3	43,6	4,94	26	0,7	0,5	m	36	33,6	0	
82	4,80	197	1,9	1,5	41,0	5,01	51	2,8	1,4	m	38	30,9	0	

	Blutbild					Zellsuspensionen				Personendaten				
	ERY	THR	PMN	MN	HKT	ERY	THR	PMN	MN	Sex	Alter	BMI	Nikotin	Alkohol
83	4,28	179	2,1	1,9	39,5	4,17	29	1,3	0,7	m	46	23,4	0	
84	4,56	204	2,5	1,8	39,0	4,86	27	2,8	1,1	m	51	22,2	0	
85	5,05	276	4,3	3,5	46,3	4,77	95	3,4	1,4	m	42	29,3	1	
86	4,22	234	2,2	2,3	37,2	4,70	32	1,5	1,0	w	47	26,3	0	
87	4,75	222	1,7	1,0	42,3	4,42	94	1,4	0,5	m	58	24,1	0	
88	4,52	213	3,4	1,4	41,6	4,57	126	4,6	0,6	m	59	21,2	0	
89	5,09	232	3,0	1,3	45,2	4,64	45	3,3	0,7	m	40	27,1	1	
90	4,94	221	3,2	1,5	43,3	4,59	74	2,1	1,0	m	35	30,9	0	
91	5,16	187	4,1	1,5	46,8	4,40	56	4,8	0,7	m	52	32,0	0	
92	4,53	203	1,5	1,2	42,0	4,24	48	1,6	0,5	m	44	28,9	0	
93	4,61	157	4,6	1,8	44,5	4,29	75	6,0	0,9	m	49	24,3	1	
94	4,03	165	3,5	1,6	37,2	3,85	70	2,2	1,0	m	56	29,1	1	
95	4,69	268	2,9	1,6	40,5	4,76	66	2,1	0,6	m	54	26,0	0	
96	3,67	190	4,0	2,2	36,1	3,50	44	2,5	0,5	w	47	22,0	0	
97	4,40	270	2,1	1,2	40,9	4,37	32	1,9	0,7	w	52	26,6	0	
98	4,57	223	3,1	1,5	37,0	3,79	30	1,0	0,7	m	41	22,9	1	
99	4,59	180	2,6	1,3	39,5	2,78	70	3,0	0,9	m	53	27,0	0	
100	4,94	269	3,5	1,5	44,2	4,50	89	2,6	0,7	m	58	29,4	0	
101	4,22	374	2,9	1,5	38,2	4,50	74	2,6	1,4	w	60	21,9	0	
102	4,16	334		9,6	33,4	1,98	52		0,8	m	6	15,6		
103	4,51	296		8,8	36,8	3,66	21		5,7	m	9	15,8		
104	4,43	204		6,1	37,4	4,44	85		7,0	w	15	19,2		
105	4,47	321		8,0	37,4	2,90	130		1,2	w	9	19,4		
106	4,41	262		5,6	36,4	3,22	117		1,7	m	11	18,8		
107	4,96	268		9,0	41,6	5,59	73		2,5	w	10	14,1		
108	4,46	344		6,2	35,6	6,47	250		3,9	w	13	28,4		
109	4,20	251		6,1	32,4	5,58	56		1,4	w	11	23,1		
110	4,56	223		9,1	35,1	7,64	47		3,2	m	7	17,8		
111	4,28	205		6,5	33,7	6,16	76		5,0	m	16	21,6		
112	5,00	330		6,3	42,6	5,84	134		5,6	m	16			
113	5,07	272		6,8	40,8	6,57	97		6,3	w	12	18,4		
114	4,41	207		5,9	37,5	5,70	226		3,7	w	17	22,1		
115	4,70	358		7,2	36,0	2,63	37		0,3	w	6	17,3		
116	5,22	380		5,2	42,3	5,51	96		6,5	m	14	18,4		
117	4,45	278		6,8	38,5	5,23	56		3,5	w	13	16,2		
118	4,63	260		6,0	34,3	3,21	28		0,3	m	3	16,4		
119	4,59	337		6,9	34,8	5,95	150		2,3	w	8	14,4		
120	4,68	271		6,0	38,6	5,53	237		1,8	m	13	19,1		
121	4,77	242		5,7	38,9	5,64	60		6,5	w	14	18,1		
122	5,17	303		6,6	43,5	4,70	269		8,7	w	15	19,9		
123	5,29	243		4,9	43,0	6,72	148		2,3	m	15	22,3		
124	4,90	121		5,2	41,0	5,68	55		2,5	w	15	17,6		
125	7,35	113		6,2	39,8	5,03	35		2,8	m	17	27,7		
126	5,08	192		5,6	43,7	4,10	39		2,8	m	20	29,0		
127	6,05	270		4,8	39,8	4,37	66		0,8	m	9	14,8		
128	4,65	258		5,4	37,0	4,67	158		4,7	w	9	17,8		
129	4,53	302		6,1	38,4	3,60	79		0,3	w	6	22,0		
130	4,69	326		4,1	38,9	4,61	118		2,0	w	11	18,5		
131	4,64	229		5,7	38,8	4,82	63		2,4	w	8	17,1		
132	4,67	349		6,1	37,8	4,78	48		3,9	w	8	19,6		
133	4,56	327		6,6	36,0	4,71	145		5,6	m	8			

	Blutbild					Zellsuspensionen				Personendaten				
	ERY	THR	PMN	MN	HKT	ERY	THR	PMN	MN	Sex	Alter	BMI	Nikotin	Alkohol
134	5,21	289		6,6	44,7	4,98	109		11,4	m	15	23,9		
135	4,37	289		8,6	39,0	4,47	104		9,8	w	16	19,1		
136	4,48	336		11,1	38,2	4,27	164		7,4	w	8	15,9		
137	4,99	292		10,8	44,7	3,99	118		6,0	w	14	17,7		
138	5,36	277		11,1	44,9	4,78	83		8,9	w	12	17,8		
139	5,14	268		10,0	45,1	4,93	212		15,5	m	14	20,7		
140	4,74	362		7,9	41,6	5,23	214		9,4	w	14	22,0		
141	4,87	327		8,1	41,7	5,39	334		9,9	w	14	21,6		
142	4,96	268		9,0	41,6	5,59	73		2,4	w	10	14,1		
143	4,46	344		6,2	35,6	6,47	250		3,8	w	13	28,4		
144	4,56	223		9,1	35,1	7,64	47		1,6	m	7	17,8		
145	5,00	330		6,3	42,6	5,84	134		2,8	m	16			
146	5,07	272		6,8	40,8	6,57	97		3,2	w	12	18,4		
147	4,41	207		5,9	37,5	5,70	226		3,4	w	17	22,1		
148	5,22	380		5,2	42,3	5,51	96		3,3	m	14	18,4		
149	4,59	337		6,9	34,8	5,95	150		1,2	w	8	14,4		
150	4,68	271		6,0	38,6	5,53	237		1,8	m	13	19,1		
151	4,77	242		5,7	38,9	5,64	60		3,3	w	14	18,1		
152	4,48	353		8,2	39,3	5,48	83		4,0	w	16	19,7		
153	5,17	303		6,6	43,5	4,70	269		4,4	w	15	19,9		
154	5,29	243		4,9	43,0	6,72	148		1,2	m	14	22,3		
155	4,90	121		5,2	41,0	5,68	55		1,3	w	14	17,6		
156	4,96	214	4,5	1,8	45,9	7,26	64	3,3	1,1	m	31		0	
157	4,82	123	3,0	1,5	44,3	4,33	14	1,9	0,7	m	40		1	
158	4,47	201	2,8	1,6	40,4	7,95	44	1,2	0,7	m	60		0	
159	4,76	222	2,3	2,1	42,4	6,86	57	0,9	0,4	m	50		0	
160	4,74	207	3,0	2,3	42,4	6,48	61	2,0	1,3	m	47		1	
161	5,07	189	2,3	1,4	41,9	7,25	75	3,1	0,6	m	41		0	
162	4,68	232	2,0	2,1	41,5	6,42	174	2,7	2,1	m	59		0	
163	4,19	384	5,0	2,0	36,8	6,69	189	1,4	3,6	m	42		0	
164	4,77	253	3,4	1,7	42,5	5,79	180	0,4	1,4	m	35		0	
165	4,90	164	4,0	2,2	42,3	6,72	84	1,4	1,3	w	27		1	
166	4,58	232	4,6	1,4	42,9	6,25	164	5,8	0,9	m	65		0	
167	4,43	287	2,5	1,4	38,1	8,58	273	1,8	1,1	w	33		0	
168	5,40	225	2,8	2,1	46,0	7,88	78	2,8	1,8	w	61		1	
169	4,22	202	2,2	1,4	37,8	5,65	52	2,6	0,6	w	54		0	
170	4,92	184	2,2	2,0	42,0	7,34	92	1,6	0,9	m	57		0	
171	5,21	294	7,2	1,8	43,4	5,29	175	10,8	1,2	m	57		1	
172	4,83	312	2,9	1,6	41,9	6,65	374	2,3	1,7	m	57		0	
173	4,93	207	2,9	2,0	43,2	5,78	128	3,0	0,8	m	61		1	
174	4,70	263	3,4	1,8	37,3	7,58	123	5,2	0,8	m	22		1	
175	5,29	183	3,4	2,0	41,4	6,28	64	4,6	0,6	m	60		0	
176	5,29	248	3,6	2,0	44,4	7,71	115	3,0	1,4	m	43		0	
177	5,09	165	3,2	1,1	45,2	6,19	67	3,2	1,1	m	36		0	
178	5,71	109	3,4	3,0	49,0	7,42	78	4,7	2,7	m	47		0	
179	4,65	190	3,9	1,9	41,8	7,28	160	4,7	1,7	m	42		0	
180	4,00	180	3,6	0,9	36,5	5,98	127	2,8	2,3	w	44	18,7	0	
181	4,44	138	3,1	2,0	39,2	6,90	128	3,3	3,1	w	62	22,9	0	
182	5,71	151	3,3	1,9	46,1	7,09	71	3,4	4,3	m	41	27,7	0	
183	4,79	257	2,9	1,3	43,3	6,19	129	2,8	2,9	m	46	28,7	0	
184	4,68	212	2,0	1,2	41,7	6,62	231	2,6	2,2	m	23	22,7	0	

	Blutbild					Zellsuspensionen				Personendaten				
	ERY	THR	PMN	MN	HKT	ERY	THR	PMN	MN	Sex	Alter	BMI	Nikotin	Alkohol
185	4,05	281	3,7	1,1	35,5	6,52	334	5,2	2,4	w	31	26,2	0	
186	4,80	135	2,7	1,5	41,0	6,91	125	1,1	2,7	m	24	22,2	0	
187	4,98	221	3,4	1,7	43,2	6,50	115	4,6	2,3	m	41	23,2	0	
188	4,70	197	2,2	1,1	39,7	7,22	192	1,4	1,6	m	47	26,4	0	
189	3,65	235	3,6	1,3	37,2	6,18	255	2,8	2,8	w	56	22,5	0	
190	4,80	240	2,5	2,1	44,0	7,09	293	3,0	4,3	m	39	22,1	1	
191	3,97	233	5,0	1,5	37,2	6,76	220	6,4	2,6	w	30	24,8	0	
192	4,27	181	2,1	1,4	40,8	6,33	83	1,2	1,8	m	35	20,9	0	
193	4,60	275	3,0	1,5	37,8	7,54	159	5,3	2,9	w	36	30,9	1	
194	4,61	273	2,4	1,9	38,7	7,73	240	2,4	3,1	w	30	20,8	0	
195	4,99	238	3,7	1,4	45,6	7,16	205	2,3	2,5	m	28	19,7	0	
196	4,85	226	3,3	2,2	41,1	7,10	225	4,5	3,5	w	56	29,1	0	
197	4,59	178	3,0	1,5	40,1	7,28	121	1,2	2,6	m	29	22,4	0	
198	4,61	162	2,4	2,0	43,3	6,72	214	1,0	3,4	m	58	25,2	1	
199	4,99	199	2,4	1,7	43,4	7,36	168	2,8	2,7	m	56	32,7	0	
200	4,81	208	4,4	2,2	41,4	6,73	161	1,5	2,2	m	40	18,0	0	
201	5,12	236	2,4	1,6	45,2	6,46	171	1,1	2,8	m	34	30,9	0	
202	4,65	187	2,1	1,8	41,4	6,60	173	2,4	2,6	m	45	24,4	0	
203	3,69	255	2,8	1,3	35,8	5,62	277	2,7	2,5	w	42	23,6	0	
204	4,93	145	2,5	2,3	44,5	6,23	150	3,6	3,6	m	36	25,3	1	
205	4,86	223	4,0	2,8	43,7	7,03	137	4,2	4,5	w	28	18,4	0	
206	4,72	217	3,0	1,7	44,0	6,13	172	3,2	2,0	w	58	22,7	0	
207	5,04	222	2,5	2,1	46,0	5,74	270	1,5	4,0	m	29	22,9	1	
208	4,18	230	3,4	2,0	38,0	5,79	317	4,7	3,5	w	43	21,1	0	
209	3,94	332	3,1	2,7	36,4	5,74	173	3,7	3,7	w	43	29,3	0	
210	4,37	327	3,2	2,1	38,9	6,50	219	3,8	4,3	w	26	19,9	0	
211	4,21	199	2,5	1,8	38,4	5,98	225	4,5	2,2	w	28	18,4	1	
212	4,68	213	3,6	2,3	41,0	5,87	127	3,2	2,3	w	37	25,9	0	
213	5,03	147	2,1	1,3	43,7	7,65	111	2,9	1,9	m	47	21,9	0	
214	5,02	188	2,3	1,6	39,6	8,07	100	2,2	2,4	w	47	27,5	1	
215	4,71	318	3,4	2,6	39,4	7,26	251	4,1	4,7	w	41	28,4	0	
216	4,66	241	4,2	2,1	41,4	7,25	166	1,0	2,5	w	29	18,4	0	
217	4,46	293	1,5	1,3	39,2	9,03	113	1,0	0,5	m	40	20,8	0	
218	5,43	154	2,3	1,9	46,6	8,68	130	0,9	2,7	m	39	28,2	0	
219	3,91	205	2,6	1,3	35,7	6,96	122	0,9	1,5	w	40	23,9	0	
220	4,40	202	3,5	1,5	40,2	7,22	189	3,8	2,7	w	35	26,8	0	
221	3,97	221	3,7	1,3	35,8	7,00	230	6,8	2,1	w	22	20,8	1	
222	4,43	171	2,9	1,4	41,6	7,00	122	1,9	2,2	m	31	26,9	0	
223	5,05	82	1,8	2,4	43,8	8,22	176	1,6	3,6	m	34	24,8	0	
224	4,39	208	3,0	1,5	37,7	7,71	186	2,2	2,9	w	28	18,4	0	
225	4,79	196	4,0	1,6	42,7	7,08	171	6,2	2,9	w	38	30,0	1	
226	5,27	233	3,1	1,1	44,8	7,67	241	5,2	2,2	m	33	24,0	0	
227	4,27	151	5,1	1,6	41,2	6,92	110	3,3	2,7	w	40	20,3	1	
228	5,83	182	3,9	3,2	48,4	8,82	131	4,8	5,2	m	21	27,2	1	
229	4,53	164	2,3	1,3	37,8	7,37	135	1,1	2,3	w	27	26,0	0	
230	3,93	186	2,7	1,6	35,2	6,93	141	2,3	2,5	w	35	20,2	1	
231	4,27	252	2,5	1,5	39,3	7,05	226	2,5	2,6	w	30	19,5	0	
232	4,45	210	2,3	0,9	41,4	6,56	275	3,5	1,2	m	32	21,3	0	
233	4,09	197	2,3	1,7	37,2	6,41	164	2,2	2,9	w	33	23,7	1	
234	4,61	257	2,1	1,3	41,5	6,74	239	1,1	1,9	m	33	24,5	0	
235	5,08	199	5,0	2,5	45,0	7,04	221	5,4	3,8	w	29	37,8	0	

	Blutbild					Zellsuspensionen				Personendaten				
	ERY	THR	PMN	MN	HKT	ERY	THR	PMN	MN	Sex	Alter	BMI	Nikotin	Alkohol
236	4,75	179	3,2	2,4	42,8	5,18	90	2,1	2,0	w	31	20,4	0	
237	4,72	197	5,6	1,8	46,0	5,79	179	7,8	2,5	m	35	27,4	1	
238	5,30	262	1,9	1,8	46,4	6,22	105	1,9	2,1	m	29	19,8	0	
239	4,60	340	6,7	2,2	40,6	5,77	351	4,2	2,5	w	34	21,2	1	
240	3,95	141	2,9	1,1	35,8	6,59	64	2,6	1,3	w	26	21,2	0	
241	5,05	144	2,5	0,8	45,4	7,53	153	2,4	1,7	m	84	32,4	0	
242	4,59	204	4,3	1,0	38,7	6,35	68	3,9	1,4	w	79	24,2	0	
243	4,67	250	3,0	1,9	41,4	7,50	320	5,0	3,7	w	76	24,4	0	
244	4,47	244	3,2	1,5	39,3	6,91	147	2,9	2,1	w	75	23,9	0	
245	4,70	138	5,0	3,7	42,0	6,84	198	4,3	5,5	w	74	23,3	0	
246	5,68	83	2,9	1,1	50,2	7,17	90	3,6	2,1	m	72	29,1	0	
247	4,44	144	2,8	1,3	38,5	7,10	133	2,7	1,9	m	71	26,3	0	
248	5,07	181	3,3	1,6	45,2	7,67	194	5,4	2,3	m	70	28,7	0	
249	4,63	380	3,5	1,7	40,9	6,69	212	2,7	2,5	w	69	27,1	0	
250	4,16	169	2,4	1,9	38,8	7,07	147	2,4	3,6	w	68	24,2	0	
251	4,34	197	3,5	1,3	40,4	6,62	136	1,7	2,4	w	67	21,6	0	
252	4,66	218	3,0	1,4	41,0	7,36	188	3,9	2,9	w	66	27,9	0	
253	4,87	246	3,3	1,9	44,3	7,23	233	4,5	4,8	m	65	27,7	0	
254	5,21	194	3,0	1,6	42,7	7,89	178	3,4	0,5	w	63	33,5	0	
255	4,50	202	3,4	1,5	41,4	6,94	104	3,8	2,9	m	62	27,4	0	
256	4,78	203	2,6	1,7	42,0	6,24	162	2,4	2,7	m	61	27,8	0	
257	4,25	232	4,0	2,3	39,5	6,39	167	3,9	3,5	m	59	32,1	1	
258	4,69	195	3,5	0,9	43,3	6,68	134	3,0	1,1	m	58	21,9	0	
259	4,64	214	1,8	1,1	38,5	6,98	216	2,2	1,8	w	54	22,1	0	
260	4,81	158	2,9	1,2	45,9	5,57	112	2,2	1,5	m	50	25,8	0	
261	4,42	154	3,4	1,5	42,9	5,17	119	2,2	1,2	w	49	23,3	0	
262	5,35	152	5,0	2,8	46,8	6,10	100	3,4	3,2	m	48	22,1	0	
263	4,95	206	4,6	2,5	45,4	5,03	187	5,3	3,0	m	47	24,7	0	
264	4,41	169	4,4	1,4	41,7	5,15	151	3,9	1,9	w	46	22,3	0	
265	4,57	103	2,7	1,5	41,3	5,69	104	1,8	0,9	w	45	22,5	0	
266	4,95	241	5,2	2,9	43,1	5,72	137	3,5	2,8	m	44	27,0	0	
267	4,92	118	2,7	3,3	45,3	6,73	32	2,1	3,5	m	41	23,7	0	
268	3,77	172	5,6	1,2	33,9	4,37	35	2,1	0,9	m	39	21,5	0	
269	4,33	137	3,6	1,2	38,6	6,63	32	3,1	1,0	w	38	23,7	0	
270	4,98	158	3,1	1,5	43,2	5,64	56	1,1	1,3	m	37	22,1	0	
271	4,43	171	2,7	1,3	41,9	6,46	120	2,2	1,6	m	36	30,1	0	
272	4,08	123	4,3	0,9	37,0	5,67	53	1,9	0,7	w	35	24,8	0	
273	4,78	79	3,3	1,8	41,6	6,24	61	2,3	1,3	w	34	23,0	0	
274	4,22	173	1,9	2,5	39,7	5,96	110	0,9	3,3	w	32	31,8	0	
275	3,96	250	3,1	1,3	36,7	5,77	82	1,8	1,3	w	31	20,3	0	
276	4,27	197	3,0	1,1	37,8	6,62	124	2,1	1,5	w	30	23,3	0	
277	4,41	219	2,8	1,2	38,6	6,93	135	1,2	1,1	w	29	20,9	0	
278	4,42	211	2,4	1,5	39,1	6,18	122	2,1	1,5	w	28	23,2	0	
279	4,23	103	3,6	1,8	37,6	5,61	22	2,9	1,6	w	27	26,3	0	
280	4,20	238	6,2	1,3	36,9	5,73	110	6,9	1,4	w	41	19,4	0	1
281	4,29	148	2,4	1,0	39,8	6,25	38	0,6	1,0	w	56	29,4	0	1
282	5,43	179	3,0	0,8	42,7	8,05	172	1,0	1,7	m	48	20,2	0	1
283	4,83	169	3,8	2,2	42,2	6,91	53	3,7	2,6	w	55	27,2	0	0
284	4,53	140	3,4	2,7	38,9	6,39	70	2,3	2,5	w	60	25,4	0	0
285	4,35	238	4,5	2,5	39,2	6,31	86	4,2	3,5	w	46	29,4	1	0
286	4,64	120	3,7	2,4	41,0	6,47	60	2,3	2,1	w	48	25,1	1	0

	Blutbild					Zellsuspensionen				Personendaten				
	ERY	THR	PMN	MN	HKT	ERY	THR	PMN	MN	Sex	Alter	BMI	Nikotin	Alkohol
287	5,07	194	2,6	1,2	46,6	6,68	115	2,4	0,6	m	60	26,5	0	1
288	4,38	191	2,4	2,3	38,7	6,32	124	1,7	2,1	w	53	26,6	0	1
289	4,43	176	4,1	1,8	40,7	6,59	80	2,6	1,8	w	59	24,2	0	1
290	4,79	108	2,3	1,5	42,0	6,94	64	0,9	1,6	m	62	24,3	0	0
291	4,66	195	3,5	2,3	41,9	7,04	152	2,0	2,3	m	55	24,0	0	1
292	5,45	112	5,8	2,0	44,7	7,09	45	3,9	1,9	m	43	30,1	0	1
293	4,76	234	3,7	2,1	42,9	5,85	148	1,0	1,9	w	62	20,4	1	1
294	4,13	253	6,4	2,4	37,9	6,10	143	1,6	2,2	w	43	24,0	1	0
295	4,89	215	3,8	1,8	40,9	7,09	154	3,6	2,3	m	49	28,3	0	0
296	5,04	226	3,5	2,5	44,5	6,23	109	1,5	2,7	w	57	22,6	0	1
297	4,45	143	4,4	2,3	41,2	6,49	80	2,4	2,4	w	56	24,8	1	0
298	3,93	147	2,6	2,6	36,0	6,34	92	1,3	3,0	w	57	23,8	0	0
299	4,30	167	3,8	3,0	40,3	5,83	107	2,3	3,0	w	58	27,0	0	0
300	4,10	162	3,8	2,9	36,8	5,51	106	4,1	1,5	w	54	22,7	0	1
301	3,66	167	5,2	1,2	35,1	6,39	96	2,2	2,2	w	54	19,9	1	1
302	4,62	154	2,2	1,3	39,8	6,75	93	1,1	1,9	w	43	25,3	0	0
303	3,87	155	4,3	1,8	36,1	5,73	96	4,3	2,3	w	58	22,0	0	0
304	3,82	168	6,0	1,8	38,4	6,09	182	8,5	2,1	w	61	21,5	0	1
305	4,40	172	2,8	2,5	40,5	3,20	115	1,6	2,0	w	26	25,2	0	
306	4,89	178	3,4	1,6	42,7	5,01	134	2,0	1,7	w	30	20,5	1	
307	4,92	173	3,3	2,7	42,5	4,27	81	1,0	2,5	w	29	20,7	0	
308	4,62	191	3,0	1,0	40,8	4,81	92	0,9	1,0	w	26	19,8	0	
309	4,56	179	3,8	1,4	40,0	3,83	131	1,0	1,3	w	29	22,8	0	
310	4,03	202	4,0	1,8	36,2	4,05	100	1,0	1,8	w	36	18,7	0	
311	4,80	211	4,7	1,5	38,8	4,43	95	1,6	1,7	w	23	21,2	0	
312	4,16	224	2,3	1,2	36,2	4,62	100	0,8	1,4	w	32	18,4	1	
313	4,32	143	4,6	1,4	41,1	4,24	108	1,4	1,4	w	33	19,7	0	
314	4,53	169	5,6	1,4	40,4	4,88	95	5,2	1,8	w	28	21,8	0	
315	4,39	210	3,2	2,0	39,0	4,81	131	1,2	2,5	w	23	20,6	0	
316	3,93	193	2,5	1,6	36,3	4,00	58	1,0	1,8	w	32	20,6	0	
317	4,66	189	5,5	1,8	42,5	4,20	121	1,8	1,8	w	26	21,2	1	
318	4,47	146	3,2	1,8	38,1	4,26	61	1,2	1,6	w	31	21,9	0	
319	4,48	189	3,5	1,5	40,2	5,85	161	1,3	3,0	w	29	21,0	0	
320	3,96	171	4,4	2,4	34,0	5,70	116	5,4	4,8	w	35	20,3	0	
321	4,13	189	2,9	1,4	36,8	5,63	123	3,2	1,3	w	30	19,5	0	
322	4,44	220	3,5	2,0	39,5	6,30	176	1,0	3,1	w	39	23,8	0	
323	4,11	210	3,0	1,3	38,4	5,56	196	1,3	1,2	w	27	25,7	0	
324	4,34	248	3,0	1,4	37,9	5,61	204	1,4	2,1	w	37	21,4	0	
325	4,38	253	3,4	1,6	40,0	5,42	135	2,3	2,8	w	36	22,3	0	
326	4,19	216	5,9	1,5	37,6	5,39	143	4,6	2,2	w	22	25,9	0	
327	4,45	168	3,1	2,1	38,2	5,56	142	2,1	2,8	w	31	19,5	1	
328	4,27	262	3,2	1,7	37,2	5,42	288	1,5	4,3	w	26	18,9	0	
329	4,19	244	5,2	2,2	37,9	5,60	148	4,3	3,8	w	29	23,7	0	
330	4,77	163	2,5	2,2	40,2	5,18	112	2,3	1,3	w	24	21,3	0	
331	4,30	175	3,3	2,3	38,7	4,65	93	1,0	3,2	w	31	21,0	0	
332	4,44	238	5,1	2,1	40,7	4,00	89	2,7	1,9	w	33	23,0	1	
333	4,04	192	3,6	1,3	35,5	3,52	110	1,1	1,3	w	27	19,5	0	
334	4,79	82	2,7	2,4	41,2	4,97	128	1,3	1,8	w	24	19,5	0	
335	4,50	221	4,7	2,8	41,8	5,10	82	1,9	3,2	w	31	20,3	0	
336	4,28	204	1,7	1,7	39,9	4,15	77	0,8	1,8	w	27	22,0	1	
337	4,81	171	4,0	1,9	41,7	5,07	111	2,9	1,9	w	27	20,6	1	

	Blutbild					Zellsuspensionen				Personendaten				
	ERY	THR	PMN	MN	HKT	ERY	THR	PMN	MN	Sex	Alter	BMI	Nikotin	Alkohol
338	5,01	232	6,2	1,8	44,1	4,77	57	2,0	2,1	w	30	27,4	1	
339	4,31	170	3,7	3,2	39,7	4,57	61	1,2	3,4	w	31	22,9	1	
340	4,26	180	3,2	2,4	38,5	4,48	115	1,7	2,4	w	37	23,5	0	
341	4,89	184	4,1	2,5	42,8	4,71	52	1,1	3,1	w	19	22,8	0	
342	4,11	228	8,9	1,4	36,4	4,54	97	6,3	1,4	w	37	19,8	0	
343	4,55	179	3,3	1,3	39,8	5,07	105	2,0	1,5	w	31	21,9	0	
344	3,75	211	5,9	2,0	32,4	4,10	85	3,7	2,3	w	33	20,6	0	
345	4,32	205	4,1	2,8	38,5	5,88	170	5,3	5,0	w	33	19,9	0	
346	4,83	140	4,5	2,1	41,3	6,31	135	2,8	2,0	w	37	18,4	0	
347	4,29	190	3,8	3,0	37,8	5,16	166	1,3	4,8	w	28	18,9	1	
348	4,46	192	2,8	2,1	39,1	5,13	95	0,9	4,4	w	23	21,9	0	
349	4,36	215	4,1	2,8	39,2	5,61	78	3,5	6,3	w	29	18,4	0	
350	4,36	127	3,2	2,1	40,4	5,32	118	2,9	4,2	w	21	19,4	0	
351	4,00	299	2,4	2,3	33,2	5,77	210	1,0	3,7	w	27	23,9	0	
352	4,17	265	2,7	2,5	38,1	5,10	248	1,2	3,7	w	23	21,0	0	
353	4,02	260	4,0	1,8	37,6	5,17	261	2,3	1,9	w	21	19,5	1	
354	4,09	174	3,1	1,8	35,1	5,63	122	2,4	2,7	w	38	26,0	1	
355	4,26	243	3,6	4,9	36,8	5,34	174	1,3	10,8	w	21	20,7	1	
356	4,45	143	2,5	1,3	40,9	5,46	147	2,4	2,5	w	28	20,5	0	
357	4,74				39,7	3,79				m	28	22,7	0	1
358	4,91				42,4	4,63				m	29	21,3	0	1
359	4,20				39,3	4,38				m	68	24,2	0	1
360	4,29				39,3	4,47				w	49	22,4	0	1
361	4,77				37,8	5,24				m	30	25,9	0	0
362	4,72				40,3	5,01				m	34	30,9	1	1
363	5,06				45,8	4,79				m	51	24,7	0	1
364	4,96				43,2	4,91				m	65	23,3	0	1
365	4,65				38,5	5,28				w	28	20,8	0	1
366	4,15				36,4	5,01				w	27	19,9	0	1
367	4,06				35,0	5,08				w	23	22,4	0	0
368	4,22				38,5	4,40				m	44	26,6	0	1
369	3,78				34,9	4,71				w	43	22,2	0	1
370	4,15				38,5	4,63				m	43	24,7	0	1
371	4,66				40,5	4,89				m	38	29,5	0	1
372	5,02				42,0	5,03				m	32	25,4	0	0
373	4,59				39,9	4,92				w	31	23,9	1	1
374	4,98				44,6	4,52				m	56	27,2	0	1
375	5,17				44,7	4,91				m	50	32,8	1	1
376	3,72				33,9	4,85				w	46	21,0	0	0
377	4,60				39,0	5,19				m	33	20,5	0	1
378	4,13				36,7	4,66				w	49	21,5	0	1
379	4,62				41,5	5,06				m	37	23,9	0	1
380	5,23				41,7	5,12				m	25	26,4	0	1
381	4,69				35,5	5,86				w	28	25,6	0	1
382	4,58				39,4	4,96				m	40	30,7	0	1
383	4,65				36,5	5,52				w	49	31,2	0	0
384	4,95				42,7	4,54				m	41	32,3	0	1
385	4,50				39,7	5,05				w	50	33,9	0	0
386	4,07				37,4	4,32				w	33	22,5	0	1
387	4,60				39,9	4,92				m	53	28,7	0	0
388	4,38				37,7	5,08				m	62	27,5	0	1

	Blutbild					Zellsuspensionen				Personendaten				
	ERY	THR	PMN	MN	HKT	ERY	THR	PMN	MN	Sex	Alter	BMI	Nikotin	Alkohol
389	4,24				38,2	4,93				w	32	21,6	0	0
390	4,29				40,0	4,45				w	37	20,1	1	1
391	5,40				44,6	4,84				m	34	30,1	0	1
392	3,97				36,9	4,44				w	38	27,3	1	1
393	4,65				42,9	4,58				w	34	27,0	1	1
394	4,14				38,8	4,51				w	56	26,1	0	0
395	4,23				38,1	4,42				m	48	25,8	0	1
396	4,39				37,7	4,88				w	40	24,2	0	1
397	4,86				43,4	4,66				m	41	25,9	0	0
398	4,61				41,7	4,53				m	28	23,6	0	1
399	4,35				36,6	4,77				w	23	23,6	0	1
400	4,59				40,5	4,83				m	30	25,0	0	1
401	5,14				44,8	4,66				m	28	22,8	0	1
402	4,78				43,4	4,61				m	27	22,0	0	1
403	4,56				39,4	4,87				w	24	18,7	0	0
404	4,65				40,8	4,74				w	23	20,8	0	0
405	4,36				38,5	4,66				w	30	22,2	0	1
406	4,18				39,1	4,45				w	40	21,5	1	1
407	5,18				44,9	4,72				m	20	20,8	0	1
408	5,00				42,9	4,86				m	20	19,4	0	0
409	4,33				38,4	4,85				w	43	20,9	0	0
410	4,20				38,9	4,63				w	34	20,4	1	1
411	4,47				42,4	4,41				m	58	25,2	0	1
412	4,55				41,6	4,55				w	50	28,4	0	0
413	4,00				36,5	4,85				w	26	21,5	0	1
414	4,18				39,3	4,58				w	30	20,7	1	1
415	4,59				37,8	5,15				w	54	29,1	0	1
416	3,82				38,0	4,17				w	34	24,8	1	1
417	4,16				37,7	4,35				w	32	23,2	0	1
418	4,91				43,1	4,41				m	28	22,6	0	1
419	5,22				45,7	4,59				m	30	23,7	1	1
420	4,13				36,8	4,51				w	23	21,6	0	1
421	5,27				45,9	4,67				m	26	21,0	0	0
422	5,05				42,5	4,25				m	33	28,4	0	1
423	5,03				43,6	4,83				w	33	18,1	0	1
424	4,33				37,6	4,49				w	68	26,1	0	0
425	4,70				41,8	4,44				w	34	29,4	0	0
426	5,18				45,2	4,46				m	36	25,8	0	1
427	4,70				41,3	4,39				w	33	20,4	1	1
428	4,64				40,3	4,74				w	36	23,1	0	1
429	4,19				37,6	4,31				w	33	19,5	0	1
430	4,07				37,7	4,35				w	38	23,0	1	1
431	5,04				44,0	4,74				m	26	21,8	0	1
432	4,11				37,5	4,37				w	39	20,4	0	1
433	4,73				41,9	4,35				w	24	18,1	0	1
434	4,47				38,9	4,19				w	24	20,1	0	1
435	4,52				40,5	4,22				w	24	19,7	0	1
436	4,55				41,0	4,48				w	29	20,3	0	0
437	4,83				42,1	4,48				m	25	19,4	0	0
438	3,93				38,0	4,70				w	29	23,4	1	1
439	5,28				45,0	5,46				m	41	20,5	0	0

	Blutbild					**Zellsuspensionen**				**Personendaten**				
	ERY	THR	PMN	MN	HKT	ERY	THR	PMN	MN	Sex	Alter	BMI	Nikotin	Alkohol
440	4,14				37,4	4,93				m	56	25,6	0	1
441	5,17				45,9	5,12				m	57	29,0	1	1
442	3,63				34,6	4,72				w	57	23,0	1	0
443	4,11				36,5	4,85				w	27	18,7	0	0
444	4,68				40,9	5,14				w	30	20,3	1	1
445	4,22				38,7	4,63				w	34	20,8	0	0
446	5,03				46,2	4,79				m	38	25,6	1	0
447	4,63				43,4	4,71				m	49	24,0	0	0
448	4,64				40,2	4,98				w	55	27,2	0	0
449	4,26				38,6	4,64				w	36	22,1	0	1
450	4,76				40,7	5,08				m	48	24,3	0	1
451	4,91				42,4	5,05				m	19	28,4	1	0
452	4,85				42,8	5,34				w	57	22,2	0	1
453	4,09				35,5	4,70				w	37	22,2	0	0
454	4,29				38,7	5,01				w	36	26,5	0	1
455	4,63				41,7	5,13				m	27	21,2	0	1
456	4,59	242	3,1	2,2	38,3	4,41	122	6,8	2,4	w	30	27,4	0	1
457	4,65	192	3,0	2,0	38,5	4,27	158	0,9	2,6	w	26	22,5	0	1
458	4,22	228	3,9	3,8	37,8	4,43	140	1,6	5,5	w	29	24,7	0	1
459	5,66	220	2,6	2,3	49,2	4,78	137	4,8	3,0	m	28	25,3	0	1
460	5,30	149	2,4	2,5	45,8	3,77	138	1,3	4,5	w	45	21,4	0	0
461	5,90	139	3,5	2,3	44,3	4,00	108	2,7	2,6	m	36	23,7	0	0
462	5,23	166	3,4	2,2	43,5	4,76	121	2,3	2,1	w	50	33,6	0	1
463	4,75	270	3,7	1,8	42,5	4,94	170	3,1	2,4	w	31	24,3	0	0
464	5,06	125	2,3	1,7	44,3	4,73	87	1,5	1,9	m	36	19,2	0	1
465	5,55	172	4,0	1,3	49,6	4,08	86	2,7	1,3	m	68	29,4	0	1
466	5,11	168	1,7	2,2	44,6	4,21	109	1,6	2,6	m	31	20,7	0	1
467	4,57	150	4,4	1,9	42,8	3,90	102	2,7	2,0	m	51	26,0	0	1
468	4,48	334	8,2	1,9	41,6	3,50	210	8,0	2,6	w	28	20,2	0	1
469	4,69	179	2,9	2,3	42,3	5,02	126	2,6	2,9	m	31	25,4	0	1
470	5,45	148	2,8	1,5	46,3	4,31	125	2,2	1,6	m	34	22,0	0	1
471	5,13	228	2,8	2,6	43,3	4,50	132	2,5	2,2	m	49	27,8	0	1
472	4,89	183	5,7	2,0	43,0	4,77	178	3,6	1,9	w	31	20,1	0	0
473	5,24	158	5,1	0,6	43,6	4,85	98	5,3	0,6	m	20	27,8	0	1
474	5,32	167	3,0	2,3	46,9	4,81	89	1,3	2,5	m	31	19,9	0	1
475	5,00	157	3,2	2,1	44,4	4,97	83	1,3	1,7	m	43	24,8	0	1
476	5,20	176	5,0	2,7	44,6	5,15	117	3,3	3,7	w	30	20,7	0	1
477	5,16	147	5,7	1,9	46,2	5,14	99	11,4	3,3	m	68	26,4	0	1
478	5,34	170	2,2	2,2	45,3	4,01	178	2,2	3,3	m	26	26,5	0	1
479	4,99	238	3,8	1,1	43,4	5,00	175	2,5	1,5	w	36	23,9	0	0
480	4,89	284	4,6	2,6	42,4	4,93	201	1,7	4,6	w	57	22,5	0	1
481	4,72	289	4,0	2,2	42,6	5,18	235	1,5	3,9	w	50	23,4	0	1
482	4,38	201	3,7	2,3	38,1	5,21	84	6,8	2,6	w	51	27,6	0	1
483	4,48	277	4,5	2,5	39,9	4,47	207	3,7	4,2	w	57	20,8	1	1
484	4,90	157	4,3	1,6	41,3	4,70	150	3,4	2,0	w	48	22,6	0	1
485	4,12	268	5,7	1,5	39,2	4,34	228	4,5	2,7	w	60	22,0	0	1
486	5,59	227	5,8	2,5	46,2	5,16	295	8,1	3,7	m	23	24,6	1	1
487	5,01	274	3,9	1,9	43,9	4,62	201	4,9	3,3	w	47	31,9	1	1
488	4,68	134	2,2	1,6	41,6	4,63	84	0,8	1,9	w	26	23,7	0	0
489	4,33	236	2,6	0,9	39,5	4,08	290	3,5	1,2	w	31	21,6	0	1
490	5,49	336	3,3	1,9	42,5	3,57	234	2,5	2,6	w	31	22,1	0	0

	Blutbild					Zellsuspensionen				Personendaten				
	ERY	THR	PMN	MN	HKT	ERY	THR	PMN	MN	Sex	Alter	BMI	Nikotin	Alkohol
491	4,46	173	2,3	1,5	36,0	4,91	105	2,2	2,6	w	26	23,7	0	1
492	5,47	126	2,5	1,0	47,5	3,92	100	1,1	1,4	m	32	22,7	0	0
493	4,80	177	2,9	1,7	46,6	4,07	163	1,4	3,2	w	53	29,9	0	1
494	4,08	267	3,7	1,4	37,7	4,71	217	2,6	2,2	w	32	20,3	1	1
495	4,64	127	2,5	2,8	42,8	4,72	74	1,6	3,5	m	64	24,3	0	1
496	5,42	167	3,7	1,8	50,4	5,09	99	3,8	2,1	m	56	29,1	1	1
497	4,92	230	2,6	1,4	44,5	5,01	227	2,9	2,2	m	57	29,4	1	0
498	4,17	212	3,6	2,1	40,3	4,35	224	1,7	3,2	w	31	18,8	1	1
499	5,62	141	3,2	2,9	49,2	5,45	91	1,0	3,2	m	63	21,3	0	1
500	4,50	205	3,5	1,5	41,9	4,60	85	2,6	1,4	w	61	20,3	0	0
501	5,10	175	4,2	2,3	46,6	5,38	75	3,5	3,7	m	73	27,8	0	0
502	4,95	215	3,1	2,4	44,6	4,44	196	1,0	4,2	m	45	21,9	0	1
503	4,71	139	3,5	1,6	39,7	4,94	129	4,5	2,1	w	60	25,8	0	0
504	4,81	135	2,5	1,6	41,0	4,71	88	1,0	2,5	w	61	25,4	0	0
505	4,86	202	3,3	1,5	43,4	4,98	100	1,5	1,8	m	71	24,9	0	1
506	4,58	199	3,6	2,4	43,0	4,84	253	4,0	3,9	m	42	28,1	1	1
507	4,54	132	3,9	1,7	42,2	4,12	77	2,7	1,7	w	41	22,4	0	1
508	4,59	203	2,4	1,9	41,6	2,67	192	0,4	0,2	m	61	24,6	1	
509	4,51	290	3,6	1,2	38,2	3,68	227	2,1	1,9	w	47	26,0	0	
510	5,61	154	6,5	1,4	45,4	4,71	126	6,9	2,7	m	50	22,0	1	
511	4,71	267	2,2	1,7	39,6	3,81	161	1,3	3,6	w	57	25,7	0	
512	5,24	193	7,1	1,9	47,0	3,91	95	5,2	3,3	m	40	27,2	1	
513	5,37	218	6,1	1,9	46,4	3,46	71	1,9	2,3	m	50	24,9	1	
514	4,51	231	2,3	1,4	40,8	3,18	225	0,7	2,0	m	44	28,7	0	
515	4,92	172	1,1	1,3	42,1	3,26	166	0,1	0,8	m	43	25,8	0	
516	4,64	181	1,9	1,3	40,1	3,51	57	1,3	0,7	m	56	25,4	0	
517	4,53	240	3,0	1,5	38,9	3,19	115	0,9	2,1	m	51	26,7	0	
518	4,58	179	2,3	1,4	39,3	3,74	122	0,5	0,8	m	56	28,7	0	
519	4,89	119	3,6	2,2	40,3	3,59	128	0,8	1,4	m	56	24,6	0	
520	4,75	202	2,9	1,5	40,5	2,87	110	0,4	1,1	m	54	26,6	0	
521	4,85	148	2,4	1,6	44,5	2,93	144	0,4	1,5	m	50	26,9	0	
522	4,60	169	1,5	1,7	40,4	3,66	136	0,6	2,2	m	55	22,1	1	
523	4,95	182	2,3	1,9	40,3	3,31	70	0,8	0,7	m	44	25,0	0	
524	4,60	170	1,9	1,3	40,0	2,86	121	0,4	2,4	m	41	23,9	0	
525	4,88	217	2,6	1,2	42,5	3,63	151	1,6	2,7	m	40	26,4	1	
526	4,38	188	4,1	1,6	43,0	2,10	124	3,3	4,2	m	42	21,0	0	
527	4,65	136	3,7	1,0	41,2	2,18	84	0,5	2,4	m	61	26,8	0	
528	5,07	234	3,6	1,9	44,6	2,24	155	3,3	1,3	m	53	27,0	0	
529	4,55	169	2,9	1,4	37,3	2,60	74	3,4	0,8	m	44	27,8	0	
530	4,57	230	3,4	1,6	42,3	2,40	208	2,2	1,5	m	63	25,9	0	
531	4,79	167	2,8	1,6	42,1	3,35	92	1,8	1,4	m	65	28,0	0	
532	4,94	176	3,0	1,7	41,0	3,43	169	2,5	2,8	m	57	29,1	0	
533	4,41	239	2,0	1,8	37,4	1,63	216	1,0	2,6	w	58	26,6	0	
Anzahl	**533**	**434**	**380**	**434**	**533**	**533**	**434**	**380**	**434**	**533**	**533**	**433**	**406**	**176**
Min.	**3,63**	**54**	**1,1**	**0,6**	**32,4**	**1,63**	**14**	**0,1**	**0,2**		**3**	**14,1**		
Max.	**7,35**	**384**	**8,9**	**11,1**	**50,4**	**9,03**	**374**	**11,4**	**15,5**		**84**	**37,8**		

Diabetikergruppen: Blutzellen und personenspezifische Daten

	Blutbild					Zellsuspensionen				Personendaten				
	ERY	THR	PMN	MN	HKT	ERY	THR	PMN	MN	Sex	Alter	BMI	Nikotin	Alkohol
Nr.	$10^6/\mu l$	$10^3/\mu l$	$10^3/\mu l$	$10^3/\mu l$	%	$10^6/\mu l$	$10^3/\mu l$	$10^3/\mu l$	$10^3/\mu l$	m/w	Jahre	kg/m^2	0=nein	0=nein
1	5,28	199	5,3	2,1	48,0	3,55	147	8,3	1,7	m	22			
2	4,85	168	5,8	1,7	42,3	3,87	100	10,8	2,1	m	39			
3	5,14	198	4,7	2,3	46,7	4,55	160	5,8	3,0	m	28			
4	4,81	257	4,6	2,1	44,3	3,77	204	5,0	1,7	m	34			
5	5,45	222	4,1	2,7	49,9	3,36	190	4,8	3,0	m	42			
6	4,78	269	3,0	1,6	45,6	3,42	372	3,2	3,1	m	26			
7	5,13	191	4,6	2,4	46,9	3,94	126	5,6	1,5	m	34			
8	4,99	221	5,0	1,6	47,6	3,77	169	3,0	3,5	m	32			
9	4,80	245	3,0	1,7	42,7	3,90	193	5,6	1,2	w	26			
10	4,33	293	2,0	2,4	40,1	3,69	224	3,5	2,0	w	35			
11	4,66	226	2,6	1,4	39,0	4,09	154	4,0	1,2	w	31			
12	4,28	256	3,6	1,1	43,6	3,73	157	7,2	1,3	w	39			
13	4,56	219	7,9	2,1	40,7	4,02	157	11,2	2,1	w	26			
14	4,78	183	2,5	2,3	41,6	3,99	156	6,5	2,6	w	33			
15	4,38	160	5,0	2,8	38,1	3,74	160	4,7	3,3	w	33			
16	4,64	199	5,8	3,2	41,7	4,31	159	11,8	5,3	w	31			
17	4,38	253	3,5	2,8	37,8	4,29	178	5,0	3,0	w	25			
18	4,78	319	5,0	2,2	40,8	4,30	313	8,8	2,4	w	31			
19	4,19	235	4,0	1,4	37,5	3,62	204	5,7	1,1	w	42			
20	4,11	208	5,9	2,2	37,6	3,66	126	6,4	1,8	w	26			
21	4,81	266	3,8	2,5	42,2	3,97	187	8,5	1,8	w	39			
22	5,20	178	6,2	1,4	43,8	4,04	165	7,0	1,3	m	37			
23	5,21	112	5,2	3,3	41,0	4,62	148	8,1	1,5	m	30			
24	3,55	282	2,9	2,1	34,4	3,21	128	2,9	1,0	w	34			
25	5,21	122	4,0	3,3	43,6	4,05	178	5,9	3,6	w	25			
26	4,16	195	5,1	2,7	35,7	3,69	157	5,1	1,7	w	23			
27	4,08	256	2,6	2,6	40,0	2,99	140	1,5	1,2	w	26			
28	4,68	230	4,1	3,0	43,0	3,77	137	3,3	5,3	w	29			
29	5,15	278	6,9	4,2	44,8	4,04	217	10,3	6,0	m	32			
30	5,31	185	3,8	2,1	45,4	3,30	130	1,1	1,1	m	38			
31	5,09	323	3,8	2,8	46,1	3,78	148	4,7	2,5	w	34			
32	4,48	180	3,9	2,1	41,4	4,01	169	3,0	1,2	w	34			
33	4,99	266	2,9	2,7	42,1	4,19	168	3,1	2,1	w	29			
34	5,57	198	3,9	2,0	46,6	4,07	153	5,3	2,4	m	27			
35	5,27	297	5,0	3,5	45,5	4,51	233	8,4	1,2	m	40			
36	5,09		4,9	2,5	44,9	3,99		8,3	1,8	w	29			
37	3,91	150	1,0	0,4	32,3	2,90	54	1,9	1,2	w	44			
38	3,22	166	2,3	1,2	30,5	3,20	10	0,7	0,5	m	60			
39	5,31	119	2,4	2,7	45,3	3,25	147	1,1	1,2	w	60			
40	4,59	223	3,8	1,4	38,9	3,40	60	0,6	0,5	w	65			
41	4,46	75	5,1	1,3	37,9	3,33	29	1,5	0,5	m	76			
42	4,98	133	2,2	1,2	43,5	4,25	110	2,2	0,9	w	73			
43	4,95	307	3,6	2,6	41,9	4,66	257	2,0	2,1	m	60			
44	3,91	108	0,9	0,6	38,1	3,74	59	0,7	0,7	m	70			
45	4,56	206	1,8	3,1	38,9	3,81	209	1,7	1,9	w	24			
46	4,86	223	5,7	2,7	37,3	3,80	64	1,4	0,5	w	38			

	Blutbild					Zellsuspensionen				Personendaten				
	ERY	THR	PMN	MN	HKT	ERY	THR	PMN	MN	Sex	Alter	BMI	Nikotin	Alkohol
47	4,97	253	2,8	1,7	43,0	3,89	110	2,7	0,6	m	20			
48	5,15	141	4,5	2,8	39,4	3,52	53	1,3	0,5	w	24			
49	5,56	150	3,3	3,5	43,6	3,95	103	1,3	1,2	w	69			
50	5,10	90	3,1	2,5	43,5	3,99	39	1,1	0,4	m	53			
51	4,76	178	4,5	2,0	39,1	3,22	34	2,3	1,4	w	80			
52	5,32	282	3,8	2,0	42,9	4,02	143	2,1	1,6	m	38			
53	4,37	234	3,5	1,9	36,1	3,77	114	2,0	0,9	w	30			
54	4,16	90	2,8	1,6	35,2	3,62	60	1,5	1,2	w	55			
55	5,00	255	5,1	2,2	44,3	3,79	105	2,4	0,3	m	35			
56	5,75	266	6,9	2,4	49,2	4,35	146	1,9	0,5	m	42			
57	4,69	226	4,9	3,2	36,0	3,64	166	3,8	2,0	w	47			
58	5,09	308	4,0	1,9	43,7	3,56	114	2,6	1,3	w	32			
59	4,41	33	8,2	4,2	40,1	3,43	111	2,2	0,6	w	58			
60	4,85	110	3,2	2,7	43,7	3,61	66	1,6	0,9	m	54			
61	5,09	45	3,6	4,9	42,4	3,82	78	0,3	1,2	w	50			
62	4,59	219	5,3	2,8	39,8	3,62	118	3,2	1,3	w	70			
63	4,39	269	3,7	2,3	37,8	3,64	108	1,1	0,9	w	26			
64	4,45	265	3,6	2,6	39,9	3,37	161	2,5	1,6	w	36			
65	4,48	171	2,2	2,9	39,4	3,20	71	1,1	1,8	w	51			
66	4,63	165	3,3	2,7	41,7	3,57	61	0,7	1,0	w	70			
67	4,60	192	2,6	1,7	41,8	3,28	107	1,3	0,3	w	74			
68	4,37	252	4,2	3,0	37,7	3,76	111	1,3	0,5	m	73			
69	4,14	303	3,1	1,8	36,9	3,39	144	1,9	1,2	w	58			
70	4,50	270	5,2	1,4	37,1	3,70	75	0,5	0,4	m	74			
71	4,51	278	3,8	1,7	41,0	3,78	127	2,8	0,9	w	56			
72	3,36	303	4,3	2,9	31,5	2,35	43	2,5	1,3	w	62			
73	4,81	327	2,9	2,5	39,9	3,96	123	2,0	1,2	w	22			
74	4,55	217	3,5	2,0	37,3	3,46	63	1,6	0,9	w	81			
75	3,88	256	1,7	2,5	37,4	2,12	196	0,3	1,1	m	39			
76	4,78	269	3,0	1,6	45,6	3,42	372	3,2	3,1	m	26			
77	5,13	191	4,6	2,4	46,9	3,94	126	5,6	1,5	m	34			
78	4,41	252	5,4	2,4	36,9	5,18	102	3,2	1,7	w	59	31,9		
79	4,63	167	5,4	2,0	43,3	4,49	9	2,9	0,9	m	63	30,0		
80	4,00	103	3,6	4,3	38,1	5,95	37	0,9	1,5	m	53	19,8		
81	5,24	182	5,6	2,5	45,3	5,45	55	2,2	1,6	m	54	23,7		
82	4,70	215	5,6	2,0	39,7	6,22	50	1,2	1,0	m	72	33,7		
83	4,65	224	4,5	2,5	40,1	5,80	36	1,7	1,3	w	41	25,0		
84	4,78	281	4,0	2,0	41,1	5,02	91	1,0	1,8	w	55	21,9		
85	4,77	198	4,7	2,5	40,8	5,15	35	1,8	1,5	w	61	23,0		
86	5,30	222	4,3	2,8	43,0	6,19	33	0,7	2,0	w	56	27,6		
87	4,06	211	2,5	1,5	37,9	4,43	65	0,8	0,7	m	63	30,2		
88	4,92	108	3,1	2,9	45,6	5,53	31	1,0	1,4	w	62	30,1		
89	5,02	260	4,7	2,5	44,9	5,58	39	0,1	1,0	m	43	29,8		
90	4,58	183	3,4	2,3	44,5	4,95	37	1,2	1,7	m	60	21,5		
91	5,13	202	3,7	2,9	46,1	5,72	57	2,4	1,6	m	69	25,0		
92	3,94	192	4,3	1,4	35,8	4,89	57	2,3	0,9	w	74	21,1		
93	3,67	195	3,8	1,3	32,5	5,45	69	1,6	1,0	w	79	30,2		
94	4,03	336	4,4	1,9	35,4	4,54	40	0,5	0,8	w	70	27,3		
95	4,20	225	4,8	2,5	37,9	4,42	42	1,4	0,6	w	66	39,3		
96	4,72	119	3,3	2,5	40,2	5,63	42	1,0	1,2	m	61	25,3		

	Blutbild					Zellsuspensionen				Personendaten				
	ERY	THR	PMN	MN	HKT	ERY	THR	PMN	MN	Sex	Alter	BMI	Nikotin	Alkohol
97	5,18	110	4,5	2,9	45,2	4,86	28	3,8	1,2	m	55	37,2		
98	5,06	184	4,4	1,7	43,5	5,97	59	3,2	0,6	m	61	34,7		
99	4,41	426	11,1	2,1	40,2	4,27	49	1,4	0,4	w	76	16,2		
100	5,13	135	3,0	2,1	41,7	6,08	67	1,9	0,9	m	58	31,4		
101	4,61	169	4,9	3,2	41,2	6,77	34	2,0	2,1	w	63	45,1		
102	4,13	347	4,6	3,5	38,9	5,16	50	1,1	2,6	w	28	19,8		
103	4,80	254	5,0	4,2	40,6	6,52	36	2,7	3,7	w	62	28,4		
104	5,10	106	4,6	2,4	44,7	5,35	17	3,3	0,6	m	62	28,4		
105	5,65	225	5,0	1,6	43,4	5,82	46	2,5	1,1	m	54	25,4		
106	4,62	289	4,7	2,4	40,0	4,69	63	1,4	1,3	m	59	31,3		
107	4,59	267	4,6	2,8	38,9	4,99	66	1,2	0,9	w	67	24,8		
108	4,55	193	2,9	2,3	43,0	5,59	88	0,5	1,3	w	50	24,7		
109	4,71	180	2,7	2,0	41,2	4,20	30	0,7	0,6	m	49	35,4		
110	4,33	184	4,2	1,6	38,1	6,10	92	3,7	1,7	w	80	21,9		
111	5,04	200	4,5	2,7	45,3	6,06	80	2,4	2,4	m	31	31,2		
112	4,59	272	6,8	3,4	41,8	4,89	100	1,5	1,2	w	49	29,8		
113	5,10	120	4,5	2,0	41,2	6,38	55	1,6	1,1	w	66	25,5		
114	5,32	169	5,6	1,6	47,6	6,04	69	3,3	1,1	m	66	39,6		
115	4,37	77	2,0	2,3	37,4	4,63	33	0,6	0,7	m	47	24,7		
116	4,32	185	5,8	2,2	41,3	4,18	22	1,6	0,5	w	76	31,6		
117	5,03	231	4,6	2,2	46,5	4,70	38	0,7	0,7	m	72	24,4		
118	4,72	86	3,4	1,7	41,9	5,29	21	1,5	0,6	m	56	35,7		
119	4,71	161	2,7	2,1	41,1	4,80	49	0,6	0,8	w	64	36,3		
120	3,42	242	5,2	2,2	32,7	3,60	30	5,8	1,3	w	75	32,8	0	
121	4,74	140	3,0	1,9	40,1	4,52	33	1,2	0,4	w	46	26,3	0	
122	6,28	218	2,5	1,8	53,2	3,88	49	2,3	0,4	w	74	27,9	0	
123	4,85	325	3,8	2,9	41,8	4,20	36	4,7	1,0	w	54	40,9	0	
124	3,74	253	2,3	1,0	35,8	3,79	44	1,5	1,4	w	44	26,9	0	
125	4,89	230	3,1	3,1	44,2	3,78	37	2,7	0,6	w	86	25,1	0	
126	4,47	209	3,2	1,3	41,8	4,36	50	1,8	0,4	m	59	23,3	0	
127	6,15	57	5,1	2,3	55,6	4,29	31	3,6	0,7	w	70	24,6	0	
128	4,68	314	3,5	1,8	38,7	4,05	40	2,5	1,0	w	42	25,9	1	
129	4,76	199	2,8	2,4	44,5	4,05	20	1,6	1,3	w	55	18,7	0	
130	4,75	268	3,3	2,2	44,0	4,17	55	4,2	0,8	w	70	22,6	0	
131	5,12	144	4,3	2,7	45,4	4,15	44	2,6	1,3	m	59	35,5	0	
132	5,72	156	3,8	1,5	53,5	4,70	53	3,4	0,9	m	70	26,6	0	
133	4,24	290	5,3	1,6	37,0	4,31	88	2,5	1,2	w	86	24,2	0	
134	4,38	159	5,4	3,3	37,7	4,60	82	5,8	2,1	w	55	27,6	0	
135	5,09	269	3,7	3,3	45,6	4,35	67	2,8	1,8	m	51	32,8	0	
136	4,26	209	3,9	1,5	39,1	4,08	83	2,5	0,8	m	73	32,1	0	
137	4,11	281	4,2	3,2	36,7	3,96	117	3,6	1,9	w	78	26,9	0	
138	4,33	281	3,1	1,3	39,2	4,09	110	1,4	0,6	w	56	23,5	0	
139	5,34	223	5,1	1,9	49,1	4,28	59	1,9	0,9	m	68	30,1	0	
140	4,22	133	4,1	1,6	37,0	3,97	25	2,2	0,4	w	78	24,5	0	
141	3,83	188	2,8	1,7	35,5	3,69	69	2,0	0,6	m	65	26,7	0	
142	4,30	199	5,6	2,0	37,3	4,22	82	5,8	1,4	m	60	32,2	0	
143	6,08	173	2,4	1,4	50,9	4,15	45	1,3	0,8	m	50	28,7	0	
144	5,01	179	1,9	1,5	44,3	3,92	26	1,0	0,5	m	53	24,4	0	
145	5,11	102	3,8	2,3	44,3	4,80	21	2,1	1,0	m	44	23,4	0	
146	4,00	209	4,8	2,5	35,5	4,34	84	3,5	0,9	w	73	35,1	0	

	Blutbild					Zellsuspensionen				Personendaten				
	ERY	THR	PMN	MN	HKT	ERY	THR	PMN	MN	Sex	Alter	BMI	Nikotin	Alkohol
147	3,94	173	4,0	1,6	36,6	3,52	35	2,9	0,6	w	60	24,9	0	
148	4,11	472		5,9	36,3	3,36	226		1,6	m	11	14,8		
149	4,48	237		6,9	39,4	3,83	226		0,9	w	14	19,1		
150	4,60	272		5,8	38,0	2,29	80		2,2	m	12	20,6		
151	4,89	177		6,0	44,2	3,47	183		1,1	m	19	20,0		
152	5,14	221		5,4	44,1	4,51	173		3,2	m	14	22,5		
153	4,73	391		8,8	42,9	5,31	370		5,0	w	17	25,1		
154	4,70	293		5,2	39,2	5,46	181		2,5	w	12	18,9		
155	4,61	413		10,9	39,0	4,96	143		3,6	m	10	23,1		
156	5,02	272		8,1	45,0	5,33	105		5,3	m	16	18,0		
157	4,38	294		6,6	36,6	4,38	211		7,0	w	11	18,5		
158	4,73	270		5,1	40,0	4,69	257		7,4	m	14	17,5		
159	4,22	314		6,1	36,4	3,61	306		8,7	m	11	15,9		
160	5,00	264		7,9	44,3	4,57	227		12,4	m	17	23,8		
161	4,29	252		8,6	38,9	4,83	208		11,7	w	20	22,6		
162	4,87	187		7,5	41,6	4,85	139		10,8	m	16	17,4		
163	4,47	371		9,2	37,1	4,08	229		12,9	w	11	17,5		
164	5,42	340		8,5	47,0	3,06	110		10,5	m	21	22,5		
165	4,15	465		8,0	33,4	2,78	63		3,9	w	8	17,5		
166	4,80	322		9,4	36,8	3,31	12		6,0	m	7	16,5		
167	4,42	345		7,1	39,0	2,74	48		7,2	w	19	25,2		
168	4,50	340		6,6	40,1	4,82	182		5,0	w	19	24,8		
169	4,12	183		5,0	36,8	4,07	111		4,6	w	14	20,3		
170	4,47	213		4,4	37,1	5,30	103		4,6	w	17	29,2		
171	5,00	350		8,2	41,7	4,86	185		3,5	w	19	28,8		
172	5,82	235		5,4	45,4	5,93	159		5,2	m	15	21,2		
173	4,69	255		6,9	39,5	4,70	108		4,5	w	16	19,4		
174	3,98	269		6,5	36,0	4,09	74		4,8	w	17	20,0		
175	4,84	286		7,5	39,8	5,10	118		6,1	w	15	23,1		
176	4,74	316		6,5	42,3	4,50	195		3,8	m	14	25,4		
177	4,59	223		6,1	39,3	4,70	71		2,5	w	18	22,9		
178	4,96	225		7,3	41,6	6,39	62		5,2	m	15	24,1		
179	4,64	457		6,7	33,6	1,69	202		0,5	w	7	15,8		
180	4,86	256		5,4	42,4	5,96	67		1,3	m	19	22,4		
181	5,22	242		7,3	44,1	5,97	79		6,4	m	16	33,7		
182	5,52	321		6,9	43,9	8,24	137		6,7	m	20	21,1		
183	4,32	402		7,2	37,2	5,22	174		4,1	w	17	25,4		
184	4,52	236		10,4	38,8	6,11	12		6,0	m	10	19,8		
185	4,94	253		10,4	39,6	6,13	23		12,0	m	9	14,2		
186	4,51	311		7,2	38,7	5,44	125		8,4	w	12	18,9		
187	4,82	353		6,3	41,6	5,16	89		4,0	m	15	18,7		
188	4,65	282		5,6	39,4	4,82	85		4,0	m	13	18,4		
189	4,66	257		6,8	38,9	3,69	24		1,1	w	12	21,2		
190	5,00	391		6,2	41,5	5,20	83		4,9	w	15	25,4		
191	5,11	343		6,8	40,4	7,24	151		2,0	m	13	23,5		
192	4,64	351		7,0	38,8	5,00	203		4,7	w	10	12,4		
193	4,54	336		5,9	36,9	3,44	60		1,2	m	5	15,9		
194	5,37	369		6,0	44,2	6,09	78		3,0	m	14	24,3		
195	4,46	253		6,0	36,5	5,86	20		1,5	w	8	21,4		
196	4,55	336		9,1	38,3	5,73	221		6,0	w	8	17,8		
197	4,47	321		7,7	36,3	6,37	262		3,8	w	8	14,1		

	Blutbild					Zellsuspensionen				Personendaten				
	ERY	THR	PMN	MN	HKT	ERY	THR	PMN	MN	Sex	Alter	BMI	Nikotin	Alkohol
198	3,91	294		4,4	37,4	5,34	258		3,3	w	16	20,6		
199	5,55	322		5,6	44,6	7,17	294		7,0	m	16	25,1		
200	4,79	317		7,3	36,5	6,03	183		3,0	w	13	18,5		
201	4,89	227		5,3	41,0	5,61	179		7,1	m	14	23,5		
202	5,06	399		7,9	40,3	6,66	78		2,4	m	11	20,0		
203	4,47	244		5,4	37,7	4,47	132		2,2	w	11	19,7		
204	4,98	254		4,4	42,8	5,76	54		2,5	m	19	21,0		
205	5,47	164		7,9	47,0	4,85	26		4,7	m	19	26,8		
206	4,89	22		14,0	42,7	3,55			6,1	m	17	21,8		
207	4,64	298		6,4	37,4	6,50	80		2,1	w	10	16,7		
208	5,30	333		6,6	41,6	7,11	101		3,8	m	14	20,4		
209	4,46	193		6,0	38,1	6,75	41		2,2	w	14	20,9		
210	4,53	282		6,2	37,5	3,50	18		0,1	m	5	14,7		
211	4,65	273		4,4	38,3	6,98	71		1,3	w	12	19,9		
212	4,94	211		5,9	39,2	6,67	89		1,4	w	10	16,5		
213	4,66	244		7,2	39,5	6,56	193		2,1	w	18	22,5		
214	4,69	252		5,1	38,5	6,65	106		1,4	m	10	18,1		
215	5,10	310		7,4	39,2	7,54	51		1,6	m	15	23,6		
216	4,71	339		6,1	39,4	6,10	141		4,1	w	16	22,8		
217	4,50	105		11,2	36,6	4,05	8		1,0	m	7	17,3		
218	4,76	275		6,2	37,8	6,94	69		2,1	w	12	21,2		
219	4,63	264		5,8	38,1	7,20	30		3,5	m	9	15,6		
220	4,11	181		6,9	36,4	5,03	34		2,7	m	8	16,7		
221	4,39	269		5,2	38,6	5,85	51		3,8	w	13	23,7		
222	4,46	247		5,6	35,8	5,25	47		3,5	m	10	16,3		
223	5,37	335		6,1	47,0	6,93	122		4,9	m	14	20,6		
224	4,61	323		7,1	41,7	6,25	78		5,4	w	19	26,5		
225	5,23	300		6,5	41,1	5,40	50		3,5	w	12	16,9		
226	4,69	354		5,5	38,2	5,32	82		2,8	w	16	20,0		
227	4,62	316		7,5	39,6	5,34	107		10,2	m	14	22,0		
228	4,82	227		7,8	38,5	5,63	237		4,2	w	8	18,8		
229	4,85	305		4,5	38,5	5,99	211		1,6	m	9	17,4		
230	5,08	311		8,3	41,3	7,06	447		7,2	w	14	23,0		
231	4,82	237		5,0	42,6	6,16	45		4,9	m	19	25,5		
232	4,70	317		5,1	39,1	5,29	59		1,2	m	13	20,7		
233	4,78	305		4,9	38,2	6,38	91		3,8	m	15	20,1		
234	4,65	262		12,2	40,9	6,44	140		19,3	w	17	20,1		
235	4,66	286		3,5	35,7	4,19	88		0,2	m	6	16,7		
236	4,67	338		3,5	36,9	3,84	39		0,2	w	6	18,1		
237	6,92	200		7,2	40,7	3,15	72		0,5	m	6	15,0		
238	7,20	150		11,3	40,7	5,36	76		1,9	w	12	17,3		
239	7,00	168		7,0	40,7	2,87	64		0,2	m	6	15,5		
240	5,01	21		12,2	44,2	4,57	1		0,4	m	18	21,3		
241	4,82	214		4,6	47,5	3,66	129		0,6	w	17	18,9		
242	5,68	233		5,1	40,7	4,53	179		2,7	m	15	20,9		
243	5,80	234		10,1	48,7	4,55	57		6,9	w	12	20,0		
244	4,92	222		5,9	42,3	4,17	190		2,8	m	11	17,8		
245	6,67	80		7,8	40,7	3,94	74		1,2	m	17	20,7		
246	7,17	111		4,2	40,7	4,24	89		1,7	m	11	18,3		
247	4,45	307		5,9	37,7	4,79	91		3,0	m	9	16,6		

	Blutbild					Zellsuspensionen				Personendaten				
	ERY	THR	PMN	MN	HKT	ERY	THR	PMN	MN	Sex	Alter	BMI	Nikotin	Alkohol
248	4,94	437		7,7	41,5	4,19	141		1,4	w	14	16,4		
249	4,88	284		6,1	39,8	4,88	50		2,9	m	10	16,5		
250	4,61	263		5,2	37,7	4,22	80		2,1	w	11	16,9		
251	4,66	283		6,5	38,8	4,38	73		0,8	m	11	19,6		
252	4,81	257		9,2	41,4	4,54	52		10,8	w	14	27,6		
253	5,61	287		7,2	45,5	5,30	154		9,3	m	20	20,1		
254	4,68	241		7,7	40,7	4,78	63		1,4	w	18	22,5		
255	4,43	257		6,2	37,2	2,81	41		0,1	m	6	14,6		
256	5,26	157		4,4	43,4	5,22	52		4,7	m	16	23,1		
257	4,52	351		6,3	38,5	5,48	288		6,6	m	12			
258	5,52	285		7,8	44,4	5,15	58		3,6	m	15	21,5		
259	4,93	235		7,9	40,5	3,31	19		0,4	w	6	16,0		
260	4,49	445		9,8	37,7	4,38	179		4,1	w	8	18,5		
261	5,13	366		6,5	44,9	5,08	203		11,6	w	21			
262	4,45	278		8,7	40,8	4,32	135		4,7	w	8	16,2		
263	5,13	362		6,1	41,3	4,76	104		3,7	m	12	20,0		
264	5,00	212		6,1	43,0	5,01	116		9,2	w	14	21,5		
265	4,75	229		7,7	40,3	4,24	112		4,7	m	8	18,8		
266	4,80	283		6,2	43,5	4,92	129		10,5	m	17	23,4		
267	4,62	326		7,0	37,2	4,83	99		6,4	m	12	23,9		
268	4,28	402		7,5	35,0	3,73	115		1,9	m	6	15,0		
269	4,26	279		6,8	34,8	3,65	124		2,7	w	9	17,3		
270	4,77	303		5,7	39,0	5,05	239		2,4	m	9	18,7		
271	4,62	411		6,8	40,1	6,17	173		17,3	w	17	25,2		
272	4,91	308		7,9	43,4	5,01	214		14,5	m	20	21,2		
273	4,49	338		11,4	38,8	4,79	181		19,3	w	14	29,1		
274	4,40	288		10,6	40,0	4,48	84		24,2	w	14	25,4		
275	4,80	253		5,0	40,4	4,16	134		1,4	w	12	19,2		
276	4,43	299		8,9	37,3	4,15	158		5,5	w	19	21,4		
277	4,41	211		5,8	37,6	4,44	107		7,4	w	21	20,4		
278	5,05	257		8,4	41,5	4,46	134		10,6	m	15	24,2		
279	4,65	277		4,6	36,2	3,76	120		1,3	m	5	17,8		
280	5,19	294		4,4	41,4	4,63	120		2,6	m	10	18,4		
281	5,08	281		5,6	44,6	5,29	174		9,0	m	14	19,7		
282	4,60	140		9,6	36,6	4,00	55		9,0	m	7	17,9		
283	5,48	176		7,8	47,2	4,91	159		13,1	m	16	35,9		
284	4,43	304		8,7	39,8	4,66	194		12,1	w	23	25,0		
285	4,82	179		6,4	41,3	4,65	125		10,0	m	16	21,0		
286	4,48	243		7,7	36,0	4,79	111		10,4	w	13	21,2		
287	4,86	456	3,8	2,3	44,4	7,12	329	1,1	1,6	m	35	21,3	0	
288	4,87	216	3,9	3,3	45,6	8,23	119	2,8	2,9	m	69	20,5	0	
289	4,86	223	6,8	2,2	43,4	7,67	90	2,4	0,2	w	71	25,1	0	
290	5,30	242	3,8	3,2	42,6	11,40	60	4,5	2,4	w	56	27,7	0	
291	5,49	278	3,6	2,8	44,2	7,93	62	3,1	1,8	w	57	22,2	0	
292	4,62	159	3,0	1,9	40,5	5,64	120	1,9	1,5	w	73	24,5	0	
293	5,85	206	5,2	2,2	44,8	10,04	101	5,3	0,7	m	54	25,4	0	
294	5,53	167	3,2	1,6	48,4	7,94	46	2,1	1,1	m	67	25,6	0	
295	4,40	134	2,8	1,4	43,4	8,21	36	2,0	1,0	m	76	24,6	0	
296	4,92	258	3,7	3,0	42,2	5,55	41	3,9	2,2	w	65	28,9	0	
297	4,40	156	2,8	1,9	37,4	8,31	21	3,2	1,7	m	73	28,5	0	
298	4,91	220	4,5	2,9	42,4	9,52	88	5,3	3,0	w	63	31,2	0	

	Blutbild					Zellsuspensionen				Personendaten				
	ERY	THR	PMN	MN	HKT	ERY	THR	PMN	MN	Sex	Alter	BMI	Nikotin	Alkohol
299	4,58	189	6,1	0,9	42,7	5,49	118	7,7	1,8	m	67	19,1	0	1
300	4,20	173	2,8	1,8	38,7	6,36	76	1,5	2,0	w	37	25,6	0	1
301	4,54	273	2,9	2,0	40,4	6,17	128	2,5	2,8	w	42	21,3	0	0
302	3,99	177	3,3	0,9	36,1	5,67	50	3,0	1,1	w	43	23,4	0	0
303	4,47	199	5,6	4,3	42,4	5,97	177	2,0	4,7	w	48	19,8	1	0
304	4,46	202	3,2	1,6	41,2	5,49	69	2,5	2,2	m	36	24,8	1	1
305	3,70	256	2,5	2,1	33,5	6,23	123	2,8	3,4	w	34	21,3	0	0
306	4,29	204	5,8	1,6	38,4	6,46	173	8,6	2,3	w	20	21,7	1	0
307	4,36	219	2,4	1,8	40,0	6,33	151	0,8	1,7	m	68	22,0	0	1
308	4,96	181	4,5	2,1	43,5	6,47	95	5,2	2,2	m	67	29,6	0	0
309	4,47	223	4,1	2,1	39,7	6,33	159	5,1	2,2	w	19	25,6	0	1
310	4,67	127	1,3	1,4	43,1	6,50	60	1,0	2,2	w	27	20,1	0	1
311	3,68	204	2,9	1,2	34,4	5,25	120	1,6	2,9	m	68	24,9	0	1
312	3,40	156	3,4	2,8	33,8	5,53	51	5,6	3,3	m	49	22,7	1	1
313	4,35	241	2,9	3,0	39,1	6,79	70	1,8	4,6	w	34	22,7	0	0
314	4,78	178	1,5	1,9	40,4	7,04	109	2,4	3,1	w	18	24,6	0	0
315	4,65	159	2,9	2,2	43,6	6,62	135	2,4	3,6	m	63	25,6	1	0
316	3,69	172	1,8	1,1	32,2	5,97	76	0,7	1,3	w	43	20,8	0	0
317	4,39	326	3,0	1,7	42,0	6,22	337	2,1	3,0	w	18	23,5	1	0
318	4,79	300	3,7	1,9	43,3	6,96	149	3,6	3,8	w	16	26,6	1	0
319	4,73	233	4,2	2,2	41,0	6,40	96	2,5	2,3	m	33	19,8	0	1
320	4,90	180	3,1	2,1	44,3	6,55	131	3,2	3,5	m	33	22,6	1	1
321	6,10	208	5,1	3,4	52,5	7,35	108	4,1	4,3	m	22	18,3	1	0
322	4,02	278	1,9	0,9	37,9	5,87	193	1,6	0,7	w	21	24,4	0	0
323	3,86	120	2,4	1,6	35,3	6,31	109	2,4	1,8	w	53	23,2	0	1
324	4,66	284	5,5	2,9	42,6	6,50	243	1,9	3,8	m	37	29,6	1	1
325	4,43	136	2,6	1,5	41,1	6,66	89	2,1	2,1	w	58	22,3	0	0
326	4,57	113	4,7	1,8	42,8	6,36	50	3,7	1,7	w	26	22,3	1	0
327	4,99	124	3,9	1,3	46,2	6,87	51	3,1	1,4	w	45	23,7	0	1
328	5,05	160	2,2	1,8	43,2	6,00	73	1,7	1,2	m	23	20,8	1	1
329	4,75	173	3,4	1,9	24,2	6,71	121	2,3	2,2	w	24	20,3	0	1
330	4,77	237	3,9	1,7	40,9	7,25	166	2,8	1,9	w	76	19,5	0	1
331	4,90	116	6,2	2,9	45,5	6,68	109	5,7	2,0	m	47	23,4	1	1
332	4,39	313	4,1	2,4	38,6	6,22	188	4,1	2,8	w	37	25,6	0	0
333	4,11	244	2,2	2,7	34,0	5,51	102	1,9	2,7	w	23	28,1	0	1
334	4,41	170	4,0	1,9	35,8	6,90	67	5,1	2,3	m	37	21,8	1	0
335	4,46	181	4,2	1,0	40,4	5,98	76	1,5	1,8	w	47	29,4	0	0
336	4,59	206	2,7	1,6	42,6	5,74	47	5,0	1,9	w	47	21,3	0	0
337	4,73	236	8,7	3,0	39,2	6,59	188	6,8	3,8	w	16	25,7	1	0
338	5,17	126	5,0	2,1	46,2	6,76	83	4,8	3,0	w	58	21,0	0	0
339	5,11	220	3,9	1,3	43,5	7,64	184	5,1	2,4	w	76	19,5	0	1
340	3,86	246	7,5	1,9	37,1	5,41	113	6,0	2,7	m	75	18,0	0	1
341	4,16	225	7,0	1,9	35,2	6,45	112	7,5	1,9	w	64	34,4	0	0
342	4,49	302	4,8	2,7	41,3	6,47	87	4,9	3,4	w	67	42,7	0	0
343	4,48	272	4,7	1,7	41,3	6,11	69	4,1	1,8	w	67	20,0	0	1
344	4,31	121	4,0	0,6	39,3	6,63	34	4,7	2,0	m	60	28,7	0	1
345	4,31	158	2,3	1,1	35,1	5,07	42	1,5	0,5	w	46	34,3	0	0
346	3,86	98	3,3	1,7	33,2	5,96	37	3,2	1,7	m	63	31,5	1	0
347	4,42	102	5,4	1,6	41,5	6,47	32	3,0	2,5	m	44	28,4	0	1
348	4,84	129	4,4	2,5	44,1	6,16	73	4,9	1,7	w	77	24,9	0	0

	Blutbild					Zellsuspensionen				Personendaten				
	ERY	THR	PMN	MN	HKT	ERY	THR	PMN	MN	Sex	Alter	BMI	Nikotin	Alkohol
349	3,81	122	2,8	1,0	33,0	5,72	61	1,8	1,1	m	71	26,9	1	0
350	4,44	213	3,4	2,2	37,0	5,91	69	1,6	1,1	w	62	28,0	0	0
351	3,73	208	6,0	1,4	32,5	5,00	102	2,9	1,7	w	73	30,7	0	0
352	3,76	207	4,3	1,5	32,2	5,97	40	6,3	1,5	w	69	27,8	0	1
353	3,32	293	7,6	3,0	29,7	5,54	92	1,4	5,9	m	71	25,3	1	1
354	4,32	194	4,7	2,1	38,4	6,62	112	4,8	2,4	w	64	23,4	0	0
355	4,97	223	3,7	2,3	43,8	4,51	53	1,0	1,7	w	53	37,5	0	0
356	5,97	233	5,4	2,5	51,5	7,09	116	4,9	3,5	w	41	31,9	1	1
357	4,56	566	7,8	1,5	42,3	7,04	320	9,2	3,5	w	85	27,4	0	0
358	4,24	122	1,9	1,9	38,9	6,07	50	0,9	2,8	m	61	27,1	1	0
359	4,89	198	7,1	2,5	41,8	4,43	37	2,0	1,5	m	52	28,1	0	0
360	4,96	277	7,7	1,6	41,6	5,98	164	15,9	2,6	m	60	30,1	0	1
361	3,76	362	4,4	2,1	35,4	5,99	260	4,0	3,2	w	56	21,1	0	0
362	4,67	219	16,8	2,4	41,1	5,80	73	5,4	1,5	m	60	25,7	0	1
363	4,35	164	6,6	1,5	39,6	6,76	83	7,4	1,9	w	72	20,8	0	0
364	4,71	179	6,6	3,3	41,7	4,07	26	1,4	1,4	m	42	24,5	1	0
365	4,09	185	4,5	1,3	34,8	6,81	112	2,5	1,4	w	72	33,3	0	0
366	6,76	174	5,9	1,7	56,5	7,89	127	3,9	1,2	w	58	28,9	0	1
367	6,13	170	3,8	2,3	57,1	6,50	82	4,5	3,1	m	50	33,5	0	1
368	3,98	501	8,3	2,1	34,2	4,30	116	4,5	1,0	m	55	22,3	0	0
369	4,56	216	3,1	1,8	41,0	5,60	172	3,8	3,8	w	44	26,3	1	1
370	4,70	257	3,7	2,8	41,4	4,85	180	4,6	3,4	w	61	31,6	1	0
371	4,64	155	3,1	2,7	41,7	4,04	41	2,0	2,8	m	75	21,6	0	0
372	4,09	209	3,7	2,1	39,5	3,77	40	2,3	2,1	m	87	28,6	0	1
373	6,60	105	3,6	2,4	60,4	4,00	57	2,1	3,1	m	63	33,0	5	1
374	4,47	188	3,9	2,7	41,8	3,52	129	2,8	3,9	w	49	27,8	0	0
375	5,00	147	5,2	2,9	48,0	4,37	143	3,7	3,8	m	72	25,4	1	0
376	4,69	187	6,7	1,5	40,7	6,14	202	13,4	4,1	w	64	22,0	1	1
377	4,57	91	2,4	1,7	41,0	5,51	66	2,6	3,0	w	39	24,2	1	0
378	5,22	139	3,3	2,7	43,0	5,71	152	6,8	5,2	w	60	31,6	0	0
379	5,14	156	3,6	1,1	50,0	4,76	50	4,3	1,9	m	77	22,0	0	1
380	4,93	330	5,4	1,9	42,5	5,85	123	8,0	3,7	w	74	30,0	0	0
381	3,62	224	2,8	1,8	30,9	4,99	124	5,1	2,7	w	48	35,3	0	0
382	3,50	264	3,9	1,2	32,1	5,04	70	3,6	4,3	w	75	18,6	0	0
383	4,76	13	4,1	1,8	43,2	5,90	32	1,7	1,0	m	68	25,3		
384	4,67	17	2,2	2,0	44,4	6,74	9	2,0	2,1	m	77	30,5		
385	5,11	216	4,2	2,3	46,2	6,16	53	2,3	3,0	m	68	25,3		
386	5,53	132	4,4	2,9	49,0	6,98	109	2,5	6,1	m	66	25,7		
387	4,19	232	4,4	1,9	36,0	6,17	76	3,0	2,6	w	71	23,3		
388	4,64	177	3,0	5,1	40,8	6,39	50	2,2	5,6	w	58	29,8		
389	4,31	172	4,4	2,2	38,0	6,03	68	4,9	2,3	w	58	29,8		
390	4,90	182	4,0	2,4	41,6	7,32	78	4,2	3,5	m	51	26,0		
391	4,74	192	2,7	1,8	43,0	5,45	84	1,4	2,0	w	63	28,9		
392	4,53	124	3,4	1,7	41,8	5,68	56	2,2	1,5	m	66	25,7		
393	5,17	126	5,0	2,1	46,2	6,76	83	4,8	3,0	w	58	21,0		
394	5,11	220	3,9	1,3	43,5	7,64	184	5,1	2,4	w	76	20,2		
395	5,53	12	2,7	0,8	47,1	7,26	25	2,7	1,2	m	59			
396	4,81	190	4,2	2,9	44,1	5,59	66	7,2	3,1	m	56	29,4		
397	4,72	141	3,2	2,4	42,0	6,36	45	3,3	2,6	w	71	26,1		
398	4,70	152	2,0	1,7	43,3	7,00	100	2,2	3,2	m	48	38,8		
399	4,86	169	4,1	2,8	44,4	6,39	65	2,2	4,2	m	56	29,4		

	Blutbild					Zellsuspensionen				Personendaten				
	ERY	THR	PMN	MN	HKT	ERY	THR	PMN	MN	Sex	Alter	BMI	Nikotin	Alkohol
400	4,47	257	8,1	1,8	37,6	6,52	158	5,5	3,0	w	64			
401	4,81	151	3,5	1,8	43,2	5,30	64	1,9	2,3	m	65			
402	4,67	258	4,2	3,1	43,9	5,61	113	4,6	3,5	w	62			
403	4,79	255	4,3	1,6	43,3	6,68	123	2,2	2,7	m	58			
404	5,36	124	6,5	1,8	46,5	5,40	8	1,5	1,4	m	49			
405	4,39	270	4,6	2,9	40,9	3,99	36	1,2	1,6	m	63			
406	4,76	301	3,1	1,8	40,2	0,73	126	1,3	2,0	w	81	29,4	0	
407	4,67	281	4,5	2,1	43,1	2,26	158	2,4	3,5	w	54	32,4	0	
408	4,11	140	2,9	1,4	37,3	1,47	62	0,3	1,4	m	80	23,7	0	
409	4,09	275	4,4	1,4	41,2	1,94	103	1,8	1,5	w	77	26,6	0	
410	5,00	141	1,9	1,2	47,6	2,25	109	0,7	1,1	w	71	26,4	0	
411	4,76	246	4,3	2,0	45,2	1,27	48	0,6	1,3	w	54	16,7	0	
412	5,55	303	4,5	2,8	48,6	5,13	219	1,1	3,1	m	45	32,4	0	
413	3,79	193	4,2	2,5	35,4	2,49	145	0,8	1,3	w	76	26,3	0	
414	4,55	213	1,6	1,6	40,0	3,21	115	0,5	1,4	m	63	25,6	0	
415	3,78	389	2,8	4,2	25,0	2,81	186	0,2	0,3	w	80	18,5	0	
416	4,92	152	3,9	1,9	44,6	3,81	56	0,6	1,8	m	79	21,8	0	
417	4,69	70	4,3	1,8	46,6	3,81	100	0,6	1,8	w	73	21,0	1	
418	3,73	32	2,3	0,8	35,5	4,06	73	0,3	0,9	w	79	19,5	0	
419	4,41	67	2,9	2,4	42,8	6,32	94	1,0	2,8	m	65	31,8	1	
420	4,73	283	5,5	2,1	40,7	4,65	68	0,3	4,8	m	75	31,1	0	
421	5,06	69	4,3	2,5	44,4	7,00	199	2,2	5,6	w	84	24,2	0	
422	3,27	21	2,4	2,8	31,9	3,54	72	0,8	3,1	w	79	24,6	0	
423	6,85	16	2,6	2,8	61,8	4,16	30	1,4	6,6	m	58	33,3	0	
424	5,33	100	2,4	3,5	47,0	6,00	78	0,3	2,9	m	58	28,2	0	
425	4,68	86	2,1	2,6	43,2	7,27	67	0,4	2,8	m	60	31,7	0	
426	4,75	228	7,0	2,2	43,0	7,11	107	1,9	8,2					
427	4,48	171	5,4	1,8	43,1	6,37	66	2,7	4,5	m	72	25,9	0	
428	4,94	191	3,3	1,5	43,9	8,33	53	2,6	2,0	w	75	27,3	1	
429	4,54	267	7,3	2,3	44,3	7,38	160	4,4	3,5	w	71	20,3	1	
430	4,94	49	3,9	1,8	43,6	8,53	5	1,4	7,6	m	65	32,3	0	
431	5,71	243	2,7	1,5	48,4	9,68	85	1,0	2,2	m	59	27,7	0	
432	4,03	138	3,6	1,8	37,1	9,44	124	3,8	0,7	w	69	32,9	0	
433	4,15	162	3,4	1,5	37,0	6,42	178	1,9	3,2	m	68	27,1	0	
434	4,66	178	3,9	0,9	41,7	7,06	22	0,4	0,1	w	89	32,4	0	
435	4,68	192	4,1	1,7	42,5	9,19	151	5,4	4,2	m	72	25,4	0	
436	3,74	151	4,8	1,2	36,6	6,80	45	11,9	4,1	m	74	24,7	0	
437	5,03	212	3,3	1,5	42,9	8,83	60	3,6	2,7	m	76	19,0	0	
Anzahl	**437**	**436**	**298**	**437**	**437**	**437**	**435**	**298**	**437**	492	492	393	183	84
Min.	**3,22**	**12**	**0,9**	**0,4**	**24,2**	**0,73**	**1**	**0,1**	**0,1**		5	12,4		
Max	**7,20**	**566**	**16,8**	**14,0**	**61,8**	**11,40**	**447**	**15,9**	**24,2**		89	45,1		

Vergleichsgruppen: Spurenelementkonzentrationen

	Selen						Kupfer						Zink						Chrom					
	VB	PL	ERY	THR	PMN	MN	VB	PL	ERY	THR	PMN	MN	VB	PL	ERY	THR	PMN	MN	VB	PL	ERY	THR	PMN	MN
Nr.	µmol/l		µmol/10^9 Zellen				µmol/l		µmol/10^9 Zellen				µmol/l		µmol/10^9 Zellen				µmol/l		µmol/10^9 Zellen			
1							13,6	16,1	0,00113		0,044	0,064							78,0	5,6	0,0073	0,195	1,36	1,29
2	1,32	1,05	0,000123	<NWG	<NWG	<NWG	15,1	23,3	0,00091		0,128	0,073												
3	1,03	0,99	0,000119	<NWG	<NWG	<NWG	23,1		0,00092		0,054	0,174												
4							24,4		0,00086		0,110	0,143												
5	0,66	0,59	0,000090	<NWG	<NWG	<NWG	14,9	15,7	0,00084		0,041	0,120							47,4	6,1	0,0059	0,058	1,06	13,12
6							14,6	14,5	0,00090		0,055	0,115							60,7	5,8	0,0077	0,080	5,23	7,48
7							18,8	26,1	0,00111		0,083													
8	0,88	0,77	0,000082	<NWG	<NWG	<NWG																		
9	1,03	0,64	0,000106	<NWG	<NWG	<NWG	13,5	18,3	0,00089		0,028	0,186												
10	1,17	0,73	0,000114	<NWG	<NWG	<NWG	17,4	20,2	0,00099		0,056	0,161												
11	1,03	0,76	0,000118	<NWG	<NWG	<NWG	15,4	17,6	0,00100		0,099	0,115							102,3	16,0	0,0050	0,080		1,46
12							16,1	16,0	0,00095		0,046	0,096												
13	1,25	0,90	0,000159	<NWG	<NWG	<NWG													68,9	3,6	0,0052	0,159	7,00	
14	0,95	0,91	0,000129	<NWG	<NWG	<NWG	10,8	14,0	0,00094		0,045	0,140												
15	1,03	0,81	0,000146	<NWG	<NWG	<NWG	14,5	13,5	0,00087		0,030	0,161												
16							14,7	16,5	0,00095		0,072	0,105												
17	0,86	0,63	0,000129	<NWG	<NWG	<NWG																		
18	1,32	0,77	0,000162	<NWG	<NWG	<NWG																		
19	0,96	0,70	0,000118	<NWG	<NWG	<NWG																		
20	1,25	0,86	0,000109	<NWG	<NWG	<NWG																		
21	1,22	1,02	0,000114	<NWG	<NWG	<NWG																		
22	1,16	0,68	0,000097	<NWG	<NWG	<NWG																		
23	0,76	0,68	0,000074	<NWG	<NWG	<NWG																		
24	0,92	0,70	0,000124	<NWG	<NWG	<NWG																		
25	0,73	0,69	0,000103	<NWG	<NWG	<NWG																		
26	0,86	0,85	0,000094	<NWG	<NWG	<NWG																		
27	1,02	0,64	0,000128	<NWG	<NWG	<NWG																		
28	0,73	0,61	0,000086	<NWG	<NWG	<NWG																		
29	0,92	0,73	0,000057	<NWG	<NWG	<NWG																		

	Selen						Kupfer						Zink						Chrom					
	VB	PL	ERY	THR	PMN	MN	VB	PL	ERY	THR	PMN	MN	VB	PL	ERY	THR	PMN	MN	VB	PL	ERY	THR	PMN	MN
30	0,69	0,64	0,000058	<NWG	<NWG	<NWG																		
31	0,79	0,58	0,000080	<NWG	<NWG	<NWG																		
32	0,83	0,68	0,000098	<NWG	<NWG	<NWG																		
33	0,86	0,91	0,000096	<NWG	<NWG	<NWG																		
34	0,56	0,52	0,000051	<NWG	<NWG	<NWG																		
35	0,86	0,76	0,000090	<NWG	<NWG	<NWG																		
36	0,92	0,78	0,000066	<NWG	<NWG	<NWG																		
37	0,73	0,78	0,000052	<NWG	<NWG	<NWG																		
38	0,76	0,72	0,000036	<NWG	<NWG	<NWG																		
39	0,66	0,89	0,000027	<NWG	<NWG	<NWG	13,1	16,6	0,00122		0,037	0,159												
40	1,29	1,02	0,000204	<NWG	<NWG	<NWG	14,2	17,9	0,00103		0,042	0,176												
41							11,6	13,9	0,00101		0,048	0,183												
42							13,0	16,4	0,00127		0,092	0,110												
43							11,7	14,7	0,00095		0,128	0,179												
44	1,03	0,79	0,000131	<NWG	<NWG	<NWG	15,8	20,7	0,00088		0,029	0,117												
45							15,6	24,4	0,00072		0,061	0,157												
46	1,32	0,53	0,000232	<NWG	<NWG	<NWG	12,7	16,5	0,00093		0,117	0,126												
47							14,0	16,1	0,00105		0,055	0,067												
48	1,23	0,84	0,000122	<NWG	<NWG	<NWG	13,2	16,0	0,00103		0,036	0,134												
49	1,19	0,90	0,000126	<NWG	<NWG	<NWG	13,4	16,2	0,00094		0,073	0,030												
50	0,98	1,08	0,000086	<NWG	<NWG	<NWG																		
51	0,89	1,15	0,000087	<NWG	<NWG	<NWG																		
52	1,16	1,23	0,000128	<NWG	<NWG	<NWG																		
53	1,12	1,37	0,000087	<NWG	<NWG	<NWG													101,9	7,5	0,0133	0,081	0,97	0,77
54	0,96	0,87	0,000045	<NWG	<NWG	<NWG													73,8	18,1	0,0089	0,028	2,05	1,46
55	1,52	1,60	0,000131	<NWG	<NWG	<NWG													77,6	14,4	0,0154	0,016	0,87	1,77
56	1,35	1,25	0,000084	<NWG	<NWG	<NWG													73,6	10,6	0,0161	0,013	0,79	0,61
57	1,12	1,03	0,000090	<NWG	<NWG	<NWG																		
58	1,44	1,63	0,000109	<NWG	<NWG	<NWG																		
59	0,94	1,16	0,000093	<NWG	<NWG	<NWG																		
60	1,02	0,90	0,000084	<NWG	<NWG	<NWG																		
61	1,14	1,22	0,000098	<NWG	<NWG	<NWG																		

	Selen						Kupfer						Zink						Chrom					
	VB	PL	ERY	THR	PMN	MN	VB	PL	ERY	THR	PMN	MN	VB	PL	ERY	THR	PMN	MN	VB	PL	ERY	THR	PMN	MN
62	0,77	0,80	0,000079	<NWG	<NWG	<NWG																		
63	1,19	1,15	0,000103	<NWG	<NWG	<NWG																		
64	1,06	1,21	0,000082	<NWG	<NWG	<NWG																		
65	1,33	1,23	0,000094	<NWG	<NWG	<NWG																		
66	1,02	1,08	0,000117	<NWG	<NWG	<NWG													90,3	11,4			3,35	0,75
67	0,89	0,67	0,000067	<NWG	<NWG	<NWG																		
68	1,06	1,07	0,000054	<NWG	<NWG	<NWG																		
69	0,83	1,20	0,000048	<NWG	<NWG	<NWG													141,0	12,6	0,0118	0,381	2,31	1,67
70	0,98	1,20	0,000095	<NWG	<NWG	<NWG													128,3	20,6	0,0142	0,165	2,90	0,71
71	0,94	0,97	0,000077	<NWG	<NWG	<NWG																		
72	1,25	1,30	0,000131	<NWG	<NWG	<NWG																		
73	1,04	1,06	0,000074	<NWG	<NWG	<NWG													143,9	2,7	0,0366	0,109	0,21	0,59
74	1,29	1,28	0,000072	<NWG	<NWG	<NWG	14,0	18,0	0,00102	0,0032	0,018	0,019												
75	1,16	1,27	0,000054	<NWG	<NWG	<NWG	12,0	14,0	0,00093	0,0032	0,062	0,030	103	15,3	0,0173	0,053	1,51	1,37						
76	1,25	1,18	0,000077	<NWG	<NWG	<NWG							98	15,4	0,0189	0,109	0,31	1,02						
77	1,37	1,24	0,000072	<NWG	<NWG	<NWG	11,5	18,4	0,00086	0,0024	0,017	0,028	103	21,1	0,0182	0,023	0,36	1,44						
78	1,37	1,30	0,000086	<NWG	<NWG	<NWG																		
79	1,04	1,11	0,000076	<NWG	<NWG	<NWG	12,9	15,6	0,00099	0,0040	0,028	0,038	76	13,7	0,0149	0,061	1,19	1,51						
80	1,08	1,05	0,000078	<NWG	<NWG	<NWG																		
81	0,71	0,98	0,000044	<NWG	<NWG	<NWG	15,0	19,1	0,00115	0,0079	0,030	0,038												
82	0,98	1,09	0,000052	<NWG	<NWG	<NWG	13,7	16,2	0,00098	0,0112	0,015	0,030	99	18,6	0,0173	0,115	0,37	0,78						
83	1,12	1,09	0,000057	<NWG	<NWG	<NWG							101	15,1	0,0198	0,098								
84	0,75	0,94	0,000049	<NWG	<NWG	<NWG																		
85	1,04	0,97	0,000091	<NWG	<NWG	<NWG	12,8	15,8	0,00098	0,0044	0,034	0,015	95	15,3	0,0165	0,047	0,37	0,93						
86	1,02	1,10	0,000110	<NWG	<NWG	<NWG																		
87	0,98	1,01	0,000054	<NWG	<NWG	<NWG							94	14,8	0,0174	0,036	0,95							
88	1,06	1,14	0,000085	<NWG	<NWG	<NWG							80	16,0	0,0156	0,032	0,36							
89	1,33	1,06	0,000093	<NWG	<NWG	<NWG							98	18,6	0,0164	0,080	0,63	1,78						
90													100	18,5	0,0162	0,045	0,50							
91	1,31	1,05	0,000088	<NWG	<NWG	<NWG							95	14,6	0,0149	0,056	0,34	1,71						
92	1,21	1,10	0,000082	<NWG	<NWG	<NWG							101	15,3	0,0180	0,074	1,46							
93	0,98	0,98	0,000091	<NWG	<NWG	<NWG	13,2	21,2	0,00082	0,0087	0,007	0,058	94	13,1	0,0172	0,052	0,18	1,44						

	Selen						Kupfer						Zink						Chrom					
	VB	PL	ERY	THR	PMN	MN	VB	PL	ERY	THR	PMN	MN	VB	PL	ERY	THR	PMN	MN	VB	PL	ERY	THR	PMN	MN
94	1,14	0,86	0,000090	<NWG	<NWG	<NWG							102	11,3	0,0210	0,040	1,17	1,07						
95	0,92	0,89	0,000059	<NWG	<NWG	<NWG							84	15,4	0,0168	0,059	0,67	1,82						
96	1,00	1,12	0,000074	<NWG	<NWG	<NWG																		
97	1,02	1,00	0,000064	<NWG	<NWG	<NWG																		
98	0,87	1,03	0,000074	<NWG	<NWG	<NWG																		
99	0,94	0,96	0,000062	<NWG	<NWG	<NWG	9,9	11,3	0,00072	0,0048	0,010	0,021	105	23,8	0,0154	0,049	0,30							
100	0,98	0,95	0,000072	<NWG	<NWG	<NWG																		
101	1,02	1,11	0,000096	<NWG	<NWG	<NWG							95	10,0	0,0180	0,036	0,46	1,43						
102													85	9,1	0,0129			0,92	69,6	4,5	0,0138			
103													102	10,3	0,0152			0,53						
104													101	10,6	0,0159	0,052		0,22	116,6	21,5	0,0172	0,148		1,26
105													107	8,8	0,0142	0,028		1,03	113,2	17,5	0,0079	0,078		
106													80	12,2	0,0149	0,034		0,48	104,7	20,8	0,0148	0,049		1,15
107													80	11,9	0,0138	0,048		0,56	99,4	21,2	0,0157	0,094		2,16
108													58	12,2	0,0102	0,019		0,46	88,6	20,8	0,0100	0,027		1,34
109													73	12,4	0,0134	0,061		0,71	117,0	35,4	0,0163	0,145		2,08
110													96	12,0	0,0146	0,073		0,53	92,2	8,6	0,0136	0,111		1,64
111													95	11,3	0,0166	0,047		0,22	111,4	20,8	0,0140	0,204		0,36
112													110	15,9	0,0180	0,026		0,25	135,6	34,6	0,0177	0,066		1,16
113													110	14,4	0,0185	0,036		0,15	112,2	27,5	0,0152	0,071		1,96
114													120	12,7	0,0233	0,032		0,52	128,6	41,9	0,0175	0,032		0,23
115													95	11,6	0,0103			1,18	152,6	14,1	0,0148	0,148		1,72
116													113	9,6	0,0140	0,046		0,25	75,0	20,4	0,0095	0,063		0,88
117													117	10,4	0,0184	0,062		0,11						
118													84	10,1	0,0096			1,06						
119													100	8,3	0,0134	0,027		0,44	114,4	33,0	0,0143	0,118		2,90
120																			53,6	25,8	0,0056	0,067		0,88
121													112	9,2	0,0191	0,033		0,11						
122													113	11,1	0,0174	0,016		0,12	131,6	31,0	0,0136	0,062		0,77
123													118	13,0	0,0144	0,031		0,29	111,8	39,4	0,0150	0,176		2,21
124													128	12,2	0,0177	0,043		0,18						
125	1,25	0,96	0,000094	<NWG	<NWG	<NWG																		

	Selen						Kupfer						Zink						Chrom					
	VB	PL	ERY	THR	PMN	MN	VB	PL	ERY	THR	PMN	MN	VB	PL	ERY	THR	PMN	MN	VB	PL	ERY	THR	PMN	MN
126	1,04	0,77	0,000090	<NWG	<NWG	<NWG							93	14,7	0,0173	0,105		0,54						
127	0,87	0,63	0,000059	<NWG	<NWG	<NWG	12,1	13,8	0,00080	0,0067		0,065												
128	0,75	0,75	0,000065	<NWG	<NWG	<NWG	13,2	18,6	0,00096	0,0021		0,004	61	11,5	0,0125	0,028		0,15						
129							15,7	21,5	0,00089	0,0007		0,069												
130	1,60	1,13	0,000117	<NWG	<NWG	<NWG	13,7	17,5	0,00087	0,0037		0,016	97	11,3	0,0193	0,031		1,76						
131	0,87	0,82	0,000090	<NWG	<NWG	<NWG							101	11,2	0,0193	0,050		0,64						
132	1,46	1,35	0,000117	<NWG	<NWG	<NWG							88	12,9	0,0156			0,34						
133	0,79	0,60	0,000060	<NWG	<NWG	<NWG	15,3	19,7	0,00096	0,0013		0,011	72	12,7	0,0134	0,020		0,14						
134	0,94	0,70	0,000100	<NWG	<NWG	<NWG	11,0	12,9	0,00083	0,0077		0,002	99	13,2	0,0181	0,022		0,10						
135	0,64	0,62	0,000053	<NWG	<NWG	<NWG	9,5	11,3	0,00089	0,0033		0,002	67	12,1	0,0149	0,022		0,21						
136	0,98	0,83	0,000076	<NWG	<NWG	<NWG	12,5	14,4	0,00095	0,0023		0,003	55	11,8	0,0106	0,016		0,19						
137	0,92	0,81	0,000087	<NWG	<NWG	<NWG	9,4	10,3	0,00092	0,0007		0,003	93	10,2	0,0176	0,022		0,11						
138	0,81	0,78	0,000086	<NWG	<NWG	<NWG	12,7	16,1	0,00084	0,0082		0,002	60	10,7	0,0103	0,023		0,13						
139	0,77	0,80	0,000079	<NWG	<NWG	<NWG	9,3	11,0	0,00097	0,0014		0,002	93	10,9	0,0194	0,010		0,13						
140	0,92	0,96	0,000103	<NWG	<NWG	<NWG	14,6	20,1	0,00086	0,0039		0,002												
141	0,92	0,81	0,000088	<NWG	<NWG	<NWG	11,3	13,3	0,00099	0,0008		0,002												
142	0,75	0,72	0,000070	<NWG	<NWG	<NWG	15,2	17,7	0,00094	0,0050		0,013	93	11,8	0,0159	0,051		0,51						
143	0,81	0,77	0,000080	<NWG	<NWG	<NWG	16,8	20,9	0,00082	0,0038		0,008	67	12,1	0,0119	0,024		0,32						
144	0,69	0,70	0,000042	<NWG	<NWG	<NWG	18,5	21,3	0,00102	0,0094		0,039	84	11,9	0,0165			0,49						
145							13,2	12,3	0,00093	0,0037		0,015	97	15,7	0,0204	0,030		0,22						
146	0,85	0,59	0,000099	<NWG	<NWG	<NWG	15,8	19,9	0,00085	0,0080		0,020	106	14,2	0,0208	0,048		0,74						
147	0,81	0,71	0,000076	<NWG	<NWG	<NWG	12,3	15,2	0,00100	0,0023		0,021	106	12,6	0,0261	0,037		0,23						
148	0,69	0,78	0,000025	<NWG	<NWG	<NWG																		
149							13,6	17,1	0,00093	0,0024		0,052	72	8,2	0,0154	0,030		0,60						
150							15,4	21,4	0,00106	0,0054		0,023	91	10,9	0,0154	0,021		0,56						
151													109	9,2	0,0217	0,047		0,29						
152	0,75	0,36	0,000102	<NWG	<NWG	<NWG							107	8,6	0,0242	0,037		0,15						
153	0,75	0,55	0,000069	<NWG	<NWG	<NWG	12,7	16,7	0,00098	0,0031		0,019	92	11,0	0,0200	0,018		0,24						
154	0,94	0,67	0,000106	<NWG	<NWG	<NWG	12,7	16,3	0,00048	0,0076		0,043	84	12,9	0,0164	0,037		0,73						
155	0,83	0,55	0,000065	<NWG	<NWG	<NWG							108	12,1	0,0201	0,058		0,53						
156	0,98	1,08	0,000086	<NWG	<NWG	<NWG							99	12,4	0,0118	0,074	0,65	0,47						
157	1,37	0,87	0,000210	<NWG	<NWG	<NWG																		

	Selen						Kupfer						Zink						Chrom					
	VB	PL	ERY	THR	PMN	MN	VB	PL	ERY	THR	PMN	MN	VB	PL	ERY	THR	PMN	MN	VB	PL	ERY	THR	PMN	MN
158	0,89	0,79	0,000087	<NWG	<NWG	<NWG							96	14,4	0,0163	0,084	1,26	0,85						
159	1,16	0,92	0,000129	<NWG	<NWG	<NWG							93	15,4	0,0161	0,100	1,56							
160	1,12	0,83	0,000087	<NWG	<NWG	<NWG							99	14,5	0,0153	0,045	0,94	0,92						
161													99	18,5	0,0146	0,066	0,85	1,73						
162	1,52	1,23	0,000131	<NWG	<NWG	<NWG							105	16,5	0,0244	0,021	0,35	0,64						
163													87	14,7	0,0207	0,021	0,41	0,48						
164	1,12	1,02	0,000090	<NWG	<NWG	<NWG							92	13,4	0,0177	0,018		0,72						
165	1,44	1,22	0,000109	<NWG	<NWG	<NWG							96	11,9	0,0146	0,040	0,98	0,70						
166	0,94	0,56	0,000093	<NWG	<NWG	<NWG							108	13,6	0,0223	0,016	0,26	0,29						
167	1,14	1,04	0,000098	<NWG	<NWG	<NWG																		
168	0,77	0,73	0,000079	<NWG	<NWG	<NWG							88	14,2	0,0169	0,031	0,34	0,27						
169	1,19	1,04	0,000103	<NWG	<NWG	<NWG							137	16,8	0,0229	0,053	0,47	0,65						
170	1,06	0,95	0,000082	<NWG	<NWG	<NWG																		
171	1,33	1,08	0,000094	<NWG	<NWG	<NWG							101	14,5	0,0190	0,010	0,13	0,63						
172	1,02	0,93	0,000117	<NWG	<NWG	<NWG							89	17,8	0,0190	0,003	0,37	0,17						
173	0,89	0,64	0,000067	<NWG	<NWG	<NWG							86	13,6	0,0187	0,020	0,45	0,42						
174													86	15,0	0,0145	0,028	0,42	0,23						
175	0,83	0,96	0,000048	<NWG	<NWG	<NWG							121	14,2	0,0191	0,050	0,24	0,69						
176	0,98	1,02	0,000095	<NWG	<NWG	<NWG							104	15,6	0,0136	0,033	0,32	0,37						
177	0,94	0,83	0,000077	<NWG	<NWG	<NWG							98	14,0	0,0162	0,063	0,38	0,40						
178	1,25	0,84	0,000131	<NWG	<NWG	<NWG							101	19,3	0,0185	0,020	0,19	0,33						
179	1,04	0,84	0,000074	<NWG	<NWG	<NWG							92	15,6	0,0145	0,017	0,31	0,67						
180	1,31	1,09	0,000184	<NWG	<NWG	<NWG	12,8	14,7	0,00089	0,0045	0,007	0,014	76	12,9	0,0164	0,009	0,40	0,25	46,8	5,4	0,0083	0,017	3,79	2,58
181	1,06	1,00	0,000081	<NWG	<NWG	<NWG	13,4	15,7	0,00088	0,0024	0,016	0,020	67	13,9	0,0123	0,004	0,18	0,21	39,3	4,3	0,0061	0,028	2,68	2,18
182	0,77	0,69	0,000085	<NWG	<NWG	<NWG	11,3	14,7	0,00076	0,0084	0,021	0,024	73	17,2	0,0115	0,008	0,22	0,15	62,2	14,1	0,0067	0,059	3,27	1,21
183	1,37	1,33	0,000157	<NWG	<NWG	<NWG	10,9	11,2	0,00085	0,0056	0,015	0,025	77	12,8	0,0143	0,003	0,26	0,23	56,2	9,0	0,0085	0,023	3,57	2,12
184	1,00	0,96	0,000101	<NWG	<NWG	<NWG	10,2	11,6	0,00077	0,0016	0,008	0,038	65	16,7	0,0105	0,006	0,22	0,28	37,4	4,6	0,0044	0,020	4,24	3,03
185	1,02	0,90	0,000103	<NWG	<NWG	<NWG	11,0	13,4	0,00076	0,0016	0,004	0,022	72	14,8	0,0154	0,003	0,23	0,28	31,6	5,5	0,0048	0,013	1,46	2,30
186	0,98	0,87	0,000078	<NWG	<NWG	<NWG	10,4	11,5	0,00073	0,0035	0,028	0,031	85	14,8	0,0152	0,011	0,54	0,25	65,1	3,6	0,0083	0,037	8,79	1,31
187	0,89	0,81	0,000096	<NWG	<NWG	<NWG	12,6	13,1	0,00093	0,0102	0,011	0,036	76	13,0	0,0145	0,009	0,18	0,27	46,4	5,3	0,0069	0,039	1,88	2,13
188	0,92	0,87	0,000090	<NWG	<NWG	<NWG	9,5	9,7	0,00079	0,0027	0,074	0,039	86	14,0	0,0149	0,007	0,41	0,33	40,4	4,8	0,0063	0,024	4,61	1,50
189	1,02	0,96	0,000080	<NWG	<NWG	<NWG	15,2	18,1	0,00086	0,0021	0,011	0,033	79	11,0	0,0214	0,007	0,34	0,25	56,0	9,3	0,0067	0,023	2,34	8,58

	Selen						Kupfer						Zink						Chrom					
	VB	PL	ERY	THR	PMN	MN	VB	PL	ERY	THR	PMN	MN	VB	PL	ERY	THR	PMN	MN	VB	PL	ERY	THR	PMN	MN
190	0,96	0,84	0,000076	<NWG	<NWG	<NWG	10,4	13,3	0,00073	0,0019	0,021	0,022	82	13,3	0,0162	0,006	0,29	0,22	46,6	11,5	0,0055	0,018	2,39	3,87
191	0,77	0,64	0,000096	<NWG	<NWG	<NWG	15,8	23,0	0,00077	0,0033	0,010	0,036	85	11,8	0,0207	0,007	0,15	0,29	42,8	11,8	0,0059	0,029	0,96	4,04
192	0,75	0,69	0,000096	<NWG	<NWG	<NWG	10,7	10,5	0,00079	0,0038	0,061	0,023	78	12,8	0,0148	0,011	0,61	0,30	46,2	12,1	0,0024	0,056	6,15	7,63
193	0,67	0,56	0,000054	<NWG	<NWG	<NWG	13,6	16,2	0,00085	0,0054	0,016	0,022	67	13,0	0,0127	0,009	0,22	0,24	43,5	9,0	0,0033	0,033	1,04	6,17
194	0,87	0,72	0,000089	<NWG	<NWG	<NWG	13,4	16,3	0,00085	0,0021	0,022	0,017	79	12,6	0,0169	0,005	0,26	0,20	46,4	9,8	0,0032	0,014	5,50	5,74
195	1,12	0,90	0,000121	<NWG	<NWG	<NWG	12,9	13,4	0,00079	0,0027	0,009	0,046	92	18,6	0,0167	0,008	0,55	0,28	72,2	11,2	0,0034	0,037	10,35	8,44
196	0,92	0,87	0,000091	<NWG	<NWG	<NWG	13,0	13,7	0,00086	0,0028	0,016	0,009	69	14,5	0,0111	0,008	0,22	0,18	54,4	10,9	0,0025	0,023	5,87	5,50
197	0,81	0,67	0,000080	<NWG	<NWG	<NWG	11,9	12,8	0,00084	0,0049	0,026	0,020	60	15,5	0,0113	0,021	0,52	0,23	61,0	10,1	0,0022	0,041	10,23	6,48
198	0,60	0,46	0,000068	<NWG	<NWG	<NWG	14,6	16,6	0,00076	0,0027	0,042	0,009	83	13,8	0,0157	0,006	0,68	0,19	61,7	13,5	0,0038	0,030		4,22
199	0,92	0,73	0,000100	<NWG	<NWG	<NWG	11,1	14,0	0,00090	0,0033	0,022	0,035	78	14,9	0,0130	0,008	0,27	0,27	62,4	12,4	0,0065	0,024	5,24	7,36
200	0,71	0,55	0,000080	<NWG	<NWG	<NWG	15,7	19,4	0,00097	0,0050	0,035	0,043	89	11,8	0,0159	0,009	0,29	0,31	63,9	12,2	0,0035	0,035	6,10	8,13
201	0,94	0,82	0,000110	<NWG	<NWG	<NWG	11,6	12,4	0,00085	0,0023	0,057	0,030	86	14,9	0,0150	0,007	0,54	0,24	66,1	11,5	0,0048	0,027	10,12	9,06
202	1,02	0,88	0,000088	<NWG	<NWG	<NWG	11,0	12,2	0,00079	0,0032	0,022	0,024	78	17,7	0,0147	0,009	0,22	0,27	56,4	12,8	0,0060	0,031	2,30	5,92
203	1,02	0,92	0,000115	<NWG	<NWG	<NWG	18,5	19,9	0,00082	0,0038	0,031	0,033	72	15,3	0,0154	0,006	0,19	0,35	63,6	13,8	0,0061	0,016	9,55	5,57
204	0,83	0,76	0,000090	<NWG	<NWG	<NWG	13,0	13,0	0,00088	0,0033	0,009	0,029	77	13,2	0,0147	0,008	0,21	0,22	54,4	13,2	0,0041	0,035	7,16	3,67
205	1,00	0,95	0,000086	<NWG	<NWG	<NWG	22,0	34,8	0,00091	0,0061	0,015	0,030	82	10,7	0,0147	0,013	0,17	0,22	49,3	16,6	0,0032	0,049	2,85	1,34
206	1,27	1,03	0,000159	<NWG	<NWG	<NWG	14,5	17,7	0,00082	0,0029	0,007	0,036	81	14,6	0,0166	0,008	0,20	0,33	63,0	12,9	0,0065	0,024	6,73	9,10
207	1,12	0,98	0,000109	<NWG	<NWG	<NWG	11,1	12,7	0,00087	0,0025	0,021	0,023	70	15,7	0,0135	0,007	0,55	0,23	49,4	10,4	0,0065	0,018	3,40	3,95
208	0,75	0,61	0,000093	<NWG	<NWG	<NWG	11,3	11,9	0,00078	0,0014	0,007	0,021	69	13,5	0,0157	0,006	0,14	0,20	57,1	8,3	0,0068	0,014	4,18	2,91
209	1,33	1,29	0,000181	<NWG	<NWG	<NWG	13,9	18,3	0,00071	0,0048	0,014	0,020	63	13,1	0,0150	0,010	0,21	0,19	61,4	14,9	0,0074	0,020	4,64	2,19
210	0,94	0,74	0,000130	<NWG	<NWG	<NWG	9,2	7,9	0,00083	0,0020	0,016	0,017	80	14,9	0,0177	0,008	0,41	0,18	61,4	9,8	0,0054	0,026	4,84	2,01
211	0,98	0,79	0,000116	<NWG	<NWG	<NWG	11,6	10,8	0,00084	0,0022	0,012	0,024	76	14,1	0,0179	0,007	0,18	0,32	55,3	8,8	0,0079	0,019	2,84	4,35
212	0,67	0,55	0,000085	<NWG	<NWG	<NWG	14,0	16,4	0,00089	0,0070	0,020	0,050	80	15,9	0,0168	0,011	0,24	0,26	73,8	10,8	0,0070	0,035	3,87	6,29
213	0,81	0,78	0,000076	<NWG	<NWG	<NWG	11,4	12,7	0,00081	0,0035	0,036	0,044	86	17,1	0,0133	0,010	0,22	0,31	59,6	8,2	0,0057	0,024	5,56	9,80
214	0,96	0,83	0,000088	<NWG	<NWG	<NWG	15,2	18,8	0,00067	0,0057	0,043	0,039	65	13,9	0,0121	0,011	0,33	0,31	52,1	10,0	0,0059	0,057	7,09	4,03
215	0,87	0,85	0,000048	<NWG	<NWG	<NWG	20,9	28,5	0,00069	0,0034	0,023	0,013	61	14,5	0,0104	0,007	0,23	0,19	55,1	11,5	0,0062	0,011	2,89	1,90
216	0,89	0,84	0,000098	<NWG	<NWG	<NWG	22,9	34,1	0,00098	0,0034	0,104	0,079	73	9,3	0,0166	0,018	0,88	0,60						
217	1,04	0,89	0,000074	<NWG	<NWG	<NWG							83	10,5	0,0100	0,029			80,4	12,4	0,0062	0,025		
218	0,92	0,76	0,000097	<NWG	<NWG	<NWG	10,7	10,3	0,00103	0,0048	0,150	0,085	80	10,4	0,0111	0,030	0,87	0,71						
219	0,92	0,89	0,000074	<NWG	<NWG	<NWG							65	6,9	0,0109	0,016	0,75	0,69	57,2	13,3	0,0078	0,024		6,38
220	1,02	0,97	0,000099	<NWG	<NWG	<NWG	22,6	27,6	0,00124	0,0054	0,047	0,123	60	8,7	0,0144	0,014	0,22	0,60	45,6	12,5	0,0083	0,014	3,23	4,85
221	0,87	0,82	0,000089	<NWG	<NWG	<NWG	14,0	17,6	0,00106	0,0035	0,047	0,129												

	Selen						Kupfer						Zink						Chrom					
	VB	PL	ERY	THR	PMN	MN	VB	PL	ERY	THR	PMN	MN	VB	PL	ERY	THR	PMN	MN	VB	PL	ERY	THR	PMN	MN
222	0,83	0,82	0,000093	<NWG	<NWG	<NWG	12,4	12,3	0,00069	0,0079	0,137	0,123	71	10,9	0,0128	0,017	0,41	0,47	63,0	10,8	0,0080	0,026	7,88	5,48
223	0,94	1,00	0,000092	<NWG	<NWG	<NWG	13,4	16,7	0,00093	0,0041		0,098	67	8,4	0,0117	0,014	0,81	0,51	68,0	9,2	0,0057	0,016	9,69	3,41
224	1,04	0,94	0,000070	<NWG	<NWG	<NWG	11,2	11,5	0,00104	0,0036	0,170	0,100	64	10,0	0,0106	0,016	0,54	0,45						
225	0,73	0,72	0,000073	<NWG	<NWG	<NWG							56	13,2	0,0112	0,015	0,27	0,47	83,8	14,7	0,0096	0,058	1,54	4,73
226	1,06	1,00	0,000101	<NWG	<NWG	<NWG	11,6	12,3	0,00106	0,0036	0,064	0,132	79	10,4	0,0121	0,017	0,26	0,52						
227	1,10	1,09	0,000106	<NWG	<NWG	<NWG	13,1	17,4	0,00106	0,0078	0,088	0,112	84	10,3	0,0152	0,022	0,24	0,42	78,8	12,2	0,0132	0,024	8,98	3,27
228	1,02	0,93	0,000073	<NWG	<NWG	<NWG	12,2	14,4	0,00106	0,0056	0,063	0,064	89	10,9	0,0139	0,023	0,37	0,30	91,9	11,5	0,0088	0,011	2,23	2,32
229	0,77	0,72	0,000070	<NWG	<NWG	<NWG							70	13,4	0,0098	0,020	0,52	0,52	76,3	10,2	0,0074	0,046	9,83	2,94
230	1,19	1,08	0,000109	<NWG	<NWG	<NWG							81	10,6	0,0195	0,021	0,41	0,64	60,1	6,8	0,0082	0,026	7,96	8,65
231	1,04	0,74	0,000095	<NWG	<NWG	<NWG	11,1	14,2	0,00092	0,0036	0,092	0,100	68	10,9	0,0146	0,011	0,62	0,48						
232	1,12	0,97	0,000155	<NWG	<NWG	<NWG							86	19,7	0,0190	0,014	0,45	0,69						
233	1,14	0,88	0,000078	<NWG	<NWG	<NWG							79	11,5	0,0154	0,013	0,45	0,48						
234	0,83	0,74	0,000083	<NWG	<NWG	<NWG	12,2	15,1	0,00110	0,0026		0,137	85	12,2	0,0174	0,012	0,95	0,57						
235	0,94	0,71	0,000092	<NWG	<NWG	<NWG	14,2	18,3	0,00117	0,0045	0,044	0,036	98	10,2	0,0198	0,014	0,32	0,44						
236	0,77	0,67	0,000088	<NWG	<NWG	<NWG							80	11,2	0,0183	0,019	0,40	0,62						
237	0,94	0,93	0,000075	<NWG	<NWG	<NWG							101	9,4	0,0204	0,011	0,23	0,48	78,4	13,2	0,0105	0,014	3,25	5,62
238	0,92	0,83	0,000066	<NWG	<NWG	<NWG																		
239													78	12,5	0,0117	0,009	0,30	0,56						
240	0,77	0,70	0,000075	<NWG	<NWG	<NWG							93	14,2	0,0176	0,041	0,70	1,20						
241	0,83	0,81	0,000077	<NWG	<NWG	<NWG	14,8	17,2	0,00120	0,0049	0,065	0,196	46	9,6	0,0072	0,017	0,37	0,95						
242	1,02	0,86	0,000082	<NWG	<NWG	<NWG	13,5	16,2	0,00095	0,0126	0,088		54	8,3	0,0111	0,026	0,37	0,97	90,3	14,2	0,0160	0,032	3,12	10,99
243	0,83	0,76	0,000058	<NWG	<NWG	<NWG	14,5	18,3	0,00099	0,0028	0,073	0,087	50	10,9	0,0096	0,015	0,33	0,34	72,2	10,2	0,0134	0,007	2,58	2,16
244	0,81	0,67	0,000075	<NWG	<NWG	<NWG	16,1	18,4	0,00102	0,0071	0,086	0,129	50	11,0	0,0089	0,019	0,29	0,57	74,0	10,2	0,0158	0,013	3,73	10,45
245	0,96	0,89	0,000085	<NWG	<NWG	<NWG	17,7	24,4	0,00098	0,0058	0,077	0,059	44	8,1	0,0097	0,017	0,31	0,33	67,2	11,5	0,0114	0,012	1,98	1,51
246	1,14	1,12	0,000127	<NWG	<NWG	<NWG	13,0	14,6	0,00105	0,0084	0,072	0,134	54	12,9	0,0101	0,026	0,27	0,57						
247	0,87	0,71	0,000085	<NWG	<NWG	<NWG							60	12,1	0,0116	0,020	0,31	0,60						
248	0,96	0,92	0,000076	<NWG	<NWG	<NWG	14,0	21,1	0,00097	0,0055	0,056	0,118	66	11,9	0,0101	0,017	0,23	0,57	70,3	9,5	0,0096	0,122	1,73	7,10
249	1,27	1,15	0,000145	<NWG	<NWG	<NWG													67,0	10,2	0,0087	0,033	3,74	9,24
250				<NWG	<NWG	<NWG													77,0	7,3	0,0098	0,061	3,81	7,02
251	0,81	0,83	0,000072	<NWG	<NWG	<NWG							53	9,9	0,0110	0,019	0,52	0,48	75,5	9,2	0,0159	0,048	3,92	4,77
252	1,06	1,07	0,000106	<NWG	<NWG	<NWG							49	9,9	0,0101	0,013	0,33	0,47						
253	1,02	1,19	0,000060	<NWG	<NWG	<NWG	12,5	17,4	0,00079	0,0051	0,076	0,080							77,6	9,3	0,0067	0,020	4,65	5,42

	Selen						Kupfer						Zink						Chrom					
	VB	PL	ERY	THR	PMN	MN	VB	PL	ERY	THR	PMN	MN	VB	PL	ERY	THR	PMN	MN	VB	PL	ERY	THR	PMN	MN
254	0,81	0,75	0,000068	<NWG	<NWG	<NWG							65	12,8	0,0107	0,017	0,31							
255	0,96	0,86	0,000065	<NWG	<NWG	<NWG	12,5	14,8	0,00110	0,0098	0,090	0,093	49	11,2	0,0107	0,029	0,52	0,52	64,3	7,4	0,0097	0,032	3,72	8,43
256	1,00	0,88	0,000090	<NWG	<NWG	<NWG	11,8	13,5	0,00119	0,0042	0,113	0,096	44	10,2	0,0093	0,013	0,65	0,46	57,8	8,3	0,0077	0,012	5,24	6,12
257	0,85	0,86	0,000064	<NWG	<NWG	<NWG	15,7	23,2	0,00101	0,0059	0,083	0,080							54,7	6,3	0,0090	0,005	4,67	6,12
258	0,96	1,01	0,000094	<NWG	<NWG	<NWG	14,5	20,4	0,00108	0,0058	0,073								59,3	6,7	0,0068	0,012	5,69	
259	0,87	0,81	0,000068	<NWG	<NWG	<NWG	17,3	26,3	0,00096	0,0042	0,123	0,110							63,4	8,6	0,0092	0,010	9,97	
260	0,92	0,74	0,000105	<NWG	<NWG	<NWG	11,2	13,1	0,00118	0,0063	0,099	0,153	66	9,8	0,0117	0,014	0,35	0,66	83,4	12,4	0,0096	0,036	9,97	11,93
261	0,87	0,75	0,000104	<NWG	<NWG	<NWG													79,2	15,2	0,0069	0,022	6,57	
262	0,69	0,75	0,000053	<NWG	<NWG	<NWG	10,6	13,8	0,00066	0,0065	0,076	0,081	60	12,1	0,0099	0,017	0,58	0,42						
263	1,10	0,93	0,000077	<NWG	<NWG	<NWG	11,5	15,3	0,00087	0,0038	0,049	0,042	67	8,8	0,0114	0,010	0,24	0,31	84,2	22,0	0,0103	0,028	2,61	5,44
264	1,00	0,98	0,000117	<NWG	<NWG	<NWG	19,4	31,3	0,00101	0,0079	0,061	0,082	60	9,0	0,0108	0,015	0,32	0,71	100,0	16,6	0,0146	0,037	4,24	9,36
265	0,94	0,93	0,000095	<NWG	<NWG	<NWG							66	13,8	0,0136	0,015	0,52	1,10						
266	0,83	0,80	0,000068	<NWG	<NWG	<NWG							68	11,1	0,0112	0,017	0,33	0,61						
267	0,89	0,84	0,000119	<NWG	<NWG	<NWG							72	15,1	0,0105	0,101	0,82	0,61						
268	0,89	0,82	0,000099	<NWG	<NWG	<NWG							62	10,9	0,0130	0,056	1,49							
269	1,08	1,21	0,000098	<NWG	<NWG	<NWG							73	18,7	0,0126	0,104	0,72	1,61						
270	1,04	1,03	0,000123	<NWG	<NWG	<NWG	11,4	14,1	0,00077	0,0121	0,170	0,128	88	16,0	0,0139	0,042	1,37	1,04						
271	1,04	0,87	0,000147	<NWG	<NWG	<NWG							67	13,8	0,0138	0,027	0,69	1,53	93,4	12,0	0,0137	0,028	5,58	10,73
272																			100,3	12,1	0,0125	0,055	7,99	
273	0,83	0,80	0,000080	<NWG	<NWG	<NWG	14,1	18,3	0,00126	0,0098	0,090	0,136							104,2	11,6	0,0138	0,039	7,96	7,84
274	1,06	0,77	0,000127	<NWG	<NWG	<NWG							65	12,3	0,0137	0,025	1,16	0,49						
275	0,92	0,81	0,000086	<NWG	<NWG	<NWG							54	12,5	0,0123	0,036	0,87	1,00	114,0	12,3	0,0142	0,032	9,19	
276	0,92	0,87	0,000088	<NWG	<NWG	<NWG	14,7	19,9	0,00102	0,0080	0,104	0,139	68	13,0	0,0133	0,022	0,69	1,01	96,3	11,6	0,0131	0,037	7,92	10,61
277	1,12	1,13	0,000118	<NWG	<NWG	<NWG							60	12,6	0,0121	0,022	0,95	1,28	91,0	22,6	0,0146	0,027	11,70	
278	1,12	0,95	0,000143	<NWG	<NWG	<NWG							64	13,5	0,0137	0,021	0,74	1,04	92,1	13,5	0,0143	0,036	5,74	12,34
279	0,81	0,76	0,000108	<NWG	<NWG	<NWG							65	13,5	0,0140	0,076	0,70							
280							16,3	13,4	0,00126	0,0097	0,044	0,178	102	23,4	0,0219	0,019	0,22	0,69	65,1	13,5	0,0084	0,055	1,54	5,42
281													115	24,1	0,0227	0,037		0,91	53,7	13,9	0,0068	0,077	5,20	3,02
282													109	24,2	0,0176	0,013		0,67	59,3	12,4	0,0049	0,037	8,11	2,32
283							18,0	18,1	0,00092		0,101	0,116	101	21,2	0,0168	0,031	0,32	0,43	55,5	17,0	0,0064	0,077	2,00	2,28
284							15,0	15,2	0,00098		0,118	0,087	90	21,8	0,0172	0,025	0,44	0,48	61,2	19,4	0,0074	0,073	3,39	2,75
285							18,2	21,2	0,00104	0,0088	0,072	0,077	106	22,6	0,0200	0,020	0,28	0,30	66,8	16,3	0,0060	0,069	2,75	1,40

	Selen						Kupfer						Zink						Chrom					
	VB	PL	ERY	THR	PMN	MN	VB	PL	ERY	THR	PMN	MN	VB	PL	ERY	THR	PMN	MN	VB	PL	ERY	THR	PMN	MN
286							18,0	18,6	0,00113		0,104	0,188	109	23,2	0,0201	0,027	0,44	0,42	67,8	18,6	0,0051	0,135	2,62	3,42
287													96	22,7	0,0196	0,018	0,50	1,39	59,5	12,6	0,0082	0,080	2,12	2,60
288							19,9	25,8	0,00083	0,0071	0,098	0,134	93	22,4	0,0186	0,017	0,66	0,52	62,2	9,4	0,0083	0,039	4,22	4,56
289							17,2	20,0	0,00107	0,0088	0,076	0,173	97	24,8	0,0168	0,021	0,48	0,46	57,0	9,9	0,0060	0,092	2,16	2,37
290							14,2	15,9	0,00089	0,0102	0,173	0,143	99	21,1	0,0175	0,027	1,04	0,59	54,3	7,4	0,0050	0,093	4,51	4,62
291							15,3	16,2	0,00094	0,0086	0,088	0,095	102	23,1	0,0172	0,015	0,42	0,52	47,6	8,2	0,0061	0,040	3,02	3,03
292							14,5	14,5	0,00094		0,043	0,120	108	27,0	0,0187	0,039	0,20	0,82	55,3	9,6	0,0053	0,092	2,13	4,82
293							17,5	21,0	0,00082	0,0067	0,166	0,099	113	21,7	0,0208	0,014	0,91	0,68	64,7	9,6	0,0069	0,037	3,95	3,39
294							17,7	20,5	0,00089	0,0085	0,111	0,109	106	22,4	0,0206	0,014	0,59	0,44	53,0	6,0	0,0073	0,044	1,82	2,74
295							13,1	15,4	0,00075	0,0057	0,049	0,090	100	21,9	0,0171	0,012	0,25	0,27	60,9	7,5	0,0075	0,058	3,06	2,44
296							14,6	16,4	0,00088	0,0083	0,111	0,089	99	22,4	0,0175	0,018	0,69	0,36	62,6	12,8	0,0071	0,042	3,67	2,31
297							15,4	16,4	0,00090	0,0130	0,056	0,091	98	23,6	0,0228	0,019	0,39	0,47	56,8	16,1	0,0062	0,048	2,51	1,95
298							14,7	14,0	0,00100	0,0102	0,128	0,073	102	21,3	0,0240	0,020	0,76	0,30	62,8	12,6	0,0071	0,084	3,68	2,57
299							17,1	19,7	0,00089	0,0097	0,077	0,087	127	21,8	0,0243	0,019	0,54	0,27	58,7	10,7	0,0072	0,032	2,76	2,22
300							16,0	17,8	0,00074	0,0113	0,038	0,159	106	23,5	0,0246	0,019	0,25	0,76	58,7	14,6	0,0058	0,041	2,92	1,73
301							16,3	19,4	0,00075	0,0130	0,071	0,085	102	22,3	0,0206	0,019	0,41	0,70	50,1	10,7	0,0061	0,048	3,17	4,16
302							12,4	9,8	0,00081	0,0087	0,170	0,175	120	27,8	0,0214	0,019	0,95	0,88	58,2	16,8	0,0064	0,063	3,97	4,65
303							14,8	16,7	0,00081	0,0089	0,036	0,154	105	24,2	0,0213	0,020	0,22	0,59	63,9	18,3	0,0083	0,095	2,23	3,12
304							15,2	15,1	0,00104	0,0124	0,022	0,084	95	22,5	0,0201	0,012	0,12	0,85	51,0	16,4	0,0072	0,056	1,57	3,86
305	1,20	1,15	0,000144	<NWG	<NWG	<NWG	10,0	12,4	0,00081	0,0020	0,019	0,010	78	12,6	0,0181	0,017	0,88	0,38						
306	1,24	1,10	0,000156	<NWG	<NWG	<NWG	13,0	13,4	0,00101	0,0092	0,015	0,047	113	14,3	0,0250	0,028	0,79	0,69						
307							12,3	16,5	0,00090	0,0093	0,040	0,016	116	15,9	0,0246	0,034	1,63	0,37						
308	1,12	0,77	0,000112	<NWG	<NWG	<NWG	12,9	12,3	0,00096	0,0093	0,044	0,050	103	11,1	0,0221	0,027	1,58	1,03						
309	1,14	0,86	0,000141	<NWG	<NWG	<NWG	13,0	16,1	0,00085	0,0085	0,040	0,023	106	13,5	0,0225	0,025	1,33	0,63						
310	1,18	1,17	0,000170	<NWG	<NWG	<NWG	12,3	14,2	0,00099	0,0065	0,040	0,039	102	12,2	0,0216	0,018	1,50	0,57						
311	0,92	0,65	0,000068	<NWG	<NWG	<NWG	12,2	14,2	0,00079	0,0114	0,019	0,029	94	10,9	0,0183	0,027	1,17	0,44						
312	0,94	0,77	0,000117	<NWG	<NWG	<NWG	12,8	12,5	0,00073	0,0144	0,050	0,050	96	14,3	0,0195	0,032		1,64						
313	0,96	0,68	0,000170	<NWG	<NWG	<NWG	11,2	13,5	0,00085	0,0073	0,050	0,043	92	11,0	0,0212	0,019	1,34	0,68						
314	0,76	0,62	0,000074	<NWG	<NWG	<NWG	10,8	10,6	0,00074	0,0141	0,017	0,067	117	9,8	0,0237	0,025	0,22	0,43						
315	0,88	0,81	0,000125	<NWG	<NWG	<NWG	11,6	12,8	0,00081	0,0108	0,042	0,024	106	13,4	0,0207	0,022	1,27	0,31						
316	1,08	0,89	0,000150	<NWG	<NWG	<NWG	10,9	12,3	0,00081	0,0102	0,050	0,061	102	12,0	0,0248	0,037	1,50	0,42						
317							13,0	12,5	0,00081	0,0118	0,022	0,061	94	10,6	0,0223	0,028	0,90	0,50						

	Selen						Kupfer						Zink						Chrom					
	VB	PL	ERY	THR	PMN	MN	VB	PL	ERY	THR	PMN	MN	VB	PL	ERY	THR	PMN	MN	VB	PL	ERY	THR	PMN	MN
318													107	12,2	0,0221	0,042	0,85	0,48						
319	1,04	0,82	0,000144	<NWG	<NWG	<NWG	10,0	11,8	0,00075	0,0039	0,031	0,043	88	11,6	0,0191	0,016	0,92	0,48						
320	0,96	0,87	0,000137	<NWG	<NWG	<NWG	10,9	13,9	0,00092	0,0060	0,006	0,013	97	10,9	0,0185	0,018	0,27	0,21						
321	1,28	1,15	0,000144	<NWG	<NWG	<NWG	11,5	14,9	0,00090	0,0076	0,009	0,062	102	11,6	0,0210	0,018	0,41	0,60						
322	0,98	0,81	0,000119	<NWG	<NWG	<NWG	11,5	13,3	0,00087	0,0036	0,040	0,019	106	13,8	0,0201	0,013	0,95	0,34						
323	1,06	0,91	0,000113	<NWG	<NWG	<NWG	13,7	14,3	0,00093	0,0045	0,031	0,058	102	14,7	0,0254	0,013	1,06	0,65						
324	1,14	1,28	0,000128	<NWG	<NWG	<NWG	11,9	11,3	0,00078	0,0036	0,029	0,043	86	11,9	0,0195	0,013	0,70	0,49						
325							13,5	14,3	0,00089	0,0063	0,013	0,039	114	16,0	0,0234	0,017	0,66	0,47						
326	1,08	0,77	0,000122	<NWG	<NWG	<NWG	11,7	15,3	0,00070	0,0089	0,011	0,064	100	11,0	0,0221	0,025	0,28	0,49						
327	1,18	1,09	0,000119	<NWG	<NWG	<NWG	11,8	14,7	0,00093	0,0057	0,014	0,021	111	12,6	0,0215	0,018	0,50	0,39						
328	1,12	1,10	0,000127	<NWG	<NWG	<NWG	13,8	12,7	0,00133	0,0030	0,020	0,030	102	13,2	0,0235	0,012	0,98	0,27						
329	1,08	0,94	0,000171	<NWG	<NWG	<NWG	11,4	14,0	0,00086	0,0036	0,005	0,016	89	10,6	0,0207	0,017	0,20	0,18						
330	1,04	0,84	0,000108	<NWG	<NWG	<NWG	16,5	26,3	0,00092	0,0039	0,104	0,054	86	10,5	0,0181	0,019	0,67	0,52						
331	1,38	1,14	0,000194	<NWG	<NWG	<NWG							117	13,3	0,0243	0,043	1,43	0,50						
332	1,00	0,78	0,000165	<NWG	<NWG	<NWG							109	11,0	0,0226	0,034	1,31	0,47						
333													99	11,9	0,0219	0,027	1,27	0,58						
334	1,24	1,15	0,000151	<NWG	<NWG	<NWG	17,7	23,5	0,00088	0,0136	0,038	0,061	91	14,6	0,0177	0,023	1,31	0,44						
335	1,04	0,95	0,000112	<NWG	<NWG	<NWG							103	12,4	0,0235	0,024	0,71	0,30						
336	0,96	0,88	0,000137	<NWG	<NWG	<NWG							92	9,8	0,0208	0,030		0,94						
337	1,02	0,67	0,000142	<NWG	<NWG	<NWG							117	9,4	0,0226	0,017	0,31	0,38						
338	0,92	0,92	0,000107	<NWG	<NWG	<NWG							81	13,3	0,0131	0,036	0,48	0,43						
339	1,16	1,00	0,000151	<NWG	<NWG	<NWG							91	15,2	0,0193	0,040	0,71	0,32						
340	0,98	0,74	0,000100	<NWG	<NWG	<NWG							101	14,7	0,0180	0,031	0,68	0,28						
341	0,80	0,80	0,000096	<NWG	<NWG	<NWG							128	10,9	0,0232	0,039	1,34	0,30						
342	1,08	0,80	0,000139	<NWG	<NWG	<NWG							94	11,2	0,0195	0,034	0,44	0,46						
343	0,96	0,62	0,000089	<NWG	<NWG	<NWG							101	12,2	0,0223	0,033	0,74	0,90						
344	1,44	1,24	0,000154	<NWG	<NWG	<NWG							100	13,1	0,0240	0,035	0,33	0,38						
345	1,22	1,18	0,000163	<NWG	<NWG	<NWG	17,5	26,6	0,00092	0,0096	0,008	0,026	86	10,7	0,0183	0,015	0,15	0,31						
346	1,06	0,86	0,000114	<NWG	<NWG	<NWG	19,3	32,4	0,00085	0,0095	0,029	0,060	93	10,4	0,0171	0,013	0,78	0,45						
347	1,00	0,88	0,000145	<NWG	<NWG	<NWG	17,1	24,9	0,00090	0,0083	0,031	0,019	102	11,4	0,0231	0,016	0,96	0,26						
348	0,98	0,94	0,000105	<NWG	<NWG	<NWG							107	15,7	0,0218	0,026	1,44	0,36						
349	0,96	0,91	0,000128	<NWG	<NWG	<NWG							98	14,3	0,0195	0,030	0,35	0,25						

	Selen						Kupfer						Zink						Chrom					
	VB	PL	ERY	THR	PMN	MN	VB	PL	ERY	THR	PMN	MN	VB	PL	ERY	THR	PMN	MN	VB	PL	ERY	THR	PMN	MN
350	1,00	0,88	0,000124	<NWG	<NWG	<NWG							86	10,3	0,0213	0,022	0,33	0,32						
351	1,04	0,95	0,000130	<NWG	<NWG	<NWG	12,3	14,0	0,00092	0,0030	0,050	0,027	75	11,9	0,0189	0,012	1,68	0,34						
352	0,86	0,81	0,000112	<NWG	<NWG	<NWG	17,5	25,2	0,00084	0,0049	0,025	0,046	89	11,7	0,0207	0,012	0,67	0,37						
353	1,22	1,14	0,000145	<NWG	<NWG	<NWG	16,7	24,5	0,00105	0,0037	0,013	0,063	104	10,9	0,0227	0,011	0,78	0,58						
354	1,22	1,03	0,000165	<NWG	<NWG	<NWG	22,1	30,8	0,00091	0,0089	0,021	0,063	95	13,3	0,0238	0,018	0,38	0,32						
355	0,82	0,66	0,000112	<NWG	<NWG	<NWG	13,7	16,7	0,00091	0,0025	0,023	0,007	87	9,3	0,0219	0,016	1,12	0,15						
356	0,96	0,67	0,000115	<NWG	<NWG	<NWG	20,2	28,4	0,00082	0,0071	0,038	0,036	93	10,1	0,0212	0,014	0,45	0,41						
357	0,96	0,96	0,000077	<NWG	<NWG	<NWG	12,0	12,6	0,00094				97	12,3	0,0190									
358	1,06	0,91	0,000134	<NWG	<NWG	<NWG	13,9	16,3	0,00096				104	14,1	0,0204									
359	1,00	0,95	0,000107	<NWG	<NWG	<NWG	13,9	17,1	0,00107				86	11,9	0,0217									
360	1,04	0,98	0,000110	<NWG	<NWG	<NWG	15,0	17,9	0,00112				107	12,8	0,0234									
361	0,94	0,78	0,000086	<NWG	<NWG	<NWG	11,9	13,1	0,00088				104	15,6	0,0202									
362	0,96	0,88	0,000090	<NWG	<NWG	<NWG	14,5	18,6	0,00094				114	13,5	0,0204									
363	1,10	1,10	0,000084	<NWG	<NWG	<NWG	12,6	14,6	0,00104				115	11,9	0,0217									
364	0,96	0,87	0,000094	<NWG	<NWG	<NWG	14,1	16,3	0,00101				102	12,3	0,0201									
365	1,02	0,93	0,000080	<NWG	<NWG	<NWG	20,3	29,6	0,00091				101	13,9	0,0185									
366	0,94	0,83	0,000080	<NWG	<NWG	<NWG	24,5	34,1	0,00098				82	10,8	0,0161									
367	0,98	0,85	0,000089	<NWG	<NWG	<NWG	14,3	18,5	0,00098				84	11,6	0,0185									
368	0,90	0,88	0,000107	<NWG	<NWG	<NWG	14,2	16,6	0,00093				112	11,7	0,0243									
369	0,82	0,71	0,000085	<NWG	<NWG	<NWG	12,6	14,2	0,00088				96	9,9	0,0215									
370	1,10	0,95	0,000099	<NWG	<NWG	<NWG	13,9	17,5	0,00100				99	14,3	0,0207									
371	1,02	0,89	0,000112	<NWG	<NWG	<NWG	11,2	11,8	0,00097				108	14,5	0,0207									
372	1,04	0,92	0,000105	<NWG	<NWG	<NWG	13,4	14,4	0,00103				101	14,6	0,0187									
373	1,00	0,91	0,000104	<NWG	<NWG	<NWG	21,1	28,8	0,00112				100	12,7	0,0189									
374	1,04	1,03	0,000097	<NWG	<NWG	<NWG	11,8	14,3	0,00094				110	13,4	0,0187									
375	1,02	0,95	0,000116	<NWG	<NWG	<NWG	13,7	16,9	0,00102				109	12,1	0,0209									
376	0,80	0,64	0,000082	<NWG	<NWG	<NWG	13,7	15,2	0,00103				99	15,7	0,0246									
377	1,00	0,84	0,000081	<NWG	<NWG	<NWG	12,6	11,7	0,00110				108	14,3	0,0216									
378	0,98	0,88	0,000082	<NWG	<NWG	<NWG	17,0	19,4	0,00125				102	14,1	0,0231									
379	0,98	0,90	0,000075	<NWG	<NWG	<NWG	13,7	16,7	0,00115				102	12,9	0,0200									
380	0,88	0,92	0,000082	<NWG	<NWG	<NWG	14,2	14,1	0,00096				115	12,6	0,0190									
381	0,76	0,75	0,000055	<NWG	<NWG	<NWG	28,9	35,7	0,00104				107	12,4	0,0192									

	Selen						Kupfer						Zink						Chrom					
	VB	PL	ERY	THR	PMN	MN	VB	PL	ERY	THR	PMN	MN	VB	PL	ERY	THR	PMN	MN	VB	PL	ERY	THR	PMN	MN
382	1,16	0,92	0,000117	<NWG	<NWG	<NWG	14,0	15,7	0,00116				131	14,2	0,0248									
383	0,74	0,65	0,000069	<NWG	<NWG	<NWG	16,5	19,0	0,00107				98	13,5	0,0182									
384	0,84	0,82	0,000084	<NWG	<NWG	<NWG	14,9	17,0	0,00120				118	16,6	0,0204									
385	0,84	0,81	0,000067	<NWG	<NWG	<NWG	16,4	20,1	0,00119				132	14,8	0,0257									
386	0,82	0,72	0,000093	<NWG	<NWG	<NWG	15,3	15,2	0,00128				88	13,3	0,0200									
387	0,82	0,80	0,000085	<NWG	<NWG	<NWG	15,0	17,5	0,00113				104	11,2	0,0200									
388	0,68	0,67	0,000079	<NWG	<NWG	<NWG							97	9,8	0,0201									
389	0,92	0,69	0,000093	<NWG	<NWG	<NWG	15,7	17,5	0,00098				117	11,7	0,0244									
390	1,04	0,93	0,000099	<NWG	<NWG	<NWG	14,9	19,8	0,00102				91	12,6	0,0211									
391	0,94	0,84	0,000087	<NWG	<NWG	<NWG	13,0	15,7	0,00101				108	11,9	0,0187									
392	0,96	0,83	0,000106	<NWG	<NWG	<NWG	21,2	30,5	0,00100				96	10,2	0,0217									
393	0,82	0,70	0,000083	<NWG	<NWG	<NWG	14,0	16,2	0,00115				117	12,3	0,0252									
394	0,96	0,90	0,000080	<NWG	<NWG	<NWG	16,5	21,2	0,00104				89	12,3	0,0206									
395	0,96	0,90	0,000086	<NWG	<NWG	<NWG	12,7	15,0	0,00098				87	11,0	0,0192									
396	0,76	0,64	0,000066	<NWG	<NWG	<NWG	15,6	16,4	0,00107				68	9,9	0,0163									
397	1,16	0,93	0,000129	<NWG	<NWG	<NWG	12,5	14,3	0,00104				93	10,2	0,0198									
398	1,02	0,91	0,000106	<NWG	<NWG	<NWG	11,9	12,7	0,00109				77	13,7	0,0170									
399	1,02	0,86	0,000122	<NWG	<NWG	<NWG	28,8	33,8	0,00100				100	12,2	0,0226									
400	0,96	0,75	0,000095	<NWG	<NWG	<NWG	12,1	13,2	0,00099				94	8,6	0,0183									
401	0,92	0,89	0,000082	<NWG	<NWG	<NWG	13,0	15,1	0,00103				70	12,6	0,0144									
402	0,98	0,83	0,000108	<NWG	<NWG	<NWG	10,5	11,8	0,00092				89	10,4	0,0180									
403	0,96	0,84	0,000099	<NWG	<NWG	<NWG	13,3	14,8	0,00105				73	13,0	0,0160									
404	0,84	0,67	0,000076	<NWG	<NWG	<NWG	13,4	14,3	0,00121				86	11,8	0,0180									
405	0,92	0,73	0,000099	<NWG	<NWG	<NWG	23,5	31,8	0,00098				90	11,5	0,0189									
406	0,90	0,85	0,000076	<NWG	<NWG	<NWG	17,9	22,5	0,00109				80	13,3	0,0182									
407	0,86	0,69	0,000089	<NWG	<NWG	<NWG	12,4	14,6	0,00109				111	14,4	0,0211									
408	0,98	0,77	0,000103	<NWG	<NWG	<NWG	10,5	11,8	0,00099				95	11,0	0,0190									
409	0,94	0,71	0,000091	<NWG	<NWG	<NWG	10,2	11,3	0,00095				97	12,2	0,0220									
410	0,92	0,82	0,000091	<NWG	<NWG	<NWG	13,9	15,5	0,00108				86	13,8	0,0202									
411	0,98	0,88	0,000091	<NWG	<NWG	<NWG	12,0	14,4	0,00097				103	12,1	0,0232									
412	0,98	0,90	0,000092	<NWG	<NWG	<NWG	17,3	20,0	0,00109				99	13,0	0,0204									
413	0,90	0,72	0,000087	<NWG	<NWG	<NWG	14,7	17,1	0,00102				77	11,7	0,0172									

	Selen						Kupfer						Zink						Chrom					
	VB	PL	ERY	THR	PMN	MN	VB	PL	ERY	THR	PMN	MN	VB	PL	ERY	THR	PMN	MN	VB	PL	ERY	THR	PMN	MN
414	1,18	0,97	0,000122	<NWG	<NWG	<NWG	23,1	33,5	0,00092				91	9,8	0,0200									
415	1,01	0,88	0,000087	<NWG	<NWG	<NWG	14,6	17,6	0,00084				90	11,5	0,0196									
416	1,21	0,95	0,000149	<NWG	<NWG	<NWG	13,5	16,4	0,00100				103	13,6	0,0266									
417	1,06	0,91	0,000129	<NWG	<NWG	<NWG	15,9	20,2	0,00109				91	9,5	0,0205									
418	0,98	0,94	0,000086	<NWG	<NWG	<NWG	12,9	13,5	0,00110				77	12,8	0,0134									
419	1,00	0,77	0,000100	<NWG	<NWG	<NWG	12,5	14,0	0,00099				119	16,1	0,0202									
420	0,94	0,80	0,000111	<NWG	<NWG	<NWG	19,7	25,4	0,00106				88	12,6	0,0222									
421	0,98	0,89	0,000081	<NWG	<NWG	<NWG	10,2	11,6	0,00087				102	13,9	0,0172									
422	1,01	0,87	0,000085	<NWG	<NWG	<NWG	11,9	12,9	0,00102				82	11,3	0,0160									
423	1,18	1,03	0,000108	<NWG	<NWG	<NWG	13,1	15,8	0,00107				94	12,6	0,0171									
424	0,92	0,78	0,000089	<NWG	<NWG	<NWG	13,9	16,3	0,00097				91	12,0	0,0199									
425	1,04	0,87	0,000095	<NWG	<NWG	<NWG	18,3	24,5	0,00102				87	13,8	0,0170									
426	1,12	0,87	0,000117	<NWG	<NWG	<NWG	12,3	13,9	0,00098				117	18,6	0,0214									
427	1,06	0,93	0,000100	<NWG	<NWG	<NWG	14,0	16,8	0,00096				96	15,9	0,0194									
428	1,08	0,98	0,000084	<NWG	<NWG	<NWG	13,8	18,1	0,00096				82	12,3	0,0176									
429	0,96	0,86	0,000084	<NWG	<NWG	<NWG	13,4	16,4	0,00086				107	12,2	0,0232									
430	0,88	0,75	0,000087	<NWG	<NWG	<NWG	14,4	18,1	0,00090				85	15,0	0,0170									
431	0,94	0,76	0,000089	<NWG	<NWG	<NWG	10,4	11,5	0,00087				89	12,1	0,0177									
432	1,16	1,04	0,000096	<NWG	<NWG	<NWG	11,4	13,4	0,00081				81	14,4	0,0168									
433	0,92	0,87	0,000092	<NWG	<NWG	<NWG	23,7	33,5	0,00094				105	12,8	0,0222									
434	1,04	0,85	0,000119	<NWG	<NWG	<NWG	20,7	29,5	0,00090				86	12,3	0,0172									
435	1,18	0,92	0,000123	<NWG	<NWG	<NWG	10,7	11,8	0,00089				89	12,5	0,0177									
436	0,80	0,71	0,000076	<NWG	<NWG	<NWG	12,4	15,5	0,00090				109	14,8	0,0212									
437	0,94	0,72	0,000089	<NWG	<NWG	<NWG	9,8	10,6	0,00082				89	13,2	0,0167									
438	0,98	0,84	0,000089	<NWG	<NWG	<NWG	16,6	22,7	0,00096				87	8,9	0,0214									
439	0,96	0,84	0,000081	<NWG	<NWG	<NWG	10,5	10,7	0,00091				107	13,4	0,0201									
440	1,02	0,90	0,000089	<NWG	<NWG	<NWG	11,6	12,9	0,00087				91	9,6	0,0198									
441	0,98	0,79	0,000090	<NWG	<NWG	<NWG	12,5	15,1	0,00088				125	15,2	0,0263									
442	0,86	0,80	0,000081	<NWG	<NWG	<NWG	14,1	17,9	0,00087				70	13,4	0,0158									
443	0,94	0,83	0,000082	<NWG	<NWG	<NWG	12,1	13,1	0,00095				82	12,0	0,0171									
444	0,86	0,79	0,000078	<NWG	<NWG	<NWG	13,0	14,0	0,00088				113	12,6	0,0228									
445	0,92	0,92	0,000073	<NWG	<NWG	<NWG	12,2	13,4	0,00095				100	12,5	0,0207									

	Selen						Kupfer						Zink						Chrom					
	VB	PL	ERY	THR	PMN	MN	VB	PL	ERY	THR	PMN	MN	VB	PL	ERY	THR	PMN	MN	VB	PL	ERY	THR	PMN	MN
446	0,82	0,73	0,000071	<NWG	<NWG	<NWG	11,9	15,7	0,00084				81	11,4	0,0198									
447	1,48	0,96	0,000174	<NWG	<NWG	<NWG	12,7	15,2	0,00096				97	15,8	0,0223									
448	0,92	0,79	0,000080	<NWG	<NWG	<NWG	13,2	16,3	0,00085				69	10,0	0,0173									
449	1,12	1,04	0,000099	<NWG	<NWG	<NWG	17,0	21,9	0,00100				94	13,9	0,0206									
450	0,82	0,75	0,000075	<NWG	<NWG	<NWG	12,9	15,2	0,00091				77	10,8	0,0173									
451	0,76	0,74	0,000071	<NWG	<NWG	<NWG	12,7	15,1	0,00088				80	11,3	0,0180									
452	0,94	0,86	0,000075	<NWG	<NWG	<NWG	13,0	15,8	0,00084				95	12,2	0,0182									
453	0,90	0,67	0,000098	<NWG	<NWG	<NWG	12,9	14,8	0,00087				92	11,2	0,0199									
454	1,00	0,73	0,000108	<NWG	<NWG	<NWG	12,7	15,5	0,00086				111	10,1	0,0220									
455	1,00	0,82	0,000101	<NWG	<NWG	<NWG	10,4	11,4	0,00082				93	15,5	0,0200									
456							15,5	21,8	0,00084	0,0095	0,009	0,029	100	12,6	0,0215	0,024	0,20	0,43						
457							12,8	14,9	0,00087	0,0061	0,033	0,012	78	11,1	0,0167	0,017	1,03	0,39						
458							10,9	12,8	0,00093	0,0066	0,006	0,005	103	11,6	0,0239	0,019	0,61	0,27						
459							13,2	17,4	0,00094	0,0093	0,008	0,027	133	17,8	0,0238	0,023	0,22	0,37						
460							10,1	13,0	0,00086	0,0047	0,038	0,007	120	13,6	0,0225	0,017	0,71	0,16						
461							12,3	17,2	0,00088	0,0076	0,015	0,015	135	12,3	0,0264	0,025	0,45	0,40						
462							13,2	18,5	0,00083	0,0064	0,026	0,014	127	13,8	0,0282	0,018	0,48	0,38						
463							11,6	15,6	0,00072	0,0031	0,006	0,033	128	13,9	0,0276	0,012	0,35	1,18						
464							10,4	12,4	0,00080	0,0064	0,027	0,016	144	17,1	0,0243	0,025	0,70	0,39						
465							11,6	13,6	0,00091	0,0050	0,011	0,023	149	12,7	0,0252	0,024	0,42	0,83						
466							12,2	15,7	0,00075	0,0070	0,023	0,009	117	10,9	0,0204	0,021	0,75	0,44						
467							12,2	14,6	0,00090	0,0042	0,008	0,015	112	14,0	0,0214	0,016	0,32	0,41						
468							12,5	14,5	0,00107	0,0030	0,005	0,014	107	12,1	0,0204	0,018	0,20	0,43						
469							12,3	14,9	0,00084	0,0044	0,012	0,008	118	19,6	0,0248	0,013	0,30	0,35						
470							11,4	13,5	0,00087	0,0033	0,010	0,023	119	15,6	0,0251	0,019	0,33	0,44						
471													115	17,2	0,0200	0,014	0,28	0,31						
472							9,0	8,8	0,00091	0,0024	0,004	0,008	117	15,7	0,0219	0,015	0,19	0,39						
473							11,6	13,5	0,00090	0,0051	0,006	0,050	132	11,5	0,0228	0,018	0,16	1,17						
474							11,8	14,9	0,00097	0,0067	0,035	0,018	158	13,4	0,0282	0,021	0,65	0,28						
475							9,7	10,8	0,00080	0,0059	0,012	0,013	119	14,4	0,0230	0,024	0,69	0,32						
476							11,3	13,2	0,00080	0,0050	0,007	0,018	154	16,3	0,0270	0,019	0,23	0,32						
477													141	17,0	0,0269	0,027	0,11	0,34						

	Selen						Kupfer						Zink						Chrom					
	VB	PL	ERY	THR	PMN	MN	VB	PL	ERY	THR	PMN	MN	VB	PL	ERY	THR	PMN	MN	VB	PL	ERY	THR	PMN	MN
478							10,3	13,8	0,00077	0,0039	0,007	0,009	152	16,7	0,0289	0,015	0,34	0,33						
479							9,1	9,7	0,00082	0,0030	0,015	0,020	157	14,6	0,0286	0,016	0,42	0,92						
480							15,6	23,7	0,00081	0,0053	0,018	0,010	95	10,5	0,0187	0,014	0,69	0,33						
481							12,5	18,1	0,00085	0,0020	0,010	0,017	123	15,0	0,0226	0,009	0,77	0,40						
482													91	13,4	0,0184	0,028	0,28	0,42						
483							11,5	17,1	0,00081	0,0033	0,012	0,014	108	15,3	0,0226	0,015	0,38	0,41						
484							10,9	15,7	0,00072	0,0039	0,007	0,015												
485							12,9	18,0	0,00086	0,0054	0,010	0,019	108	12,1	0,0262	0,012	0,16	0,37						
486							11,3	12,2	0,00084	0,0018	0,007	0,010	137	17,6	0,0237	0,009	0,19	0,43						
487							12,0	15,7	0,00082	0,0049	0,009	0,011	142	17,5	0,0241	0,015	0,34	0,49						
488							11,4	13,5	0,00086	0,0100	0,038	0,020	117	16,0	0,0244	0,036	1,19	0,43						
489							11,9	15,5	0,00082	0,0022	0,021	0,044	89	14,3	0,0208	0,010	0,31	0,60						
490							13,8	18,4	0,00090	0,0041	0,009	0,020	147	14,7	0,0289	0,012	0,47	0,58						
491							13,0	14,6	0,00084	0,0045	0,041	0,020	129	15,7	0,0268	0,018	0,77	0,58						
492							9,5	10,9	0,00084	0,0054	0,020	0,027	157	15,9	0,0298	0,019	0,82	0,70						
493							12,2	16,5	0,00085	0,0052	0,021	0,014	127	15,1	0,0216	0,016	0,73	0,41						
494							9,4	10,9	0,00085	0,0020	0,012	0,017	140	13,3	0,0332	0,012	0,40	0,68						
495							12,6	17,6	0,00084	0,0074	0,014	0,011	133	15,0	0,0307	0,025	0,75	0,35						
496							11,3	15,3	0,00090	0,0049	0,010	0,036	132	16,0	0,0227	0,022	0,28	0,81						
497							10,8	13,5	0,00080	0,0011	0,010	0,014	183	12,8	0,0355	0,009	0,36	0,58						
498							9,5	11,7	0,00075	0,0025	0,018	0,014	110	15,5	0,0266	0,014	0,68	0,41						
499							10,0	13,4	0,00072	0,0060	0,023	0,023	121	14,2	0,0210	0,029	1,25	0,46						
500							13,0	18,7	0,00080	0,0092	0,009	0,016	108	13,4	0,0249	0,029	0,37	0,66						
501							11,3	14,0	0,00092	0,0073	0,009	0,014	109	12,3	0,0207	0,034	0,32	0,37						
502							10,3	12,0	0,00095	0,0027	0,008	0,011	124	19,6	0,0256	0,013	1,15	0,23						
503							11,8	13,7	0,00083	0,0024	0,007	0,011	117	14,5	0,0215	0,011	0,16	0,37						
504							13,5	17,3	0,00082	0,0074	0,015	0,012	100	11,2	0,0236	0,016	0,55	0,50						
505							12,0	15,8	0,00082	0,0041	0,020	0,029	126	14,9	0,0271	0,012	1,13	1,47						
506							11,2	15,7	0,00079	0,0031	0,038	0,021	144	13,5	0,0285	0,009	0,24	0,29						
507							10,3	13,1	0,00083	0,0066	0,003	0,022	101	13,8	0,0254	0,019	0,34	0,76						
508	0,96	0,94	0,000107	<NWG	<NWG	<NWG																		
509	0,99	0,78	0,000126	<NWG	<NWG	<NWG													71,5	22,0	0,0065	0,044	4,92	11,96

	Selen						Kupfer					
	VB	PL	ERY	THR	PMN	MN	VB	PL	ERY	THR	PMN	MN
510	0,73	0,55	0,000075	<NWG	<NWG	<NWG						
511	1,19	0,84	0,000133	<NWG	<NWG	<NWG						
512	1,29	0,58	0,000135	<NWG	<NWG	<NWG						
513	1,22	0,83	0,000114	<NWG	<NWG	<NWG						
514	1,29	1,31	0,000173	<NWG	<NWG	<NWG						
515	1,06	0,83	0,000135	<NWG	<NWG	<NWG						
516	1,02	0,83	0,000113	<NWG	<NWG	<NWG						
517	1,09	0,86	0,000152	<NWG	<NWG	<NWG						
518	1,29	1,09	0,000157	<NWG	<NWG	<NWG						
519	1,85	1,02	0,000174	<NWG	<NWG	<NWG						
520	0,99	0,99	0,000096	<NWG	<NWG	<NWG						
521	1,16	0,88	0,000144	<NWG	<NWG	<NWG						
522	0,89	0,81	0,000080	<NWG	<NWG	<NWG						
523	1,02	0,92	0,000133	<NWG	<NWG	<NWG						
524	1,49	1,05	0,000128	<NWG	<NWG	<NWG						
525	1,25	1,22	0,000131	<NWG	<NWG	<NWG						
526	1,49	1,30	0,000131	<NWG	<NWG	<NWG						
527	0,96	0,96	0,000109	<NWG	<NWG	<NWG						
528												
529	1,19	0,88	0,000120	<NWG	<NWG	<NWG						
530	0,99	0,86	0,000130	<NWG	<NWG	<NWG						
531	1,09	0,92	0,000099	<NWG	<NWG	<NWG						
532												
533	1,19	0,76	0,000108	<NWG	<NWG	<NWG						
Anzahl	**403**	**403**	**403**	**403**	**377**	**403**	**330**	**328**	**330**	**203**	**207**	**229**
Min.	**0,56**	**0,36**	**0,000025**				**9,0**	**7,9**	**0,00048**	**0,0007**	**0,003**	**0,002**
Max.	**1,85**	**1,63**	**0,000232**				**28,9**	**35,7**	**0,00133**	**0,0144**	**0,173**	**0,196**

	Zink						Chrom					
	VB	PL	ERY	THR	PMN	MN	VB	PL	ERY	THR	PMN	MN
510							118,2	24,2	0,0083	0,160	2,02	6,44
511							134,6	23,8	0,0081	0,101	9,70	8,60
512												
513												
514							105,9	17,4	0,0070	0,059		12,10
515												
516							127,3	9,9	0,0098		8,52	
517												
518												
519							116,2	14,1	0,0102	0,116		7,91
520												
521												
522							94,2	4,6	0,0101	0,102		9,87
523												
524												
525												
526												
527												
528							82,7	17,2	0,0081	0,083	3,44	
529												
530												
531												
532							70,4	13,2	0,0095	0,081	5,87	10,29
533							82,1	14,7	0,0105	0,079		6,09
Anzahl	**402**	**402**	**402**	**297**	**249**	**292**	**138**	**138**	**137**	**135**	**112**	**126**
Min.	**44**	**6,9**	**0,007**	**0,003**	**0,107**	**0,100**	**31,6**	**2,7**	**0,0022**	**0,005**	**0,21**	**0,23**
Max.	**183**	**27,8**	**0,036**	**0,115**	**1,675**	**1,820**	**152,6**	**41,9**	**0,0366**	**0,381**	**11,70**	**13,12**

Diabetikergruppen: Spurenelementkonzentrationen

	Selen						Kupfer						Zink						Chrom					
	VB	PL	ERY	THR	PMN	MN	VB	PL	ERY	THR	PMN	MN	VB	PL	ERY	THR	PMN	MN	VB	PL	ERY	THR	PMN	MN
Nr.	µmol/l		µmol/10^9 Zellen				µmol/l		µmol/10^9 Zellen				µmol/l		µmol/10^9 Zellen				µmol/l		µmol/10^9 Zellen			
1	1,10	0,68	0,000144	>NWG	>NWG	>NWG	14,0	20,9	0,00104		0,044	0,129												
2							15,8	20,1	0,00080		0,023	0,115												
3	0,73	0,84	0,000079	>NWG	>NWG	>NWG	13,6	17,9	0,00096		0,065	0,084												
4	0,88	1,03	0,000056	>NWG	>NWG	>NWG	16,3	24,6	0,00099		0,175	0,097												
5							13,6	18,8	0,00091		0,048	0,066												
6	0,73	0,68	0,000105	>NWG	>NWG	>NWG	13,6	16,8	0,00092		0,062	0,039												
7	1,10	1,12	0,000129	>NWG	>NWG	>NWG	14,6	18,8	0,00093		0,044	0,073												
8	1,32	0,89	0,000151	>NWG	>NWG	>NWG	13,9	16,6	0,00099		0,127	0,057												
9	0,88	0,76	0,000100	>NWG	>NWG	>NWG	26,5	36,6	0,00095		0,050	0,174												
10	0,95	0,69	0,000146	>NWG	>NWG	>NWG	14,9	15,8	0,00083		0,061	0,110												
11	1,10	0,62	0,000132	>NWG	>NWG	>NWG																		
12	0,75	0,78	0,000088	>NWG	>NWG	>NWG	19,9	24,1	0,00109		0,032	0,161												
13							33,2	43,8	0,00088		0,024	0,063												
14	0,95	0,76	0,000120	>NWG	>NWG	>NWG	18,0	24,8	0,00083		0,053	0,059												
15	0,95	0,67	0,000152	>NWG	>NWG	>NWG	24,8	31,8	0,00094		0,116	0,103												
16							20,0	22,7	0,00080		0,017	0,052							115,7	27,7	0,0083	0,094	5,96	4,02
17	1,76	0,99	0,000210	>NWG	>NWG	>NWG	28,7	38,4	0,00100		0,053	0,088												
18							18,2	22,8	0,00085		0,024	0,092												
19							15,5	17,3	0,00093		0,043	0,130												
20	1,10	1,08	0,000131	>NWG	>NWG	>NWG	21,2	29,3	0,00082		0,080	0,110							83,7	20,4	0,0060	0,060	8,94	
21							19,1	23,1	0,00096		0,060	0,104							90,2	7,3	0,0063	0,026	9,72	
22	1,10	0,94	0,000104	>NWG	>NWG	>NWG	15,7	20,4	0,00097		0,059	0,085												
23	1,17	1,10	0,000123	>NWG	>NWG	>NWG	14,4	15,7	0,00092		0,065	0,125												
24							14,1	16,2	0,00092		0,131	0,143												
25	0,81	0,76	0,000104	>NWG	>NWG	>NWG	19,8	27,6	0,00086		0,101	0,128												
26	0,88	0,74	0,000089	>NWG	>NWG	>NWG	14,4	16,4	0,00096		0,045	0,123												
27	0,95	0,74	0,000140	>NWG	>NWG	>NWG	23,3	33,2	0,00092		0,198													
28	0,88	1,03	0,000088	>NWG	>NWG	>NWG	18,2	24,6	0,00101		0,060	0,044												
29	1,10	1,41	0,000104	>NWG	>NWG	>NWG	14,1	21,9	0,00097		0,027	0,037												

	Selen						Kupfer						Zink						Chrom					
	VB	PL	ERY	THR	PMN	MN	VB	PL	ERY	THR	PMN	MN	VB	PL	ERY	THR	PMN	MN	VB	PL	ERY	THR	PMN	MN
30	0,95	0,95	0,000100	>NWG	>NWG	>NWG	12,5	15,5	0,00092		0,180	0,180												
31	1,10	1,28	0,000119	>NWG	>NWG	>NWG	20,8	29,5	0,00093		0,053	0,132												
32	0,95	0,91	0,000150	>NWG	>NWG	>NWG	14,4	17,3	0,00094		0,121	0,156												
33	1,03	1,07	0,000100	>NWG	>NWG	>NWG	25,0	37,2	0,00084		0,112	0,110												
34	0,81	0,76	0,000088	>NWG	>NWG	>NWG	14,4	16,3	0,00090		0,053	0,092												
35	0,73	0,72	0,000100	>NWG	>NWG	>NWG	11,3	15,1	0,00068		0,057													
36				>NWG	>NWG	>NWG	12,4	15,1	0,00090		0,054	0,153												
37	1,06	1,18	0,000080	>NWG	>NWG	>NWG																		
38	1,09	1,14	0,000134	>NWG	>NWG	>NWG																		
39	0,99	0,94	0,000112	>NWG	>NWG	>NWG																		
40				>NWG	>NWG	>NWG	13,9	15,3	0,00100			0,176												
41	0,66	0,52	0,000059	>NWG	>NWG	>NWG																		
42	1,49	0,97	0,000186	>NWG	>NWG	>NWG																		
43	1,06	0,97	0,000099	>NWG	>NWG	>NWG																		
44	0,99	0,95	0,000106	>NWG	>NWG	>NWG	12,9	17,5	0,00106															
45							12,0	12,3	0,00113		0,259	0,069												
46	0,96	0,55	0,000069	>NWG	>NWG	>NWG																		
47	0,73	0,68	0,000068	>NWG	>NWG	>NWG																		
48	0,73	0,55	0,000084	>NWG	>NWG	>NWG																		
49	0,96	1,09	0,000100	>NWG	>NWG	>NWG																		
50	1,22	0,96	0,000141	>NWG	>NWG	>NWG																		
51	0,86	1,02	0,000072	>NWG	>NWG	>NWG	13,6	17,5	0,00089		0,215	0,157												
52							12,2	15,1	0,00099		0,262	0,083												
53	1,02	1,01	0,000079	>NWG	>NWG	>NWG																		
54	0,69	0,63	0,000073	>NWG	>NWG	>NWG																		
55	0,83	1,08	0,000078	>NWG	>NWG	>NWG																		
56	0,92	0,97	0,000061	>NWG	>NWG	>NWG																		
57	1,06	1,08	0,000127	>NWG	>NWG	>NWG																		
58	0,96	1,00	0,000121	>NWG	>NWG	>NWG																		
59	0,92	0,78	0,000144	>NWG	>NWG	>NWG																		
60	0,86	0,78	0,000110	>NWG	>NWG	>NWG																		
61	0,79	0,69	0,000095	>NWG	>NWG	>NWG																		

	Selen						Kupfer						Zink						Chrom					
	VB	PL	ERY	THR	PMN	MN	VB	PL	ERY	THR	PMN	MN	VB	PL	ERY	THR	PMN	MN	VB	PL	ERY	THR	PMN	MN
62	0,92	1,19	0,000100	>NWG	>NWG	>NWG	13,6	20,4	0,00076		0,034	0,102												
63	0,99	1,00	0,000082	>NWG	>NWG	>NWG	19,9	25,1	0,00103		0,100	0,147												
64	1,25	1,24	0,000127	>NWG	>NWG	>NWG	13,0	18,7	0,00114		0,044	0,083												
65	1,06	1,05	0,000093	>NWG	>NWG	>NWG	15,1	22,6	0,00093		0,050	0,073												
66							16,3	20,0	0,00114		0,079	0,088												
67	0,92	0,77	0,000101	>NWG	>NWG	>NWG																		
68	1,06	1,01	0,000088	>NWG	>NWG	>NWG	13,6	18,0	0,00094		0,085													
69	1,25	1,02	0,000136	>NWG	>NWG	>NWG	13,4	19,9	0,00114		0,087	0,110												
70	0,73	0,65	0,000071	>NWG	>NWG	>NWG																		
71							15,9	19,5	0,00095		0,118	0,147												
72							17,9	21,9	0,00112		0,066	0,102												
73							15,7	23,0	0,00101		0,083	0,073												
74	0,76	0,61	0,000095	>NWG	>NWG	>NWG	16,7	19,0	0,00091		0,069													
75	1,29	1,16	0,000171	>NWG	>NWG	>NWG	17,6	25,1	0,00130															
76	0,74	0,68	0,000116	>NWG	>NWG	>NWG	13,6	16,8	0,00101		0,062	0,039												
77	1,10	1,12	0,000142	>NWG	>NWG	>NWG	14,6	18,8	0,00102		0,045	0,073												
78				>NWG	>NWG	>NWG													119,1	55,1	0,0179	0,037	1,07	2,69
79																			123,1	53,6	0,0161	0,111	1,34	10,40
80	0,83	0,47	0,000120	>NWG	>NWG	>NWG																		
81	1,00	0,69	0,000103	>NWG	>NWG	>NWG													111,8	46,9	0,0101	0,117	1,06	2,21
82																			138,1	72,1	0,0132	0,156	3,68	7,28
83																			85,7	82,0	0,0105	0,028	1,44	0,77
84																			100,5	44,8	0,0141	0,081	1,00	0,56
85	0,81	0,83	0,000059	>NWG	>NWG	>NWG																		
86	1,54	1,23	0,000195	>NWG	>NWG	>NWG													126,7	57,1	0,0110	0,236	4,93	0,97
87																			103,8	56,5	0,0119	0,095	1,25	3,65
88	1,12	0,78	0,000152	>NWG	>NWG	>NWG																		
89	1,02	0,92	0,000097	>NWG	>NWG	>NWG																		
90																			144,1	53,1	0,0163	0,118	6,69	0,59
91																			99,0	48,8	0,0167	0,053	2,09	1,41
92				>NWG	>NWG	>NWG													84,9	27,1	0,0118	0,070	1,39	1,11
93	0,89	1,09	0,000095	>NWG	>NWG	>NWG													121,7	65,8	0,0206	0,018	2,03	1,00

	Selen						Kupfer						Zink						Chrom					
	VB	PL	ERY	THR	PMN	MN	VB	PL	ERY	THR	PMN	MN	VB	PL	ERY	THR	PMN	MN	VB	PL	ERY	THR	PMN	MN
94																			133,1	59,6	0,0188	0,132	2,54	1,25
95																			79,5	28,8	0,0153	0,024	2,47	1,04
96																			113,8	14,9	0,0172	0,219	5,10	0,83
97	0,92	1,14	0,000084	>NWG	>NWG	>NWG													113,8	31,9	0,0174	0,194	1,53	0,83
98	0,73	0,90	0,000072	>NWG	>NWG	>NWG																		
99	0,83	1,09	0,000066	>NWG	>NWG	>NWG													128,8	86,6	0,0234	0,020	0,71	2,50
100																			102,3	28,0	0,0137	0,144	0,66	1,11
101	0,89	1,24	0,000064	>NWG	>NWG	>NWG																		
102	1,08	1,37	0,000080	>NWG	>NWG	>NWG																		
103	1,52	1,42	0,000123	>NWG	>NWG	>NWG													110,9	40,5	0,0135	0,043	2,73	0,27
104	1,14	1,41	0,000069	>NWG	>NWG	>NWG													121,3	40,2	0,0165	0,259	2,52	1,04
105	0,96	1,40	0,000045	>NWG	>NWG	>NWG													111,7	24,2	0,0117	0,032	3,16	0,91
106	1,06	1,40	0,000051	>NWG	>NWG	>NWG													113,8	17,4	0,0129	0,045	4,90	0,77
107	1,02	1,49	0,000043	>NWG	>NWG	>NWG													136,2	47,5	0,0167	0,015	4,68	1,62
108	0,85	1,08	0,000054	>NWG	>NWG	>NWG													138,9	60,2	0,0174	0,132	2,00	0,77
109																			157,2	17,7	0,0226	0,153	3,27	3,99
110	0,83	0,88	0,000081	>NWG	>NWG	>NWG																		
111	0,94	1,42	0,000071	>NWG	>NWG	>NWG													116,3	20,2	0,0150	0,030	4,25	0,74
112																			96,5	37,2	0,0181	0,022	0,76	1,56
113	0,87	1,16	0,000064	>NWG	>NWG	>NWG													109,0	24,6	0,0226	0,018	1,30	0,91
114																			107,5	27,8	0,0159	0,014	3,28	1,89
115	0,92	1,02	0,000079	>NWG	>NWG	>NWG													73,0	16,0	0,0097	0,030	6,41	10,62
116																			129,0	60,2	0,0108	0,045	4,36	5,51
117																			69,8	38,2	0,0102	0,026	0,74	1,43
118	0,81	1,09	0,000080	>NWG	>NWG	>NWG													62,1	26,4	0,0100	0,048	2,15	1,67
119	1,04	1,12	0,000109	>NWG	>NWG	>NWG																		
120													81,1	15,0	0,0099		0,22	0,94						
121	0,83	0,96	0,000038	>NWG	>NWG	>NWG	11,3	12,3	0,00092	0,0126	0,052	0,048	100,6	13,2	0,0206	0,102	1,69							
122							17,4	29,6	0,00081	0,0096	0,027	0,048												
123	0,89	0,94	0,000031	>NWG	>NWG	>NWG																		
124	0,87	0,84	0,000091	>NWG	>NWG	>NWG	17,3	25,5	0,00105	0,0059	0,014	0,014	123,2	15,1	0,0197		1,27	1,41						
125	1,02	1,24	0,000057	>NWG	>NWG	>NWG																		

	Selen						Kupfer						Zink						Chrom					
	VB	PL	ERY	THR	PMN	MN	VB	PL	ERY	THR	PMN	MN	VB	PL	ERY	THR	PMN	MN	VB	PL	ERY	THR	PMN	MN
126	1,19	1,24	0,000059	>NWG	>NWG	>NWG	11,0	14,4	0,00088	0,0047	0,012	0,078	92,0	13,9	0,0191	0,050	1,43							
127	1,04	1,11	0,000060	>NWG	>NWG	>NWG	17,2	29,4	0,00086	0,0101	0,012	0,059	122,5	21,6	0,0211	0,093	0,43	1,82						
128	1,12	1,14	0,000059	>NWG	>NWG	>NWG	16,0	22,4	0,00091	0,0065	0,025													
129	1,62	1,41	0,000149	>NWG	>NWG	>NWG																		
130	1,10	1,12	0,000067	>NWG	>NWG	>NWG	15,9	25,7	0,00095	0,0076	0,012	0,052												
131	1,23	0,99	0,000078	>NWG	>NWG	>NWG							94,4	21,2	0,0182	0,085	0,48	1,28						
132	0,94	1,15	0,000078	>NWG	>NWG	>NWG	11,0	17,7	0,00088	0,0078	0,006	0,058												
133	1,00	1,10	0,000065	>NWG	>NWG	>NWG							85,8	14,8	0,0192	0,030	0,53	1,32						
134	0,87	0,93	0,000047	>NWG	>NWG	>NWG																		
135	1,21	1,21	0,000089	>NWG	>NWG	>NWG	12,1	17,8	0,00093	0,0027	0,015	0,017	128,7	22,6	0,0199	0,035	0,96	0,71						
136	0,87	1,01	0,000085	>NWG	>NWG	>NWG	13,0	18,9	0,00091	0,0038	0,008	0,039	121,7	18,2	0,0282	0,027	0,41							
137	0,79	0,80	0,000065	>NWG	>NWG	>NWG	16,7	22,0	0,00102	0,0022	0,009	0,011	85,8	18,3	0,0188	0,019	0,33	1,08						
138	0,79	0,90	0,000069	>NWG	>NWG	>NWG	13,7	21,6	0,00088	0,0024	0,030	0,033	86,6	14,5	0,0164	0,024	1,30							
139	1,02	1,01	0,000071	>NWG	>NWG	>NWG	13,0	14,9	0,00072	0,0044	0,010	0,035	117,0	19,0	0,0214	0,029	1,22	1,36						
140	0,83	0,82	0,000044	>NWG	>NWG	>NWG	12,7	17,6	0,00092	0,0083	0,014	0,156	95,2	18,7	0,0190	0,088	1,26							
141	0,92	0,86	0,000047	>NWG	>NWG	>NWG	12,2	13,8	0,00105	0,0041	0,031	0,087												
142	1,10	1,25	0,000082	>NWG	>NWG	>NWG	14,1	18,7	0,00106	0,0044	0,011	0,015	101,4	16,5	0,0207	0,031	0,51	1,17						
143	1,10	1,19	0,000062	>NWG	>NWG	>NWG	12,8	12,2	0,00101	0,0046	0,024	0,026	113,9	23,4	0,0207	0,050	1,50							
144	1,06	1,04	0,000066	>NWG	>NWG	>NWG	14,7	16,3	0,00103	0,0070	0,031	0,040	102,2	19,8	0,0167	0,061	1,98							
145	1,21	1,46	0,000077	>NWG	>NWG	>NWG	11,3	10,7	0,00101	0,0087	0,020	0,021	93,6	20,5	0,0116	0,103	0,71	1,64						
146	1,06	1,28	0,000065	>NWG	>NWG	>NWG	16,5	24,8	0,00093	0,0050	0,015	0,035	85,8	21,3	0,0181	0,031	0,59	1,76						
147	1,25	1,22	0,000080	>NWG	>NWG	>NWG	15,4	20,1	0,00109	0,0126	0,007	0,035												
148													100,5	13,5	0,0190	0,032		1,23	93,4	25,8	0,0179			4,35
149													91,5	10,8	0,0137	0,028		1,20						
150																			103,2	20,7	0,0158	0,102		3,18
151													126,0	10,1	0,0197	0,031		1,35	108,8	38,5	0,0173			8,21
152													78,0	8,5	0,0126	0,037		0,65	114,6	27,7	0,0142	0,038		5,56
153													114,0	9,9	0,0175	0,016		0,52	99,4	43,7	0,0187			2,44
154																			112,0	18,6	0,0177	0,033		5,93
155													104,3	9,6	0,0136	0,030		0,34						
156													89,3	10,3	0,0128	0,060		0,28	105,2	23,4	0,0199			4,85
157													101,3	10,2	0,0183	0,020		0,21						

	Selen						Kupfer						Zink						Chrom					
	VB	PL	ERY	THR	PMN	MN	VB	PL	ERY	THR	PMN	MN	VB	PL	ERY	THR	PMN	MN	VB	PL	ERY	THR	PMN	MN
158													89,3	10,2	0,0174	0,019		0,19	111,4	20,2	0,0203	0,056		0,68
159																			107,0	11,1	0,0222	0,043		2,00
160													113,0	11,6	0,0176	0,024		0,14	111,6	18,9	0,0218	0,079		0,74
161													104,3	8,9	0,0214	0,022		0,20						
162													135,0	11,1	0,0226	0,039		0,28						
163													96,0	11,0	0,0142	0,017		0,14	87,0	37,0	0,0158	0,012		1,21
164													117,8	12,8	0,0150	0,025		0,14	106,4	39,0	0,0153	0,047		0,66
165													88,5	15,9	0,0108			0,51	99,2	34,2	0,0213			3,31
166																			114,2	37,4	0,0209			2,29
167													90,0	14,6	0,0142	0,050		0,20						
168													120,8	10,7	0,0185	0,032		0,37	117,8	25,4	0,0170	0,043		2,27
169													113,3	11,4	0,0225	0,049		0,48	106,4	24,2	0,0271	0,064		1,80
170													110,3	9,9	0,0190	0,046		0,28	109,6	21,6	0,0166	0,056		0,86
171													129,8	10,6	0,0181	0,026		0,33	138,2	33,2	0,0204	0,033		2,34
172													115,5	12,6	0,0156	0,023		1,80	133,4	28,7	0,0152	0,022		1,81
173													97,5	10,7	0,0168	0,039		0,39	118,4	29,2	0,0211	0,054		1,90
174													98,3	11,3	0,0176	0,055		0,31	129,0	19,2	0,0217	0,074		2,37
175																			95,8	24,3	0,0180	0,063		1,29
176													103,5	7,8	0,0220	0,024		0,38	120,5	25,4	0,0204	0,086		1,59
177													120,0	12,8	0,0243	0,057		0,53						
178													111,0	12,2	0,0147	0,060		0,26	99,6	4,8	0,0151	0,091		0,62
179													84,8	12,0	0,0130	0,016								
180													126,0	12,1	0,0175	0,051		0,67	95,8	17,2	0,0152	0,044		5,76
181													117,0	8,4	0,0167	0,049		0,22	97,7	23,7	0,0145	0,072		1,52
182													115,5	12,2	0,0162	0,030		0,25	99,6	20,9	0,0160	0,060		1,55
183													114,0	10,9	0,0218	0,024		0,37	102,8	21,7	0,0139	0,056		1,76
184													87,8	9,1	0,0122			0,36	94,8	18,6	0,0129	0,083		1,58
185													69,8	9,9	0,0106			0,16	98,4	20,0	0,0086	0,292		0,66
186													78,8	12,5	0,0157	0,045		0,22	69,6	21,2	0,0086	0,059		3,30
187													84,0	11,1	0,0164	0,035		0,34						
188													84,8	11,3	0,0177	0,059		0,27	103,2	25,8	0,0182	0,166		1,24
189																			152,2	56,9	0,0217	0,186		1,90

	Selen						Kupfer						Zink						Chrom					
	VB	PL	ERY	THR	PMN	MN	VB	PL	ERY	THR	PMN	MN	VB	PL	ERY	THR	PMN	MN	VB	PL	ERY	THR	PMN	MN
190													102,0	10,5	0,0113			0,35	146,6	37,1	0,0108	0,113		1,04
191													86,3	12,4	0,0108	0,014		0,50	126,2	29,7	0,0144	0,079		2,90
192													79,5	16,0	0,0152	0,030		0,80	93,0	20,5	0,0124	0,051		3,57
193													99,0	13,1	0,0159			0,85						
194													96,8	16,6	0,0150			0,55						
195													83,3	10,9	0,0134			0,82	105,2	20,7	0,0166	0,146		2,68
196													78,0	10,1	0,0164	0,020		0,32	123,2	21,7	0,0188	0,052		1,38
197													95,3	13,3	0,0147	0,021		0,40	126,6	22,6	0,0196	0,050		1,55
198													112,5	12,9	0,0257	0,020		0,66	121,6	14,7	0,0272	0,037		1,58
199													111,0	10,1	0,0165	0,019		0,16	118,8	32,6	0,0124	0,053		0,76
200													90,0	8,8	0,0154	0,034		0,47	113,6	19,6	0,0163	0,056		2,49
201													79,5	11,1	0,0118	0,035		0,20						
202													99,8	10,8	0,0182			0,51	111,6	20,6	0,0108	0,129		2,92
203													99,8	11,1	0,0159	0,033		0,44	118,0	19,2	0,0155	0,067		2,79
204													132,0	12,9	0,0184			0,49	145,0	26,5	0,0152	0,155		1,00
205													132,8	12,1	0,0184			0,52	153,2	39,1	0,0133	0,199		1,53
206													84,0	14,5	0,0137			0,32	143,4	36,1	0,0173			1,27
207													90,8	10,7	0,0168	0,031		0,41	114,2	29,5	0,0122	0,076		3,15
208													86,3	10,9	0,0128	0,038		0,33	127,8	26,7	0,0121	0,057		1,76
209													102,0	12,4	0,0192	0,088		0,79	76,0	29,4	0,0125	0,091		1,40
210													106,5	11,3	0,0150			1,30						
211													100,5	13,7	0,0154	0,046		1,28	133,2	35,2	0,0143	0,141		1,21
212													116,3	10,9	0,0178	0,053		0,95	151,6	27,2	0,0162	0,148		2,48
213													111,0	11,0	0,0173	0,027		0,77						
214													113,3	13,4	0,0159	0,068		1,66	129,8	8,4	0,0181	0,124		2,97
215													99,0	11,6	0,0131			1,41	138,2	24,5	0,0123	0,201		3,43
216													117,0	13,9	0,0200	0,032		0,38	138,2	24,2	0,0163	0,097		0,69
217													120,8	10,5	0,0154			0,58	133,8	44,3	0,0195	0,377		1,10
218																			139,0	29,1	0,0137	0,106		3,55
219																			104,0	18,9	0,0126	0,143		0,89
220													130,5	9,3	0,0250	0,119		0,27	119,8	28,1	0,0183	0,136		0,48
221													114,0	11,0	0,0217	0,065		0,23	131,6	29,7	0,0163	0,061		0,42

	Selen						Kupfer						Zink						Chrom					
	VB	PL	ERY	THR	PMN	MN	VB	PL	ERY	THR	PMN	MN	VB	PL	ERY	THR	PMN	MN	VB	PL	ERY	THR	PMN	MN
222																			122,2	31,3	0,0174	0,105		1,90
223													96,8	12,9	0,0147	0,040		0,20	102,4	30,7	0,0158	0,080		0,69
224													104,3	10,4	0,0170	0,042		0,25	93,6	8,2	0,0172	0,069		0,71
225													81,0	11,7	0,0125			0,19	113,4	28,6	0,0199	0,084		0,39
226													85,5	9,1	0,0159	0,048		0,29	105,8	22,5	0,0180	0,081		1,46
227													78,0	9,7	0,0146	0,040		0,13						
228																			114,4	27,4	0,0172	0,038		1,50
229													129,0	10,7	0,0207	0,020		0,43	128,2	38,4	0,0179	0,048		4,98
230													119,3	11,4	0,0189	0,013		0,20	105,2	44,5	0,0149	0,021		1,28
231																			92,0	28,0	0,0132	0,123		0,48
232													114,8	13,4	0,0189			0,37	117,0	21,5	0,0205	0,067		3,49
233													130,5	11,2	0,0228	0,044		0,42	141,0	27,3	0,0161	0,071		1,62
234													125,3	8,6	0,0252	0,042		0,10	102,4	46,4	0,0163	0,110		0,53
235													97,5	11,6	0,0152	0,041		0,81	127,2	36,1	0,0242	0,062		
236													100,5	12,7	0,0148			0,73	132,2	20,2	0,0147	0,172		
237	0,89	0,73	0,000089	>NWG	>NWG	>NWG	17,2	20,4	0,00101	0,0022		0,038												
238							15,4	18,1	0,00087	0,0096		0,010												
239							17,6	25,2	0,00087	0,0065		0,156												
240	0,71	0,84	0,000076	>NWG	>NWG	>NWG																		
241							14,2	18,0	0,00105	0,0028		0,052												
242	0,98	0,80	0,000086	>NWG	>NWG	>NWG																		
243	1,04	0,79	0,000095	>NWG	>NWG	>NWG	13,1	15,2	0,00097			0,003												
244	0,71	0,52	0,000073	>NWG	>NWG	>NWG	12,5	13,9	0,00088	0,0019		0,007	73,8	11,4	0,0162	0,026		0,27						
245							12,3	13,7	0,00100	0,0077		0,017												
246	0,77	0,64	0,000066	>NWG	>NWG	>NWG	14,0	17,9	0,00098	0,0076		0,011												
247	0,64	0,62	0,000090	>NWG	>NWG	>NWG																		
248	0,92	0,61	0,000072	>NWG	>NWG	>NWG	13,5	18,8	0,00086	0,0044		0,014	99,3	12,0	0,0201	0,033		0,46						
249	0,75	0,62	0,000058	>NWG	>NWG	>NWG	12,0	13,4	0,00093	0,0104		0,007	77,5	14,8	0,0149	0,068		0,22						
250	0,75	0,62	0,000061	>NWG	>NWG	>NWG	12,7	15,6	0,00058	0,0049		0,009	80,1	14,2	0,0161	0,045		0,43						
251	0,73	0,72	0,000059	>NWG	>NWG	>NWG	12,5	17,3	0,00088	0,0071		0,024	79,2	11,8	0,0158	0,058		0,92						
252							14,6	18,7	0,00084	0,0105		0,003	95,2	13,2	0,0181	0,082		0,22						
253	1,21	0,94	0,000106	>NWG	>NWG	>NWG	11,7	12,4	0,00068	0,0020		0,002	107,3	12,8	0,0164	0,030		0,20						

	Selen						Kupfer						Zink						Chrom					
	VB	PL	ERY	THR	PMN	MN	VB	PL	ERY	THR	PMN	MN	VB	PL	ERY	THR	PMN	MN	VB	PL	ERY	THR	PMN	MN
254	0,92	0,96	0,000095	>NWG	>NWG	>NWG	19,6	18,2	0,00080			0,014	87,5	13,3	0,0177	0,071		0,78						
255	0,75	0,72	0,000046	>NWG	>NWG	>NWG																		
256	0,83	0,72	0,000066	>NWG	>NWG	>NWG							100,4	11,5	0,0194	0,093		0,11						
257	0,77	0,67	0,000047	>NWG	>NWG	>NWG	13,6	17,4	0,00104	0,0013		0,003	75,4	12,8	0,0152	0,017		0,19						
258	0,92	0,87	0,000042	>NWG	>NWG	>NWG							73,3	10,5	0,0134	0,059		0,17						
259	0,75	0,78	0,000065	>NWG	>NWG	>NWG																		
260	0,89	0,75	0,000069	>NWG	>NWG	>NWG	18,3	25,5	0,00096	0,0032		0,005	93,1	10,3	0,0170	0,018		0,30						
261	1,25	1,10	0,000072	>NWG	>NWG	>NWG	17,7	28,8	0,00086	0,0040		0,003												
262							13,6	18,3	0,00116	0,0012		0,007	131,6	9,3	0,0235	0,027		0,17						
263	0,89	0,86	0,000104	>NWG	>NWG	>NWG	16,1	21,2	0,00109	0,0060		0,014	108,2	12,6	0,0184	0,027		0,54						
264	0,98	0,84	0,000086	>NWG	>NWG	>NWG	13,1	18,3	0,00089	0,0065		0,005	82,7	13,8	0,0122	0,029		0,14						
265	0,85	0,71	0,000076	>NWG	>NWG	>NWG	14,9	18,8	0,00113	0,0026		0,007	79,0	14,6	0,0140	0,026		0,11						
266	0,77	0,60	0,000044	>NWG	>NWG	>NWG	12,6	16,5	0,00091	0,0064		0,004	100,4	12,9	0,0167	0,030		0,13						
267	0,79	0,76	0,000045	>NWG	>NWG	>NWG	16,7	23,6	0,00103	0,0053		0,003	84,2	11,9	0,0162	0,028		0,24						
268	0,77	0,78	0,000069	>NWG	>NWG	>NWG	20,0	27,1	0,00109	0,0050		0,010	72,8	10,5	0,0153	0,025		0,46						
269	0,79	0,62	0,000065	>NWG	>NWG	>NWG	15,3	19,3	0,00093	0,0008		0,019	85,8	11,5	0,0163	0,021		0,46						
270	0,77	0,72	0,000060	>NWG	>NWG	>NWG	12,7	15,6	0,00084	0,0011		0,009	71,8	14,8	0,0117	0,010		0,37						
271	0,96	1,13	0,000102	>NWG	>NWG	>NWG	17,6	25,7	0,00085	0,0047		0,007	119,1	14,5	0,0207	0,017		0,15						
272	0,94	0,76	0,000091	>NWG	>NWG	>NWG	14,2	20,9	0,00089	0,0067		0,003	98,8	14,7	0,0177	0,020		0,13						
273	0,94	0,79	0,000086	>NWG	>NWG	>NWG	16,8	24,4	0,00094	0,0065		0,003	93,6	13,1	0,0169	0,017		0,12						
274	0,87	0,81	0,000096	>NWG	>NWG	>NWG	13,8	20,4	0,00088	0,0090		0,003	104,5	9,9	0,0183	0,030		0,13						
275							13,1	16,7	0,00093	0,0031		0,022	93,6	12,9	0,0180	0,019		0,79						
276	0,85	0,76	0,000073	>NWG	>NWG	>NWG	12,6	16,8	0,00088	0,0015		0,008	100,4	12,6	0,0196	0,015		0,12						
277	0,69	0,64	0,000054	>NWG	>NWG	>NWG	12,6	15,8	0,00089	0,0053		0,007	90,0	15,3	0,0181	0,033		0,11						
278	0,75	0,64	0,000053	>NWG	>NWG	>NWG	10,3	15,0	0,00093	0,0012		0,005	72,3	12,6	0,0127	0,016		0,13						
279	0,79	0,86	0,000057	>NWG	>NWG	>NWG	13,9	16,2	0,00098	0,0024		0,015	74,4	13,4	0,0149	0,032		0,32						
280	0,81	0,76	0,000061	>NWG	>NWG	>NWG	14,6	18,9	0,00090	0,0037		0,007	90,0	12,4	0,0163	0,013		0,16						
281	0,67	0,67	0,000069	>NWG	>NWG	>NWG	7,9	8,0	0,00077	0,0013		0,002	75,9	12,8	0,0148	0,015		0,27						
282	0,79	0,80	0,000081	>NWG	>NWG	>NWG	15,3	17,6	0,00097	0,0090		0,002	80,6	12,6	0,0165	0,037		0,11						
283	0,87	0,73	0,000057	>NWG	>NWG	>NWG	13,6	16,8	0,00088	0,0034		0,001	97,2	8,4	0,0189	0,015		0,09						
284	0,94	0,80	0,000065	>NWG	>NWG	>NWG	12,4	15,6	0,00086	0,0023		0,002	100,4	9,8	0,0219	0,013		0,20						
285	0,71	0,64	0,000051	>NWG	>NWG	>NWG	11,3	13,3	0,00095	0,0029		0,002	91,0	13,9	0,0172	0,019		0,16						

	Selen						Kupfer						Zink						Chrom					
	VB	PL	ERY	THR	PMN	MN	VB	PL	ERY	THR	PMN	MN	VB	PL	ERY	THR	PMN	MN	VB	PL	ERY	THR	PMN	MN
286	0,69	0,57	0,000054	>NWG	>NWG	>NWG	13,5	16,0	0,00089	0,0073		0,002	74,9	18,0	0,0166	0,023		0,14						
287													122,3	10,4	0,0193	0,017	0,21	0,80						
288													102,9	18,2	0,0180	0,042	0,42	0,11						
289													96,4	20,6	0,0156	0,056	0,66							
290													115,0	19,0	0,0164	0,075	0,65	1,11						
291													77,0	16,4	0,0142	0,036	1,22	0,71						
292													99,6	16,7	0,0228	0,039	0,81	1,72						
293													104,5	19,2	0,0151	0,024	0,24	0,89						
294													118,3	18,6	0,0195	0,079	0,59	0,76						
295													89,9	12,5	0,0191	0,094	0,47	0,60						
296													139,3	14,1	0,0230	0,086	0,33	0,61						
297													81,0	11,5	0,0159	0,073	0,38	0,49						
298													84,2	9,6	0,0119	0,033	0,35	1,55						
299	0,94	0,88	0,000098	>NWG	>NWG	>NWG	11,3	15,4	0,00078	0,0022	0,007	0,029	81,9	15,8	0,0162	0,007	0,15	0,26	62,8	6,2	0,0126	0,032	1,28	2,43
300	1,33	1,07	0,000126	>NWG	>NWG	>NWG	11,3	13,5	0,00076	0,0031	0,021	0,016	77,2	15,9	0,0158	0,011	0,55	0,26	56,5	4,0	0,0090	0,041	6,31	2,24
301	0,89	0,85	0,000077	>NWG	>NWG	>NWG	14,7	15,2	0,00086	0,0037	0,017	0,033	70,2	23,1	0,0134	0,004	0,34	0,25	50,1	4,0	0,0053	0,024	3,37	1,67
302	0,98	0,87	0,000103	>NWG	>NWG	>NWG	10,6	12,3	0,00077	0,0057	0,010	0,038	74,1	12,6	0,0140	0,018	0,19	0,52	56,2	4,6	0,0061	0,073	2,25	7,19
303	0,71	0,69	0,000087	>NWG	>NWG	>NWG	13,0	18,0	0,00087	0,0032	0,010	0,018	84,2	18,3	0,0171	0,008	0,46	0,25	64,5	13,0	0,0043	0,038	7,18	0,95
304	0,69	0,61	0,000071	>NWG	>NWG	>NWG	15,9	18,4	0,00107		0,012	0,028	62,4	12,2	0,0121	0,015	0,37	0,30	58,2	8,0	0,0076	0,077	3,29	3,17
305	0,87	0,82	0,000094	>NWG	>NWG	>NWG	11,8	13,8	0,00084	0,0027	0,011	0,012	65,5	10,0	0,0146	0,007	0,30	0,19	51,9	11,1	0,0070	0,052	5,09	1,84
306	0,87	0,85	0,000067	>NWG	>NWG	>NWG	13,6	15,5	0,00099	0,0021	0,006	0,018	73,3	14,6	0,0157	0,008	0,14	0,25	40,8	8,9	0,0060	0,029	0,99	1,45
307	1,06	1,02	0,000089	>NWG	>NWG	>NWG	13,7	13,0	0,00093	0,0031	0,052	0,049	81,9	16,8	0,0157	0,009	1,14	0,41	69,9	7,3	0,0024	0,049		9,79
308	1,04	0,96	0,000087	>NWG	>NWG	>NWG	12,3	16,1	0,00083	0,0036	0,012	0,052	73,3	14,6	0,0140	0,013	0,18	0,33	67,2	7,1	0,0069	0,078	1,44	7,52
309	0,79	0,63	0,000075	>NWG	>NWG	>NWG	16,2	19,8	0,00091	0,0041	0,012	0,038	71,0	15,2	0,0141	0,008	0,21	0,30	43,5	8,8	0,0035	0,031	1,88	4,21
310	1,14	1,04	0,000113	>NWG	>NWG	>NWG	13,8	16,8	0,00088	0,0061	0,031	0,052	88,9	15,1	0,0161	0,015	0,86	0,35	49,4	10,9	0,0024	0,156	8,53	5,72
311	0,73	0,49	0,000091	>NWG	>NWG	>NWG	14,8	15,5	0,00080	0,0069	0,026	0,018	71,8	12,2	0,0177	0,010	0,63	0,24	48,0	10,9	0,0029	0,060	3,45	6,24
312	0,71	0,63	0,000070	>NWG	>NWG	>NWG	17,1	22,3	0,00088	0,0092	0,015	0,025	64,7	12,3	0,0151	0,023	0,21	0,29	49,2	8,7	0,0042	0,110	1,43	4,19
313	0,89	0,75	0,000105	>NWG	>NWG	>NWG	17,8	24,0	0,00086	0,0067	0,040	0,025	77,2	14,2	0,0162	0,014	0,58	0,25	63,3	10,5	0,0023	0,056	6,24	3,28
314	0,89	0,81	0,000071	>NWG	>NWG	>NWG	16,5	17,9	0,00083	0,0045	0,017	0,037	71,0	15,9	0,0137	0,013	0,31	0,30	50,6	7,9	0,0044	0,053	2,69	3,12
315	0,89	0,80	0,000062	>NWG	>NWG	>NWG	17,2	20,1	0,00081	0,0062	0,017	0,026	81,1	14,9	0,0168	0,011	0,23	0,25	41,0	8,9	0,0055	0,031	1,43	1,56
316	0,81	0,61	0,000083	>NWG	>NWG	>NWG	12,3	11,4	0,00083	0,0055	0,045	0,048	67,1	11,9	0,0155	0,015	1,30	0,58	50,9	14,9	0,0039	0,070	7,87	5,60
317	1,16	1,13	0,000073	>NWG	>NWG	>NWG	15,8	17,7	0,00082	0,0015	0,025	0,028	86,6	16,2	0,0185	0,005	0,41	0,36	58,3	15,0	0,0090	0,011	3,07	2,98

	Selen						Kupfer						Zink						Chrom					
	VB	PL	ERY	THR	PMN	MN	VB	PL	ERY	THR	PMN	MN	VB	PL	ERY	THR	PMN	MN	VB	PL	ERY	THR	PMN	MN
318	0,85	0,81	0,000059	>NWG	>NWG	>NWG	14,9	17,1	0,00080	0,0044	0,012	0,030	92,8	16,6	0,0165	0,010	0,22	0,33	49,6	11,3	0,0077	0,025	1,56	1,86
319	0,92	0,88	0,000071	>NWG	>NWG	>NWG	16,1	21,6	0,00099	0,0060	0,012	0,009	91,3	11,5	0,0175	0,012	0,37	1,07	62,8	10,2	0,0047	0,067	4,37	6,56
320	0,85	0,82	0,000086	>NWG	>NWG	>NWG	10,7	12,0	0,00097	0,0030	0,016	0,009	86,6	17,1	0,0161	0,012	0,26	0,23	64,5	11,1	0,0063	0,051	6,37	4,58
321	0,87	0,77	0,000062	>NWG	>NWG	>NWG	11,3	12,7	0,00093	0,0022	0,005	0,010	87,4	21,8	0,0119	0,012	0,23	0,28	60,3	13,8	0,0017	0,063	5,43	4,38
322	0,69	0,62	0,000063	>NWG	>NWG	>NWG	13,0	16,6	0,00089	0,0020	0,020	0,030	81,9	13,3	0,0179	0,007	0,83	1,11	78,6	11,1	0,0059	0,031	12,55	
323	0,79	0,76	0,000092	>NWG	>NWG	>NWG	12,7	14,4	0,00102	0,0043	0,017	0,023	74,1	14,9	0,0154	0,010	0,26	0,45	73,0	12,6	0,0060	0,043	7,45	10,75
324	0,79	0,74	0,000086	>NWG	>NWG	>NWG	14,9	19,8	0,00097	0,0028	0,044	0,027	85,0	17,6	0,0183	0,007	0,31	0,26	95,0	16,8	0,0033	0,080	10,35	3,69
325	0,89	0,85	0,000075	>NWG	>NWG	>NWG	18,0	26,2	0,00094	0,0064	0,020	0,069	94,4	17,4	0,0203	0,011	0,42	0,33	53,1	11,9	0,0049	0,057	6,74	5,94
326	1,08	0,96	0,000095	>NWG	>NWG	>NWG	19,6	29,6	0,00103	0,0073	0,039	0,086	92,0	17,9	0,0192	0,017	0,27	0,31	79,6	13,7	0,0071	0,110	5,82	8,01
327	0,77	0,52	0,000088	>NWG	>NWG	>NWG	12,8	9,9	0,00105	0,0066	0,054	0,119	90,5	11,9	0,0179	0,018	0,23	0,41	90,8	17,7	0,0065	0,128	6,21	13,59
328	0,94	0,84	0,000086	>NWG	>NWG	>NWG	12,3	11,6	0,00114	0,0036	0,055	0,061	111,5	18,5	0,0208	0,015	0,37	0,41	72,4	14,1	0,0038	0,061	10,83	12,91
329	0,92	0,84	0,000064	>NWG	>NWG	>NWG	17,2	18,1	0,00113	0,0037	0,041	0,066	85,0	17,5	0,0163	0,010	0,34	0,39	58,7	14,9	0,0025	0,030	7,19	4,96
330	1,10	1,07	0,000095	>NWG	>NWG	>NWG	17,1	21,5	0,00095	0,0038	0,022	0,038	88,1	20,2	0,0178	0,009	0,28	0,70	59,3	10,8	0,0054	0,043	6,05	4,43
331	1,00	0,92	0,000074	>NWG	>NWG	>NWG	15,0	17,1	0,00102	0,0021	0,016	0,047	95,2	18,0	0,0190	0,010	0,15	0,35	57,1	12,6	0,0061	0,036	1,81	5,04
332	0,89	0,83	0,000094	>NWG	>NWG	>NWG	26,4	38,4	0,00114	0,0082	0,036	0,037	78,8	19,3	0,0178	0,007	0,20	0,17	61,4	12,8	0,0062	0,024	4,59	2,93
333	0,83	0,74	0,000094	>NWG	>NWG	>NWG	34,4	45,1	0,00113	0,0092	0,049	0,027	81,1	16,2	0,0179	0,009	0,29	0,14	61,8	11,4	0,0059	0,043	10,51	2,50
334	0,94	0,75	0,000081	>NWG	>NWG	>NWG	12,4	11,4	0,00103		0,016	0,027	78,0	15,9	0,0167	0,013	0,17	0,47	98,4	22,3	0,0069	0,133	4,20	3,35
335	0,96	0,79	0,000076	>NWG	>NWG	>NWG	16,6	18,7	0,00111	0,0072	0,055	0,040	60,1	15,5	0,0114	0,014	0,49	0,27	84,0	12,7	0,0034	0,088	12,20	6,36
336	1,02	0,97	0,000071	>NWG	>NWG	>NWG	17,3	21,0	0,00107		0,012	0,033	101,4	15,3	0,0207	0,020	0,12	0,38	77,0	11,6	0,0080	0,104	3,83	4,21
337	0,62	0,37	0,000075	>NWG	>NWG	>NWG	14,4	14,2	0,00118	0,0024	0,009	0,049	79,6	13,7	0,0155	0,006	0,14	0,72	72,1	9,5	0,0068	0,032	2,37	2,16
338	0,79	0,76	0,000054	>NWG	>NWG	>NWG	16,4	24,9	0,00080	0,0056	0,033	0,052	67,9	13,6	0,0129	0,008	0,14	0,12	64,3	13,5	0,0063	0,130	2,82	4,58
339	1,04	0,62	0,000116	>NWG	>NWG	>NWG	19,1	25,0	0,00093	0,0066	0,022	0,043	71,8	14,2	0,0135	0,008	0,19	0,09	62,7	17,5	0,0058	0,028	2,45	5,42
340							21,0	22,5	0,00119	0,0127	0,054	0,100	104,0	18,3	0,0232	0,014	0,19	0,53	51,0	13,6	0,0061	0,052	0,50	2,89
341							21,8	23,9	0,00091	0,0151	0,040	0,153	80,6	17,6	0,0222	0,013	0,17	0,55	50,1	13,4	0,0060	0,046	0,78	4,38
342							20,9	21,0	0,00080	0,0084	0,057	0,083	94,1	21,4	0,0189	0,017	0,25	0,35	49,7	12,9	0,0062	0,030	0,74	2,11
343							20,5	25,8	0,00098	0,0113	0,081	0,162	90,0	24,5	0,0173	0,021	0,35	0,62	46,4	14,9	0,0074	0,030	0,71	3,70
344							16,0	17,7	0,00080	0,0161	0,066	0,125	95,2	19,2	0,0178	0,044	0,27	0,34	44,5	16,5	0,0056	0,034	0,95	1,40
345							20,6	22,5	0,00103	0,0155			104,5	20,5	0,0203	0,024	0,68		59,7	17,2	0,0075	0,057	1,80	5,20
346							21,1	24,3	0,00094		0,101	0,177	70,7	19,8	0,0136	0,030	0,34	0,66	51,8	19,7	0,0072	0,096	1,89	2,51
347							18,3	19,6	0,00099		0,090	0,150	92,0	19,6	0,0194	0,037	0,34	0,34	48,9	22,4	0,0045	0,104	0,59	2,50
348							19,9	22,3	0,00102	0,0132	0,057		100,4	22,6	0,0189	0,021	0,16	0,55	52,4	17,1	0,0056	0,058	0,51	4,59
349							15,8	14,9	0,00102		0,116		92,6	23,4	0,0199	0,013	0,52	0,87	48,7	21,9	0,0054	0,048	0,92	6,52

	Selen						Kupfer						Zink						Chrom					
	VB	PL	ERY	THR	PMN	MN	VB	PL	ERY	THR	PMN	MN	VB	PL	ERY	THR	PMN	MN	VB	PL	ERY	THR	PMN	MN
350							18,7	20,3	0,00090	0,0132	0,104	0,199	94,1	20,9	0,0169	0,021	0,63	0,80	64,7	8,9	0,0059	0,075	2,08	7,66
351							18,6	16,4	0,00125	0,0105	0,097	0,147	87,9	19,1	0,0218	0,014	0,39	0,49	57,4	13,0	0,0081	0,049	1,58	3,92
352							24,0	26,6	0,00117	0,0156	0,043	0,159	106,6	22,5	0,0249	0,021	0,16	0,71	38,3	16,5	0,0041	0,034	0,92	3,67
353							22,3	25,6	0,00104	0,0161	0,126	0,065	95,2	24,2	0,0215	0,018	0,76	0,17	40,1	13,5	0,0054	0,032	1,34	1,59
354							18,5	18,7	0,00095	0,0104	0,056	0,104	97,2	24,0	0,0185	0,016	0,20	0,39	47,8	17,0	0,0054	0,056	0,98	2,60
355							20,5	21,5	0,00113			0,135	105,6	22,4	0,0202	0,017	1,04	0,92	55,5	13,9	0,0056	0,069	2,08	2,39
356							16,3	14,1	0,00093	0,0085	0,042	0,089	109,7	24,5	0,0171	0,011	0,24	0,28	43,3	12,8	0,0040	0,038	1,00	2,02
357							19,3	25,2	0,00104	0,0046	0,024	0,122	95,2	26,7	0,0197	0,003	0,14	0,20	43,9	12,4	0,0038	0,023	1,07	2,23
358							15,3	13,6	0,00111			0,123	91,5	25,7	0,0155	0,021	1,39	0,32	44,5	19,6	0,0052	0,054	2,43	2,19
359							16,5	17,5	0,00095	0,0112	0,073		96,2	23,6	0,0169	0,020	0,70	0,52	66,6	17,3	0,0088	0,051	2,03	4,58
360							11,3	11,1	0,00093	0,0041	0,012	0,068	110,2	24,0	0,0182	0,010	0,06	0,39	49,7	21,1	0,0062	0,017	0,53	2,16
361							18,4	19,3	0,00110	0,0045	0,044	0,052	90,5	23,1	0,0208	0,007	0,31	0,34	46,0	13,7	0,0061	0,025	1,48	1,85
362							17,1	18,1	0,00103	0,0132	0,033	0,118	99,3	24,0	0,0160	0,021	0,20	0,85	60,7	20,1	0,0082	0,047	0,42	4,85
363							15,6	14,5	0,00111	0,0135	0,025	0,109	95,2	23,5	0,0173	0,020	0,15	0,66	42,6	12,5	0,0057	0,044	0,60	3,61
364							14,0	11,0	0,00094	0,0140	0,119	0,119	112,3	26,7	0,0223	0,026	0,69	0,69	65,7	15,0	0,0081	0,048	2,08	3,79
365							18,0	17,5	0,00090		0,054	0,134	95,2	25,7	0,0210	0,014	0,37	0,59	50,3	12,2	0,0070	0,050	2,08	4,68
366							13,8	15,0	0,00073	0,0070	0,037		96,2	25,3	0,0132	0,015	0,34	0,74	56,8	15,0	0,0051	0,046	1,60	6,59
367							14,4	18,9	0,00084	0,0117	0,039	0,104	109,7	19,7	0,0179	0,020	0,28	0,31	50,5	16,3	0,0045	0,079	1,13	2,42
368							19,2	18,3	0,00136	0,0061	0,042		107,1	21,2	0,0276	0,013	0,35	1,53	68,0	13,2	0,0091	0,048	0,86	6,55
369							15,7	16,2	0,00095	0,0106	0,049	0,074	92,6	20,9	0,0187	0,009	0,26	0,30	42,4	12,5	0,0044	0,036	1,53	1,45
370							16,2	15,0	0,00116	0,0062	0,032	0,076	90,0	25,5	0,0183	0,008	0,22	0,51	48,0	12,4	0,0059	0,018	1,20	2,20
371							14,8	14,4	0,00127	0,0108	0,083	0,063	110,8	20,4	0,0231	0,015	0,59	0,31	61,6	19,6	0,0082	0,071	2,50	2,23
372							16,0	16,5	0,00119	0,0137	0,072	0,094	117,0	23,5	0,0254	0,019	0,54	0,36	63,4	16,0	0,0107	0,062	1,67	3,81
373							18,5	19,6	0,00137	0,0160	0,099	0,087	107,1	26,1	0,0173	0,014	0,46	0,26	73,0	14,6	0,0071	0,099	3,12	2,65
374							14,8	14,6	0,00132	0,0089	0,059	0,064	98,8	21,5	0,0239	0,010	0,33	0,42	60,5	19,4	0,0103	0,050	1,97	0,80
375							16,0	17,2	0,00130	0,0064	0,053	0,063	97,2	22,3	0,0194	0,009	0,44	0,28	53,7	16,2	0,0088	0,028	1,18	1,83
376							16,8	15,3	0,00118	0,0044	0,014	0,063	101,9	21,1	0,0179	0,007	0,09	0,36	47,0	17,2	0,0066	0,044	0,67	1,42
377							14,4	14,1	0,00123	0,0087	0,064	0,069	106,1	25,5	0,0194	0,012	0,33	0,43	50,8	19,7	0,0064	0,098	2,24	1,80
378							16,7	20,9	0,00118	0,0036	0,026	0,038	98,3	22,6	0,0164	0,012	0,21	0,20	46,8	17,8	0,0051	0,018	0,84	1,94
379							17,0	18,2	0,00100		0,041	0,109	100,4	23,5	0,0188	0,014	0,27	0,75	55,7	16,8	0,0050	0,110	1,55	4,16
380							18,2	17,5	0,00089	0,0078	0,027	0,084	107,1	22,8	0,0193	0,010	0,23	0,29	58,7	20,8	0,0051	0,038	1,31	1,26
381							18,4	15,9	0,00111	0,0084	0,045	0,100	97,8	22,2	0,0233	0,010	0,33	0,36	53,7	18,4	0,0096	0,032	1,98	2,66

	Selen						Kupfer						Zink						Chrom					
	VB	PL	ERY	THR	PMN	MN	VB	PL	ERY	THR	PMN	MN	VB	PL	ERY	THR	PMN	MN	VB	PL	ERY	THR	PMN	MN
382							16,5	15,2	0,00108	0,0119	0,058	0,060	86,8	21,3	0,0249	0,012	0,40	0,28	54,1	19,2	0,0084	0,033	1,62	1,50
383	0,73	0,74	0,000088	>NWG	>NWG	>NWG	11,8	16,2	0,00105	0,0033	0,037	0,062												
384	0,71	0,69	0,000093	>NWG	>NWG	>NWG	12,3	17,0	0,00107	0,0029	0,062	0,025	81,9	14,2	0,0142	0,058	0,61	0,47						
385	0,94	0,86	0,000081	>NWG	>NWG	>NWG	12,6	17,4	0,00107	0,0044	0,036	0,031	86,6	15,5	0,0166	0,015	0,49	0,41						
386	0,89	0,85	0,000077	>NWG	>NWG	>NWG	12,7	16,3	0,00108	0,0024	0,025	0,022	93,6	17,0	0,0142	0,010	0,46	0,20						
387	0,69	0,57	0,000042	>NWG	>NWG	>NWG	15,5	20,7	0,00091	0,0079	0,028	0,032												
388													93,6	14,5	0,0137	0,020	0,59	0,25						
389	0,87	0,95	0,000107	>NWG	>NWG	>NWG	18,3	29,4	0,00101	0,0080	0,015	0,050	85,8	14,4	0,0138	0,012	0,28	0,49						
390	0,89	0,92	0,000080	>NWG	>NWG	>NWG	13,8	18,6	0,00100	0,0077	0,025	0,024	92,0	15,2	0,0131	0,012	0,36	0,38						
391	0,75	0,81	0,000099	>NWG	>NWG	>NWG	19,6	28,6	0,00103	0,0043	0,111	0,088	99,1	14,7	0,0158	0,008	0,71	0,44						
392													98,3	15,9	0,0171	0,015	0,61	0,62						
393	0,73	0,76	0,000054	>NWG	>NWG	>NWG	15,0	24,9	0,00080	0,0056	0,033	0,049												
394	1,06	1,20	0,000116	>NWG	>NWG	>NWG							94,4	14,2	0,0135	0,008	0,26	0,23						
395							15,4	22,5	0,00096		0,054	0,165	92,0	11,3	0,0144	0,025	0,40	0,76						
396							12,9	18,5	0,00112	0,0047	0,022	0,044	101,4	13,3	0,0149	0,011	0,21	0,34						
397	0,79	0,92	0,000071	>NWG	>NWG	>NWG	13,5	18,9	0,00096	0,0058	0,044	0,064												
398	1,02	1,08	0,000117	>NWG	>NWG	>NWG	11,3	13,1	0,00105	0,0031	0,066	0,042	71,0	13,9	0,0170	0,010	0,45	0,33						
399	0,52	0,71	0,000044	>NWG	>NWG	>NWG	13,5	18,6	0,00112	0,0072	0,057	0,035	95,9	15,4	0,0180	0,010	0,45	0,25						
400	0,87	0,84	0,000089	>NWG	>NWG	>NWG	16,4	23,8	0,00070	0,0053	0,008	0,021												
401	0,89	0,98	0,000102	>NWG	>NWG	>NWG	12,6	14,5	0,00107	0,0077	0,022	0,005												
402	1,12	0,77	0,000131	>NWG	>NWG	>NWG	12,6	16,7	0,00106	0,0039	0,009	0,009												
403	0,87	0,69	0,000107	>NWG	>NWG	>NWG	15,3	22,7	0,00108	0,0055	0,024	0,035												
404	0,50	0,49	0,000044	>NWG	>NWG	>NWG																		
405	0,96	1,19	0,000087	>NWG	>NWG	>NWG																		
406	0,83	0,78	0,000045	>NWG	>NWG	>NWG																		
407	1,25	0,70	0,000136	>NWG	>NWG	>NWG																		
408	1,49	1,08	0,000099	>NWG	>NWG	>NWG																		
409	0,86	0,79	0,000113	>NWG	>NWG	>NWG																		
410	1,02	0,83	0,000156	>NWG	>NWG	>NWG																		
411	1,29	1,18	0,000173	>NWG	>NWG	>NWG																		
412	1,19	1,03	0,000103	>NWG	>NWG	>NWG																		
413	0,99	1,00	0,000080	>NWG	>NWG	>NWG																		

	Selen						Kupfer						Zink						Chrom					
	VB	PL	ERY	THR	PMN	MN	VB	PL	ERY	THR	PMN	MN	VB	PL	ERY	THR	PMN	MN	VB	PL	ERY	THR	PMN	MN
414	0,89	0,95	0,000048	>NWG	>NWG	>NWG																		
415	0,79	0,85	0,000063	>NWG	>NWG	>NWG																		
416	0,92	0,85	0,000077	>NWG	>NWG	>NWG																		
417	0,73	0,78	0,000035	>NWG	>NWG	>NWG																		
418	0,76	0,84	0,000095	>NWG	>NWG	>NWG																		
419	0,73	0,68	0,000049	>NWG	>NWG	>NWG																		
420	0,76	0,65	0,000087	>NWG	>NWG	>NWG																		
421	0,69	1,13	0,000029	>NWG	>NWG	>NWG																		
422	0,96	0,91	0,000065	>NWG	>NWG	>NWG																		
423	1,09	0,85	0,000132	>NWG	>NWG	>NWG																		
424	0,96	0,59	0,000092	>NWG	>NWG	>NWG																		
425	1,09	1,13	0,000053	>NWG	>NWG	>NWG																		
426	1,19	1,07	0,000142	>NWG	>NWG	>NWG																		
427																			113,7	13,4	0,0088		10,05	7,35
428	1,02	0,81	0,000108	>NWG	>NWG	>NWG																		
429	1,06	1,16	0,000077	>NWG	>NWG	>NWG													137,5	18,7	0,0063	0,113	6,68	9,83
430	1,12	1,36	0,000097	>NWG	>NWG	>NWG																		
431	0,92	0,79	0,000106	>NWG	>NWG	>NWG																		
432	0,92	0,88	0,000126	>NWG	>NWG	>NWG																		
433																			109,8	16,3	0,0083	0,085		12,17
434	0,79	0,47	0,000096	>NWG	>NWG	>NWG																		
435	0,99	1,43	0,000088	>NWG	>NWG	>NWG													137,5	11,0	0,0094	0,122	6,68	9,14
436	0,79	0,66	0,000089	>NWG	>NWG	>NWG													99,7	24,9	0,0080		2,44	7,86
437	1,19	0,98	0,000118	>NWG	>NWG	>NWG																		
Anzahl	244,0	244,0	244	244	201	244	220	220	220	153	171	207	242	242	242	223	127	232	199	199	199	190	123	194
Minim.	0,50	0,37	0,000029				7,9	8,0	0,0006	0,0008	0,005	0,001	60	7,8	0,0099	0,003	0,06	0,09	38,3	4,0	0,0017	0,011	0,42	0,27
Maxim.	1,76	1,49	0,000210				34,4	45,1	0,0014	0,0161	0,262	0,199	139	26,7	0,0282	0,119	1,98	1,82	157,2	86,6	0,0272	0,377	12,55	13,59

Diabetikergruppen: Klinische Daten

Abkürzungen: Fruk: Fraktosamin, Trig: Triglyzeride, Chol:Cholesterin, Harns: Harnsäure, Krea: Kreatinin, Albumin: Albuminurie, Protein: Proteinurie, S: Sulfonylharnstoff, B. Biguanid, A: Acarbose, Insulin 1,2,3CT: konventionelle Insulintherapie mit 1,2 oder 4 Injektionen pd, Retino: Retinopathie, Nephro: Nephropathie, Makro: Makroangiopathie, Neuro: Neuropathie, Hyperlip: Hyperlipidämie

			Laborparameter								Klinische Daten									
Nr.	Dm-Typ	Dm-Dauer	HbA1c	Fruk	Trig	Chol	Harns	Krea	Albumin	Protein	Antdiabetika	Insulin 1,2,3CT	Retino	Nephro	Makro	Neuro	Hypertonie	Diuretika	Plaques	Hyperlip
		Jahre	%	µmol/l	mg/dl	mg/dl	mg/dl	mg/dl	mg/24 h	mg/24 h	0=nein	0=nein	0=nein	0=nein	0=nein	0=nein	0=nein	0=nein	0=nein	0=nein
1	1	7	8,2										0	0		0			0	
2	1	13											1	0		0			0	
3	1	20	10,8										0	0		0			0	
4	1	7	8,9		140								0	0		1			0	
5	1	7	7,7										0	0		1			0	
6	1	7	10,9			161							0	0		1			0	
7	1	13	11,5		128	151							0	0		1			0	
8	1	19	6,8		111	247							0	0		0			0	
9	1	17	7,4		108	193							0	0		0			0	
10	1	29	7,2										1	1		1			0	
11	1	11	7,5										0	0		0			0	
12	1	8	7,5										0	0		0			0	
13	1	24	7,8		39	183							0	0		0			0	
14	1	21	5,2										1	0		0			0	
15	1	18	5,6										0	0		0			0	
16	1	9	9,6		131	325							0	0		0			0	
17	1	21	7,2		84	235							0	0		0			0	
18	1	18	8,8										1	0		0			0	
19	1	35	9,6										1	1		1			1	
20	1	4	5,6										0	0		0			0	
21	1	8	6,7										0	0		0			0	
22	1	4	7,7		167	146							0	0		0			0	
23	1	7	7,9										0	0		0			0	
24	1	4	7,8		89	192							0	0		0			0	

Nr.	Dm-Typ	Dm-Dauer	HbA1c	Fruk	Trig	Chol	Harns	Krea	Albu-min	Pro-tein	Antdiabetika	Insulin 1,2,3CT	Retino	Ne-phro	Makro	Neuro	Hyper-tonie	Diure-tika	Plaques	Hyperlip
25	1	10	8,2										0	0		0			0	
26	1	21	5,3		85	140							1	1		0			1	
27	1	13	7,3										0	0		0			0	
28	1	21	8,5										1	1		0			1	
29	1	3	8,2		90	260							0	0		0			0	
30	1	20	8,3										1	0		0			1	
31	1	29	10,1		85	183							1	1		0			0	
32	1	21	6,8										0	0		0			0	
33	1	20	6,6										0	0		0			0	
34	1	4	6,5		68	166							0	0		0			0	
35	1	36	6,8										1	1		0			1	
36	1	17	6,7										0	0		0			0	
37	2	4	8,6	253	257	215		0,9					0	1	0	0			0	
38	2	12	10,8	463	492	141		1,2					0	1	0	1			0	
39	2	18	10,3	350	124	197		0,8					1	1	1	1			0	
40	2	25	5,5	351	68	255		0,9					0	0	0	1			0	
41	2	25	9,6	381	97	213		1,3					0	1	0	1			0	
42	2	13	9,9	381	256	215		0,8					0	0	0	1			0	
43	2	5	8,6	261	421	242		1,0					0	1	0	1			1	
44	2	3	6,6	245	70	147		1,0					0	0	1	1			0	
45	1	1	10,3	489	42	207		0,7					0	0	0	0			0	
46	1	12	8	282	99	178		0,7					0	0	0	0			0	
47	1	0	13,3	445	118	223		0,9					0	0	0	0			0	
48	1	1	6,7	270	102	178		0,9					0	0	0	0			0	
49	2	2	8,7	328	305	281		0,8					0	0	0	1			1	
50	2	1	12,8	435	77	187		1,2					0	0	0	1			0	
51	2	20	9,9	366	159	226		0,7					1	1	1	1			1	
52	1	0	10,3	499	68	221		0,9					0	0	0	0			0	
53	1	4	11,5	510	58	246		0,8					0	0	0	0			0	
54	1	25	10	317	193	340		1,1					1	1	0	1			0	
55	1	9	8,8	368	110	174		1,1					1	0	0	1			0	
56	1	23	7,9	386	118	202		1,0					1	0	0	1			0	

Nr.	Dm-Typ	Dm-Dauer	HbA1 c	Fruk	Trig	Chol	Harns	Krea	Albu-min	Pro-tein	Antdia betika	Insulin 1,2,3CT	Retino	Ne-phro	Makro	Neuro	Hyper-tonie	Diure-tika	Plaqu es	Hyper lip
57	1	2	5,8	244	76	242		1,0					0	0	0	0			0	
58	1	28	7,8	346	94	169		1,1					0	0	0	0			0	
59	2	24	8,7	297	185	188		1,1					1	0	1	1			0	
60	2	2	8,7	400	370	189		1,1					0	1	1	1			0	
61	2	8	13,9	800	341	226		0,6					0	0	0	0			0	
62	1	21	9,5	301	104	196		0,9					1	0	0	1			0	
63	1	4	8	245	103	201		0,9					0	0	0	0			0	
64	1	7	5,8	205	77	195		0,9					0	0	0	0			0	
65	1	25	5,4	200	46	215		0,9					0	0	0	1			0	
66	1	3	9,1	487	46	142		1,0					0	1	0	1			0	
67	1	7	8,5	362	95	245		1,0					1	0	1	1			0	
68	1	9	11,9	439	53	182		0,9					1	0	0	1			1	
69	2	10	9,1	348	197	231		0,8					0	0	0	0			0	
70	2	30	6,2	232	67	189		3,4					1	1	1	1			0	
71	1	50	8,1	398	58	223		0,9					1	0	0	1			0	
72	1	17	12,9	367	155	240		1,5					1	1	1	1			0	
73	1	7	10,7	435	131	274		0,4					0	0	0	0			0	
74	2	8	9,3	277	204	169		1,1					0	0	1	1			1	
75	1	8	13,4	740	43	178		1,0					0	0	0	0			0	
76	1	7	8,5	296	88	198		0,9					0	0	0	0			0	
77	1	13	11,5	384	128	151		0,7					0	0	0	1			0	
78	1	8	8,7	334	238	40	5,0	0,9	13		0	3	0	0	0	1	1	0		1
79	2b	2	11,2	409	149	209	4,6	1,0			S	1	0	0	0	1	0	0		1
80	1	8	15,2	656	98	168	5,7	0,7			0	2	1	1	0	1	0	0		1
81	2a	4	7,7	244	158	193	4,0	1,0	6		S, B	0	0	0	1	0	0	0		0
82	2b	30	11,1	288				1,5	6832	8494	0	2	1	1	0	1	1	0		1
83	1	2	8,2	380	85	195	3,1	0,8	22		0	3	0	0	0	0	0	0		0
84	2	2	11,6	440	85	190	2,5	0,8			0	3	0	0	0	0	0	0		0
85	2a	7	12,4	450	249	164	2,8	0,8	32		0	2	0	0	0	1	1	0		0
86	2b	4	12,7	413	88	259	3,5	1,0	21		S, B	1	0	0	1	1	0	0		1
87	2b	15	10,6	380	171	211	4,0	1,0	19		S, B, A	2	1	0	0	1	1	0		1
88	2b	6	6,9	352	171	224	4,5	1,1			B	0	0	0	0	0	1	0		1

Nr.	Dm-Typ	Dm-Dauer	HbA1c	Fruk	Trig	Chol	Harns	Krea	Albumin	Protein	Antdiabetika	Insulin 1,2,3CT	Retino	Nephro	Makro	Neuro	Hypertonie	Diuretika	Plaques	Hyperlip
89	2b	4	12,2	270	344	376	5,0	1,0	4	5106	S, B	0	0	0	0	0	1	0	1	1
90	2a	12	10,7	342	112	309	4,2	0,9	342		0	2	0	1	1	1	1	0	0	1
91	2a	12	13,7	444	157	246	3,8	0,9	328		B	2	0	1	1	1	1	0		1
92	2b	20	10,1	341	110	269		0,9	13		0	2	1	0	0	1	1	0		1
93	2b	12			154	202	6,3	1,6	949	970	B	2	1	1	0	1	1	1	0	0
94	2b	4	6,8	242	66	207		0,9	8		B	0	0	0	1	0	0	0		0
95	2b	12	12,6		88	184	5,7	0,9	10		S, B	1	0	0	0	1	1	0	0	0
96	2b	14	10,3	476	71	168	3,3	0,8	32		0	3	1	0	0	1	0	0		0
97	2b	10	12,3	349	208	187	5,9	1,0	215	170	S, B	1	0	1	1	1	1	0	1	1
98	2b	14	5,6	224	92	203	5,5	1,1	916	1126	B	0	0	1	1	0	1	1		0
99	2	30	12,1	345	103	197	4,2	0,9	940	1275	0	2	1	1	0	1	0	1		0
100	2b	12	10,1	411	409	193		1,0	24		B	1	0	0	0	1	0	0		1
101	2b	1	6,9	237	290	236	5,7	0,9			B	0	0	0	0	0	0	1		0
102	1	2	16,2	574	160	200					0	3	0	0	0	0	0	0	0	0
103	2b	4	11,3	333	1371	309	4,8	1,1	9		S, B	1	0	0	0	0	0	0		1
104	2b	7	13,6	457	82	140	4,6	0,8	11		S, B	2	0	0	0	0	0	0		0
105	2b	4	10,6	347	177	195	4,6	1,1	10		S, B	1	0	1	0	1	0	0		1
106	2b	1	11	345	169	209	5,2	1,1	101		B	0	0	1	1	1	0	0		1
107	2a	19	11,6	341	129	219	4,1	1,1	68		A	3	1	1	0	1	0	0		0
108	2b	20	12,6	337	287	182	7,2	0,8	4172	690	S, B	0	0	0	0	1	0	0		0
109	2b	1	6,6	333	126	196	8,4	1,1	5		B	0	0	0	0	0	0	0		0
110	2a	11	10,8	443	142	223	4,5	1,1			0	2	1	0	0	1	1	0		1
111	2b	7	9,3	302	145	227	4,9	1,0	26		S, B	0	0	0	0	0	1	0		0
112	2b	3	8,9	305	73	186	5,8	0,9	223		S, B, A	1	0	1	0	0	1	0		0
113	2b	6	8,1	259	275	267	4,7	0,9	8		S, B	1	0	0	0	0	1	1		1
114	2b	1	7,9	358	122	194	8,6	1,0	14		B	0	1	0	1	1	1	1	1	0
115	2b	15	9,8	358	212	204	4,8	1,1			B	1	0	0	0	0	0	0		0
116	2	4	8,7														1			1
117	2	0	5,4	234													0			0
118	2b	1	9,3	324	274	251	5,6	0,8			S, B	0	0	0	0	0	1	1		0
119	2b	3	9,8	286	254	250	6,4	1,0			B	1	0	0	0	1	1	0		0
120	2b	25	10,6	381	530	279	5,8	1,3	265		A	2	0	1	1	1	1	1		1

Nr.	Dm-Typ	Dm-Dauer	HbA1c	Fruk	Trig	Chol	Harns	Krea	Albu-min	Pro-tein	Antdia betika	Insulin 1,2,3CT	Retino	Ne-phro	Makro	Neuro	Hyper-tonie	Diure-tika	Plaqu es	Hyper lip
121	2a	7	6,5	237	89	191	4,5	0,8			S	0	0	0	0	0	0	0		0
122	2	23	10,6	339	163	304					S, B		0	0		1	1	0		1
123	2b	9	9,2	356	142	240	4	1			S, B	1	0	0	0	1	0	1		0
124	2b	4	10,3	356	167	201	2,6	0,8	31		S, B	1	0	1	0	1	1	0		1
125	2b	3	8,8	298	307	233	9,6	1,7	8		S	1	0	0	0	0	1	1		1
126	2a	8	7,5	304	179	215	4,2	1,1	19		S, B, A	0	0	0	0	0	0	0		0
127	2b	1	7,4	192	318	264	6,4	1,1	2468		S	0	0	1	1	0	0	1		1
128	2	2	5,4	241	134	219					S, B		0	0		0	0	0		0
129	2a	15	4,9	187	55	230		0,5	34		S	0	0	0	0	0	0	0		1
130	2a	1	5,1	177	161	185		1	9		B	0	0	1	0	0	1	1		1
131	2b	4	9	464	97	195	5,1	1,1	11		S, A	0	0	0	0	1	1			0
132	2b	2	6,7	293	325	159	6,4	1,5	15		S, B	0	0	0	1	0	1	1		0
133	2b	6	6,9	264	287	229	6,2	1,2	129		S	0	0	1	1	1	1	1	1	1
134	2b	15	8,6	318	249	207	5,8	1,5	38		S, B	0	1	1	1	1	1	0	0	0
135	2b	3	11,2	388	113	165	5,6	1,2	16		S, B	0	1	0	1	1	0	0		1
136	2b	10	7,6	285	153	197	8,2	1	4		B	0	0	0	1	0	1	1		0
137	2a	30	8,6	377	201	251	7,9	1,9	115		0	2	1	1	1	1	0	1	1	0
138	2a	21	10,3	396	78	243		0,7	0		0	3	1	0	0	1	0	0		0
139	2b	3	7,1	309	126	213	4,4	1,1	13		S, B	0	0	0	0	0	0	0		1
140	2	0	6,2	243	86	216		1,3	11		0	2	1	0	1	0	1	1		0
141	2a	3	5,6	223	100	167	4	1	975		S, B	0	0	1	0	1	1	1		0
142	2b	15	11,5	378	516	279	8,6	2,3	1526		0	3	0	1	1	1	1	1	1	1
143	2b	2	8,2	354	139	177	5,8	1	34		S, B	0	0	1	0	1	0	0		1
144	2	6			74	185							0	0		0	0	0		0
145	2a	3	8,1	355	600	169	4,5	0,9	10		S, B	2	0	0	0	0	0	0		1
146	2b	5	7,7	296	214	282	5,8	1,2	140		S, A	0	0	1	0	1	1	1		1
147	2b	12	8,5	350	127	256	5,3	1,2	6		S, B, A	0	0	0	0	1	1	0		1
148	1	0	6,9			106														
149	1	11	9,1			179														
150	1	12	8,0			133														
151	1	4	10,6			199														
152	1	5	9,3			157														

Nr.	Dm-Typ	Dm-Dauer	HbA1c	Fruk	Trig	Chol	Harns	Krea	Albu-min	Pro-tein	Antdiabetika	Insulin 1,2,3CT	Retino	Ne-phro	Makro	Neuro	Hyper-tonie	Diure-tika	Plaqu es	Hyper lip
153	1	14	8,7			208														
154	1	7	7,2			151														
155	1	0	6,2			169														
156	1	12	7,1			150														
157	1	6	9,2																	
158	1		10,8			267														
159	1	3	8,5			192														
160	1	13	6,7			170														
161	1	8	9,2			102														
162	1	1	6,4			153														
163	1	8	8,7			257														
164	1	5	7,7			182														
165	1	1	7,5			153														
166	1	0	7,0			167														
167	1	5	8,2			221														
168	1	7	8,0			172														
169	1	3	7,3			130														
170	1	5	9,4			231														
171	1	12	9,2			193														
172	1	2	7,5			171														
173	1	9	6,0			151														
174	1	6	7,7			164														
175	1	11	8,9			219														
176	1	4	8,9			184														
177	1	4	7,9			195														
178	1	5	8,2			129														
179	1	2	9,1			154														
180	1	8	8,5			164														
181	1	1	7,4			143														
182	1	8	8,7			168														
183	1	11	10,5																	
184	1	3	7,0			178														

Nr.	Dm-Typ	Dm-Dauer	HbA1c	Fruk	Trig	Chol	Harns	Krea	Albu-min	Pro-tein	Antdia betika	Insulin 1,2,3CT	Retino	Ne-phro	Makro	Neuro	Hyper-tonie	Diure-tika	Plaqu es	Hyper lip
185	1	1	11,0			197														
186	1	1	5,5			127														
187	1	12	12,5			228														
188	1	2	7,0			183														
189	1		6,7			202														
190	1	6	14,9			260														
191	1	2	7,5			153														
192	1	7	6,1			185														
193	1	2	7,1			168														
194	1	8	9,5			204														
195	1	2	8,0			195														
196	1	5	6,1			169														
197	1	2	6,8			146														
198	1	5	15,3			254														
199	1	15	13,3			235														
200	1	6	7,0																	
201	1	2	7,2			141														
202	1	7	9,0			212														
203	1	2	9,6			196														
204	1	8	5,0			158														
205	1	5	7,5			178														
206	1	9	6,6			176														
207	1	6	7,3			181														
208	1	2	9,0			167														
209	1	2	6,5			157														
210	1	2	6,5			207														
211	1	2	7,7																	
212	1	2	7,2			152														
213	1	4	6,4			176														
214	1	7	8,2			147														
215	1	1	9,1			148														
216	1	10	8,1			242														

Nr.	Dm-Typ	Dm-Dauer	HbA1c	Fruk	Trig	Chol	Harns	Krea	Albu-min	Pro-tein	Antdia betika	Insulin 1,2,3CT	Retino	Ne-phro	Makro	Neuro	Hyper-tonie	Diure-tika	Plaqu es	Hyper lip
217	1	4	8,7			209														
218	1	8	8,2																	
219	1	8	9,2			145														
220	1	6	9,4			179														
221	1	2	10,5																	
222	1	2	6,8			147														
223	1	7	6,0			160														
224	1	11	9,9																	
225	1	11	9,9																	
226	1	4	9,5			219														
227	1	5	8,8			185														
228	1	0	8,3			194														
229	1	0	6,8			147														
230	1	5	11,0			196														
231	1	10	9,5																	
232	1	4	9,0			155														
233	1	6	9,6			195														
234	1	7	7,1																	
235	1	2	7,0																	
236	1	2	7,5																	
237	1	0	6,3									1								
238	1	3	7,1	295								2								
239	1	4	7,1	296								2								
240	1	10	7,3	377								3								
241	1	5	6,6	330								3								
242	1	8	6,1	296								2								
243	1	7	7,4	369																
244	1	1	5,8	283		155														
245	1	11	8,2	439								3								
246	1	2	5,5	364								2								
247	1	6	6,4	304								3								
248	1	9	10,3	448								3								

Nr.	Dm-Typ	Dm-Dauer	HbA1c	Fruk	Trig	Chol	Harns	Krea	Albu-min	Pro-tein	Antdiabetika	Insulin 1,2,3CT	Retino	Ne-phro	Makro	Neuro	Hyper-tonie	Diure-tika	Plaques	Hyperlip
249	1	2	5,9	284		148						3								
250	1	6	6,9	319		173						3								
251	1	9	7,2	330		146						2								
252	1	6	5,5	238		153						3								
253	1	9	7,8	221		189						3								
254	1	5	6,4									3								
255	1		5,9	222								2								
256	1	14	10,6	494								3								
257	1	6	6,9	277		176														
258	1	3	9,1	402																
259	1	1	6,3	243								2								
260	1	3	7,5	305		110						2								
261	1	12	6,0	301								3								
262	1	5	7,3	293								2								
263	1	7	7,7	326								3								
264	1	2	5,6	289		224														
265	1	4	7,1	347		175						2								
266	1	3	8,8	434								3								
267	1	4	9,1	448		179						3								
268	1	0	6,8	301								2								
269	1	2	6,1	273		139														
270	1	3	5,3	254								2								
271	1	5	10,1	506								3								
272	1	6	6,2	345								2								
273	1	9	7,7	297		147						3								
274	1	3	7,6	331								3								
275	1	8	8,0	400								2								
276	1	15	6,8	361								3								
277	1	17	6,6	372								3								
278	1	3	6,7	354								2								
279	1	1	5,6	295		178														
280	1	3	6,6	300								3								

Nr.	Dm-Typ	Dm-Dauer	HbA1c	Fruk	Trig	Chol	Harns	Krea	Albu-min	Pro-tein	Antdiabetika	Insulin 1,2,3CT	Retino	Ne-phro	Makro	Neuro	Hyper-tonie	Diure-tika	Plaques	Hyperlip
281	1	3	6,0	313								3								
282	1	5	6,9	308		213						2								
283	1	2	7,4	316								3								
284	1	6	8,0			210						3								
285	1	14	8,7	410								3								
286	1	10	7,3	358								3								
287	1	0,1	12,0	337		259							0	0		0				
288	2a	1	11,1	419									0	1		1				
289	2a	6	9,0	338		138							1	0		1				
290	2b	4	12,7	413		259							0	0		1				
291	2a	21	14,0	444		276							1	1		0				
292	2b	3	5,9	366		295							0	0		1				
293	2b	4	10,6	497		195							0	0		1				
294	2a	18	8,6	378		172							1	1		1				
295	2b	15	7,7			212							0	0		1				
296	2b	15	12,0	394		217							0	0		0				
297	2b	19	10,2	401		205							0	0		1				
298	2b	6	11,0	394		276							0	0		1				
299	1	29	7,5	297	56	238	3,8	0,8				3	0	0	0	1	0	0		
300	1	11	8,3	330	40	135	3,9	0,9				3	0	0	0	0	0	0		
301	1	29	7,1	265	47	231	3,5	1,7				3	1	1	0	1	0	0		
302	1	28	8,1	335	51	156	2,7	1,2				3	0	0	0	1	0	0		
303	1	37	6,6	249	85	194	3,6	1		647		3	0	1	0	1	1	0		
304	1	2	10,5	360	103	124	4	0,9				3	0	0	0	0	0	0		
305	1	20	10	282	258	492	4,7	2,6		15555		3	1	1	0	1	1	1		
306	1	1	12,5	401	52	204	3,4	0,7				3	0	0	0	0	0	0		
307	1	38	8,5	360	58	184	3,4	1,4				3	1	1	0	1	1	0		
308	1	46	7,6	297	89	219	4,8	1,1				3	0	0	0	1	0	0		
309	1	8	9,1	281	97	197	3,5	0,8				3	0	0	0	0	0	0		
310	1	0,1	14,1	530	75	148	2,3	0,9				3	0	0	0	0	0	0		
311	1	41	7	220	92	147	5,8	3,4		3200		3	1	1	0	0	1	1		
312	1	1	13,1	417	141	215	2	0,8				3	0	0	0	0	0	0		

Nr.	Dm-Typ	Dm-Dauer	HbA1c	Fruk	Trig	Chol	Harns	Krea	Albu-min	Pro-tein	Antdiabetika	Insulin 1,2,3CT	Retino	Ne-phro	Makro	Neuro	Hyper-tonie	Diure-tika	Plaques	Hyperlip
313	1	23	6,2	273	58	248	3,4	0,8				3	0	0	0	0	0	0		
314	1	0,1	6,8	234	114	281	3,7	0,9				3	0	0	0	0	0	0		
315	1	0,1	10	415	140	257	3,5	0,8				3	0	0	0	0	0	0		
316	1	0,1	10,5	517	50	134	2,1	0,8				3	0	0	0	0	0	0		
317	1	15	10,3	306	53	168	3,1	0,8				3	0	0	0	0	0	0		
318	1	7	9,2	349	145	223	3,2	0,8				3	0	0	0	0	0	0		
319	1	20	10,7	407	62	186	3,3	0,8				3	0	0	0	0	0	0		
320	1	7	8,5	344	36	183	3,4	1				3	0	0	0	0	0	0		
321	1	16	11,1	480	89	193	3,1	0,8				3	0	1	0	0	0	0		
322	1	19	6,1	328	74	242	2,2	0,8				3	0	0	0	0	0	0		
323	1	17	8,1	310	88	236	2,8	0,8				3	1	0	0	0	0	0		
324	1	17	8,8	226	135	264	6,2	1,4		3876		3	1	1	0	1	1	0		
325	1	2	11	517	145	252	2,7	1,1				3	0	1	0	0	0	0		
326	1	3	10,7	365	113	236	3,2	0,8				3	0	0	0	1	0	0		
327	1	0,1	8,4	433	61	239	2,5	0,8				3	0	0	0	0	1	0		
328	1	0,1	14,3	719	54	137		1,2				3	0	0	0	1	0	0		
329	1	16	9,4	513	35	209	2,8	0,8				3	0	0	0	0	0	0		
330	1	2	10,8	3,79	52	279	2,8	0,9		34		3	0	0	1	1	1	0		
331	1	0,1	11,1	632	68	223	3,1	1				3	0	0	0	0	0	0		
332	1	32	9,3	360	73	157	3,6	1,1				3	1	0	0	1	1	0		
333	1	16	14,1	487	164	190	4,2	1,5				3	1	1	0	1	1	0		
334	1	0,1	11,5	416	130	181	7,7	1,1				3	0	0	0	0	0	0		
335	1	42	7,7	352	45	177	2	0,9				3	1	0	0	1	0	0		
336	1	43	10,3	276	124	261	4,8	3,3		1900		3	1	1	1	1	1	0		
337	1	8	9,8	262	68	162		0,8				3	0	0	0	0	0	0		
338	1	2	11	519	145	252	2,7	1,1				3	0	1	0	0	1	0		
339	1	2	10,8	3,79	52	279	2,8	0,9		34		3	0	0	1	1	1	0		
340		14	8,2														0			
341		30	7,0														1			
342		22	12,0														1			
343		65	11,3														1			
344		7	5,1														0			

Nr.	Dm-Typ	Dm-Dauer	HbA1c	Fruk	Trig	Chol	Harns	Krea	Albu-min	Pro-tein	Antdiabetika	Insulin 1,2,3CT	Retino	Ne-phro	Makro	Neuro	Hyper-tonie	Diure-tika	Plaques	Hyperlip
345		17	7,9														0			
346		15	7,8														0			
347		3	13,2														1			
348		25	8,8														1			
349		26	6,1														1			
350		11	8,5														0			
351		32	7,8														1			
352		18	9,6														1			
353		21	9,0														1			
354		9	6,9														1			
355		13	9,3														1			
356		27	8,7														1			
357		25	10,3														1			
358		22	8,4														1			
359		10	7,0														1			
360		25	7,4														1			
361		34	7,9														1			
362		33	6,5														1			
363		7	9,5														1			
364		31	10,8														0			
365		12	11,2														1			
366		11	9,2														1			
367		10	12,3														1			
368		12	12,0														0			
369		23	10,3														1			
370		1	10,0														1			
371		7	10,4														1			
372		10	8,9														1			
373		2	11,0														1			
374		9	10,,5														1			
375		20	9,9														0			
376		2	9,2														1			

Nr.	Dm-Typ	Dm-Dauer	HbA1c	Fruk	Trig	Chol	Harns	Krea	Albu-min	Pro-tein	Antdiabetika	Insulin 1,2,3CT	Retino	Ne-phro	Makro	Neuro	Hyper-tonie	Diure-tika	Plaques	Hyperlip
377		1	8,0														0			
378		1	13,0														1			
379		6	11,9														0			
380		7	8,6														1			
381		10	7,4														1			
382		62	8,4														0			
383	2b	11	6,9	325	143	234	6,8	1,1	677		S, B	1	0	1	1	1	1	1		
384	2b	11	6,5	290	112	201	4,1	1,1			S, B	0	0	0	1	1	1	0		
385	2b	11	6,9	325	143	234	6,8	1,1	677		S, B	1	0	1	1	1	1	1		
386	2b	32	8,9	400	109	196	7,8	0,9	12		0	3	1	0	0	1	0	0		
387	2a	16	8,3	209	258	314	5,4	2,4	14776		0	3	1	1	1	1	1	1	1	
388	2a	12	11	292	202	297	3,5	0,8	361		0	3	0	1	1	1	1	0		
389	2a	12	11	292	202	297	3,5	0,8	361		0	3	0	1	1	1	1	0		
390	2b	7	5,7	244	213	214	7,6	1			B	0	0	0	1	1	1	0	1	
391	2b	1	8,6	395	348	312	5,3	1,1	54		0	3	0	1	1	1	1	0	0	
392	2b	32	8,9	400	109	196	7,8	0,9	12		0	3	1	0	0	1	0	0		
393	1	2	11	519	145	252	2,7	1,1	175		0	3	0	1	0	0	1	0		
394	1	2	10,8	379	55	279	2,8	0,9	16		0	3	0	0	1	1	1	0	1	
395																				
396	2b	7	7,6	261	123	216	5,7	1	61		S, B	1	0	1	1	1	0	0		
397	2a	26	8	306	162	288	6,4	1,1	38		0	3	1	1	1	1	1	0		
398	2b	8	7,9	351	114	140	3,7	1	19		S	1	0	0	0	1	0	0	0	
399	2b	7	7,6	261	123	216	5,7	1	61		S, B	1	0	1	1	1	0	0		
400																				
401																				
402																				
403																				
404																				
405																				
406	2b	8	9,3	277	322	620		1	22	52	S, B	1	0	1	1	1	1	1		1
407	2b	3	8,9	272	280	193		0,9	4	0	S, B, A	0	0	0	0	1	1	0		1
408	2b	2	8,9	357	177	217		1,7	177	372	0	2	0	1	1	1	1	1		1

Nr.	Dm-Typ	Dm-Dauer	HbA1c	Fruk	Trig	Chol	Harns	Krea	Albumin	Protein	Antdiabetika	Insulin 1,2,3CT	Retino	Nephro	Makro	Neuro	Hypertonie	Diuretika	Plaques	Hyperlip
409	2	11	5,9	260				2,3		75	0	2	1	1	1	1	1	1		
410	2a	12	11,1	305		261		1,2	51	175	0	2	1	1	0	1	1	0		1
411	2a	20	6,1	328	271	181		0,8	8		0	2	0	0	0	0	1	0		1
412	2b	3	8	295	164	73		1			B	2	0	0	0	0		0		0
413	2b	0	8,3	276	259	178		0,9	6		B	0	0	0	1	1	1	0		1
414	2b	4						1			S	0	0	1	1	1	1	0		1
415	2		8,8	390	204	87		1,2	496	957	0	2	1	1	0	0	1	0		1
416	2		8,3	390	253	128		1,3			S	1	0	0	1	0	0	0		1
417	2a	10	6,1	222	250	67		0,9	18		0	2	0	0	1	1	0	1		1
418	2b	10	10,3	492				0,9			0	2	0	0	1	1	0	1		
419	2b		7,8	244	299	266		0,9	19	158	0	0	1	1	1	0	1	0		1
420	2b		9,8	345	169	184		1	9	270	S	0		1	1	0	1	0		0
421	2b	3	8,7	332				1,1			0	0	0	0	1	0	1	0		
422	2b		5,6	244	244	137		0,9	8		S, B	0	0	0	0	1	1	0		1
423	2b	1	14,1	353	271	218		0,9	2025	2268	B	0	0	1	1	1	1	0		1
424	2b	13	11,7	356	208	150		1	6		S	0	1	0	1	1	1	1		1
425	2b	7	8,9	283	287	308		1	212	384	B	0	0	1	0	1	1	1		1
426	1																			
427	2b	10	7,2	293	253	170		0,9	1532	2556	0	2	1	1	0	1	1	0		1
428	2b	0	10,2	357	222	154		0,8	2		S	0	0	0	1	0	1	1		1
429	2a	50	7,6	305	279				4		S, B, A	0	1	0	0	1	1	0		1
430	2b	13	9,6	464	208	211		1	21		S, B	1	0	1	0	1	1	0		1
431	2b	12	9,3	360	190	287					S, B	0	1	0	1	1	0	0		1
432	2	25	6,3	196	199	123		0,7	4		0	2	1	0	0	1	0	0		0
433	2b	15	5,2	233	184	73		0,8	5		0	2	1	0	1	1	1	1		0
434	2b	0	11,4	416	189	138		1,5			S	0	0	0	1	0	1	0		0
435	2b	17	7,5	277	234	128		1,2	4		B	1	0	0	1	1	0	0		1
436	2a	17	10,4	370	222	283		1,7	534	616	0	2	1	1	1	1	1	1		1
437	2a	15	7,4	363	205	66		1,1	97	263	S	2	1	1	1	1	1	1		1
Anzahl	**276**	**420**	**423**	**252**	**204**	**308**	**111**	**191**	**90**	**27**	**38**	**196**	**243**	**244**	**194**	**244**	**200**	**155**	**92**	**98**
Min.		**1**	**4,9**	**177**	**35**	**40**	**2,0**	**0,4**	**0**	**0**										
Max.		**65**	**16,2**	**800**	**1371**	**620**	**9,6**	**3,4**	**14776**	**15555**										

LEBENSLAUF

NAME, VORNAME:	Rükgauer-Flusche, Margarete	
GEBURTSJAHR:	1952	
SCHULBILDUNG:	04.63 - 08.68	Gymnasium, Künzelsau, Mittlere Reife
	08.81 - 05.84	Berufliches Gymnasium, Heidenheim, Abitur
BERUFSAUSBILDUNG:	09.68 - 09.71	K. Hornschuch AG, Weißbach, Chemielaborantenlehre
	10.84 - 04.90	Universität Hohenheim, Stuttgart, Studium der Ernährungswissenschaften
BERUFSPRAXIS:	Technische Assistentin in verschiedenen chemischen und klinischen Laboratorien:	
	10.71 - 02.72	Forschungsinstitut, Hohenstein
	05.72 - 01.73	Sanatorium Dr. Kienle, Bad Wildungen
	04.73 - 07.76	Kreiskrankenhaus, Öhringen
	07.77 - 06.79	Klinische Chemie, Universitätsklinik, Ulm
	10.79 - 01.80	Praxis Prof. Leidenberger, Hamburg
	03.80 - 04.81	Organisches Institut, Fachhochschule Hamburg
	Wissenschaftliche Assistentin am Institut für Klinische Chemie und Laboratoriumsmedizin, Katharinenhospital Stuttgart:	
	04.91 - 03.96	als Angestellte der Universität Stuttgart
	04.96 - heute	als Angestellte der Universität Hohenheim, Stuttgart
BERUFSERFAHRUNG:	Entwicklung und Qualitätskontrolle von Kunststoffen	
	Forschung zur Textilveredlung	
	Methoden der Klinischen Chemie, Hämatologie, Bakteriologie, Serologie, Toxikologie, Immunologie	
	Betreuung des Praktikums "Klinische Chemie" für Medizinstudenten	
	Organisation eines organischen Lehrlabors	
	Leitung eines Spurenelementlabors	
	Betreuung von Diplom- und Doktorarbeiten	
	Evaluierung von diagnostischen Tests und Geräten im Bereich der Klinischen Chemie	

WISSENSCHAFTLICHE ARBEITEN

Rükgauer, M., Schmitt, Y., Kruse-Jarres, J. D. (1992): Physiologie und Pathophysiologie des Selen. Therapiewoche 42/44: 2584-2588

Rükgauer, M., Schmitt, Y., Schneider, H. (1993): Trace element metabolismus in patients on long-term hemodialysis. Vortrag: Trace Elements in Man and Animals (Tema 8), 16.-22.05.1993. Erschienen in: Anke, M., Meißner, D., Mills, C. F. (Hrsg.). Verlag Media Touristik, Gersdorf 1993: 784-788

Rükgauer, M., Schmitt, Y., Schneider, H., Kruse-Jarres, J. D. (1994): Trace element balance in patients undergoing hemodialysis. Trace Elem. Electrolytes 11/4:155-168

Rükgauer, M., Kruse-Jarres, J. D., Schmitt, Y., Beck, P., Streit, G., Zeyfang, A. (1994): Methodenentwicklung zur Isolierung von Zellfraktionen; Bestimmung von Selen in den Bestandteilen des Bluts. Vortrag: 10. Jahrestagung der Gesellschaft für Mineralstoffe und Spurenelemente, 14. Arbeitstagung Mengen und Spurenelemente: Defizite und Überschüsse an Mengen- und Spurenelementen in der Ernährung, Jena, 25.-26.11.1994. Erschienen in: Anke, M. (Hrsg.). Schubert Verlag, Leipzig 1994: 129-136

Rükgauer, M., Zeyfang, A., Uhland, K., Kruse-Jarres, J. D. (1995): Isolation of Corpuscular Components of Whole Blood for the Determination of Selenium in Blood Cells. J. Trace Elements Med. Biol. 9: 130-135

Rükgauer, M., Zeyfang, A., Uhland, K., Frost, D., Beischer, W., Kruse-Jarres, J. D. (1995): Konzentrationen der Spurenelemente Zink, Kupfer, Selen und Chrom in den Fraktionen des Vollbluts bei Typ I Diabetikern. Poster: Diabetes Dreiländer-Tagung, Basel, 15.-18.05.1996. Erschienen in: Diabetes und Stoffwechsel, Sonderheft 5, Mai 1996: 137

Rükgauer, M., Kruse-Jarres, J. D. (1996): Analytik von Kupfer in Körperflüssigkeiten. In: Günzler, H., Bahadir, A.M., Borsdorf, R., Danzer, K., Fresenius, W., Galensa, R., Hubder, W., Lüderwald, I., Schwedt, G., Tölg, G., Wisser, H. (Hrsg.): Analytiker-Taschenbuch Bd. 14. Springer Verlag Berlin, Heidelberg, New York: 283-300

Rükgauer, M., Kruse-Jarres, J. D. (1996): Analytik von Zink in Körperflüssigkeiten. In: Günzler, H., Bahadir, A.M., Borsdorf, R., Danzer, K., Fresenius, W., Galensa, R., Hubder, W., Lüderwald, I., Schwedt, G., Tölg, G., Wisser, H. (Hrsg.): Analytiker-Taschenbuch Bd. 14. Springer Verlag Berlin, Heidelberg, New York: 301 – 314

Rükgauer, M., Uhland, K., Lindemann, E., Kruse-Jarres, J. D. (1996): Methodenentwicklung zur direkten Bestimmung von Selen mittels elektrothermaler Atomabsorptionsspektrometrie in Plasma, Vollblut, Erythrozyten, Thrombozyten und Leukozyten. Referenzwertermittlung. Biomed. Technik 41/9: 236-241

Rükgauer, M. (1996): Evaluation eines neuen Lipoprotein (a) - Tests mittels kinetischer Nephelometrie. Clin. Lab. 42: 853 - 858

Rükgauer, M., Klein, J., Effenberger-Klein, A., Kruse-Jarres, J. D. (1997): Referenzwerte für die Spurenelemente Kupfer, Mangan, Selen und Zink im Serum von Kindern. Lab. Med. 2: 81-87

Rükgauer, M., Weber, T., Schäckeler, C., Hecker, W., Kruse-Jarres, J. D. (1997): Zinkstatus von Kindern und Jugendlichen mit Diabetes mellitus Typ I: Konzentrationen des Spurenelements in den Fraktionen des Vollbluts. Poster: 32. Jahrestagung Deutsche Diabetes Gesellschaft, Lübeck, 08.-10. 05. 1997

Rükgauer, M. Klein, K., Kruse-Jarres, J. D. (1997): Reference Values for the Trace Elements Copper, Manganese, Selenium, and Zinc in the Serum/Plasma of Children, Adolescents, and Adults. J. Trace Elements Med. Biol. 11: 92-98

Rükgauer, M. Zeyfang, A., Kruse-Jarres, J. D. (1997): Essentielle Spurenelemente bei Diabetes mellitus. Vortrag: mta97, Mannheim, 05.-07.03.1997. Erschienen in: MTA 11: 805-809

Rükgauer, M. (1997): Spurenelemente in den Fraktionen des Vollbluts. Vortrag: 13. Jahrestagung der Gesellschaft für Mineralstoffe und Spurenelemente, Dresden, 24.-25.10.1997. Erschienen in: Meissner, D. (Hrsg.). Wiss. Verlagsges., Stuttgart 1999: 74-81

Rükgauer, M., Klein, J., Kruse-Jarres, J. D. (1998): Chrom, Kupfer, Mangan, Selen und Zink im Serum bei Kindern mit Phenylketonurie. Akt. Ernähr. Med. 8: 23-27

Rükgauer, M., Weber, T., Schäckeler, C. (1998): Konzentrationen der Spurenelemente Zink und Kupfer in den Fraktionen des Vollbluts bei Kindern und Jugendlichen mit Diabetes mellitus Typ I. M & K 3, Sonderteil LaborMedizin: 13-17

Rükgauer, M., Neugebauer, R., Plecko, T., Kruse-Jarres, J. D. (1998): The selenium-dependent antioxidative system. Vortrag: Fifth International Symposium on Metal Ions in Biology and Medicine, München, 08.-10.05.1998. Erschienen in: Metal Ions in Biology and Medicine. Collery, P., Brätter, P., Negretti de Brätter, V., Khassanova, L., Etienne, J.-C. (Hrsg.). John Libbey Eurotext 5, 1998: 400-404

Rükgauer, M., Weber, T., Hecker, W., Kruse-Jarres, J. D. (1998): Concentrations of Copper and Zinc in Blood Cells in Children and Adolescents with Diabetes mellitus Type I. Poster: 24 th Annual Meeting of ISPAD (International Socity for Pediatric and Adolescent Diabetes), Zürich, 14.-16.09.1998. Erschienen in : Horm. Res. 50: 107-140, P 62

Rükgauer, M., Kruse-Jarres, J. D. (1998): Pathobiochemical Relevance of Trace Element Determinations in Blood Corpuscules. Vortrag: Fifth Rio Symposium, Cancun, Mexico, 4.-10.10.1998

Rükgauer, M., Flinspach, S., Kruse-Jarres, J. D. (1999): Bestimmung des spurenelementabhängigen antioxidativen Systems bei Frauen unter Einnahme von Ovulationshemmern. Vortrag: XXXVI. Wissenschaftlicher Kongreß der DGE, Stuttgart, 18-19.03.1999. Erschienen in: Proceedings of the German Nutrition Society, Deutsche Gesellschaft für Ernöhrung, 1: 3

Schmitt, Y., Rükgauer, M. (1994): Geräteevaluation des klinisch-chemischen Analysensystems Dimension AR. Lab. med. 18: 293-304

Brzezicki, M. A., Tennyson, D., Lizer, D., Mazza, L., Foco, M., Canepari, M., Kruse-Jarres, J. D., Rükgauer, M., Nordmann, S. (1996): Concordance data from Beckman´s Paragon CZE 2000 system versus two SPE automated cellulose acetate systems and Beckman´s Paragon IFE electrophoresis system. Clin. Chem. 42/6: 161

Schäckeler, C., Weber, T., Rükgauer, M. (1996): Möglichkeiten und Grenzen der Analyse von Spurenelementen in Haaren. MTA 11: 1-11

Kruse-Jarres, J. D., Rükgauer, M. (1997): Fortschritte und Grenzen der Analytik von Spurenelementen. MTA 10: 707-714

Plecko, T., Nordmann, S., Rükgauer, M., Kruse-Jarres, J. D. (1998): Determination and distribution of human plasma selenoproteins. Vortrag: Fifth International Symposium on Metal Ions in Biology and Medicine, München, 08.-10.05.1998. Erschienen in: Metal Ions in Biology and Medicine. Collery, P., Brätter, P., Negretti de Brätter, V., Khassanova, L., Etienne, J.-C. (Hrsg.). John Libbey Eurotext 5, 1998: 385-389

Kruse-Jarres, J. D., Rükgauer, M. (1998): ETAAS determination of trace elements in cellular compartments of whole blood. Poster: Pittcon 98, New Orleans, LA, March 1-5, 1998

Plecko, T., Rükgauer, M., Kruse-Jarres, J. D. (1998): Der oxidative Streß. MTA 13: 624-630

Schümann, K., Classen, H. G., Dieter, H. H., König, J., Multhaup, G., Rükgauer, M., Summer, K. H., Bernhardt, J., Biesalski, H. K. (1999): Hohenheimer Konsensusgespräch Kupfer. Akt. Ernähr. Med. 24: 283-296

DANKSAGUNG

Herrn Prof. Dr. J. D. Kruse-Jarres danke ich für die Möglichkeit, meine Doktorarbeit am Institut für Klinische Chemie und Laboratoriumsmedizin des Katharinenhospitals Stuttgart durchführen zu können und für sein Vertrauen in meine Arbeitsweise und Ziele. Besonders gefreut habe ich mich über seine wertvollen Anregungen bei der Korrektur der Arbeit.

Bei Herrn Prof. Dr. H. G. Classen möchte ich mich für seine Bereitschaft bedanken, die Funktion des ersten Gutachters für meine Doktorarbeit an der Universität Hohenheim zu übernehmen. Er war mir in vielen fachlichen und strategischen Fragen ein stets freundlicher Ratgeber.

Frau Dr. K. Wriedt-Elfgang danke ich für die Motivation zu dieser Arbeit, für ihre Anteilnahme und Ermutigung sowie ihre unermüdliche Diskussionsbereitschaft während der Durchführung der Arbeit und ihre konstruktive Kritik beim Korrekturlesen. Eine große Hilfe war mir auch Herr Dr. A. Zeyfang bei der Konzeption der Doktorarbeit und des Themas. Unsere zahlreichen Gespräche über Klinik und Nomenklatur des Diabetes mellitus und seine fachliche Hilfestellung bei der Durchsicht der Arbeit haben ganz besonders zu den Ergebnissen beigetragen. Herrn PD Dr. Y. Schmitt bin ich dankbar, weil er mir die Grundlagen und Möglichkeiten der Bestimmung von Spurenelementkonzentrationen in Blutzellen vermittelt hat. Sehr angenehm war auch das freundschaftliche Arbeitsklima in der Zeit unserer Zusammenarbeit.

Ohne das akademische Interesse von Herrn Prof. Dr. W. Beischer an der Versorgungslage von Diabetikern mit Spurenelementen wäre die Arbeit nicht zustande gekommen. Ihm gebührt mein Dank für den Zugang zu zahlreichen Patienten und den Akten der Medizinischen Klinik III des Bürgerhospitals Stuttgart. Für ihre Hilfsbereitschaft bei der Auswahl der Patienten und der Bereitstellung der Proben danke ich Herrn OA Dr. D. Frost und Herrn Dr. A. Zeyfang. Herrn OA Dr. W. Hecker bin ich sehr dankbar für die Gewinnung von Blutproben bei seinen kleinen Patienten der Inneren Ambulanz des Olgahospitals Stuttgart, besonders aber für die gute Zusammenarbeit. Eine große Hilfe waren mir auch zahlreiche freiwillige gesunde Probanden und Blutspender durch ihre bereitwillige Spende sowie viele Ärzte durch die Blutabnahmen in Stuttgarter Praxen und im Institut für Klinische Chemie und Laboratoriumsmedizin sowie im Institut für Transfusionsmedizin am Katharinenhospital.

Herrn Prof. Dr. H. Thöni vom Institut für Mathematik an der Universität Hohenheim danke ich für seine Unterstützung bei der statistischen Auswertung der Daten.

Bei Frau M. Schnaidt und Herrn S. Nordmann möchte ich mich für die freundliche Unterstützung bei der Durchführung des praktischen Teils dieser Arbeit bedanken, bei Frau M. Schnaidt besonders für die herzliche Atmosphäre im Labor und bei Herrn S. Nordmann für die technischen Hilfestellungen. Herrn Dr. T. Plecko bin ich dankbar für viele hilfreiche Erklärungen bei chemischen und biochemischen Fragen.

In diese Arbeit sind Meßwerte eingeflossen, die von Studenten der Universität Hohenheim und Tübingen im Rahmen ihrer von mir betreuten Arbeiten über Spurenelemente bei Diabetes mellitus am Institut für Klinische Chemie und Laboratoriumsmedizin gewonnen wurden. Für die Überlassung ihrer Daten danke ich Frau P. Fessler, Frau S. Keller, Herrn Dr. E. Lindemann, Frau H. Mahninger, Frau C. Schäckeler, Frau C. Schinnerer, Frau Dr. K. Uhland und Frau T. Weber.

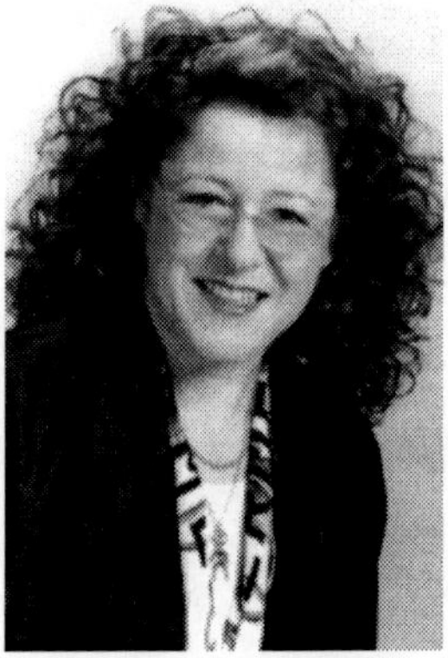

Die Autorin: Margarete Rükgauer-Flusche, geboren 1952 in Künzelsau, arbeitete zunächst als Chemielaborantin in klinischen-chemischen Laboratorien, bevor sie an der Universität Hohenheim Ernährungswissenschaften mit den Schwerpunkten Biochemie und Toxikologie studierte.
Seit 1991 arbeitet sie im Katharinenhospital Stuttgart am Institut für Klinische Chemie und Laboratoriumsmedizin im Bereich Spurenelemente. 1994 übernahm sie das Forschungs- und Entwicklungslabor und beschäftigte sich mit der Evaluierung von neuen Tests und Geräten für die klinisch-chemische Diagnostik, mit der Entwicklung und Qualitätssicherung von atomabsorptionsspektrometrischen Methoden und mit Studien zum Spurenelementstatus bei verschiedenen Krankheitsbildern. Sie betreute während dieser Zeit Diplom- und Doktorarbeiten und erstellte zahlreiche wissenschaftliche Publikationen und Vorträge. Mit der vorliegenden Arbeit promovierte sie im Juni 2000 am Institut für Biologische Chemie und Ernährungswissenschaft der Universität Hohenheim.

Zum vorliegenden Buch: In den letzten Jahren wurden bei vielen Krankheitsbildern erhöhte oder erniedrigte Spurenelementkonzentrationen im Blutplasma festgestellt. Der Gehalt in diesem Untersuchungsmaterial reflektiert jedoch nicht den Körperbestand an Elementen.
Um die *tatsächliche* Versorgungslage besser erfassen zu können, hat Margarete Rükgauer-Flusche im Rahmen ihrer vorliegenden Arbeit neben dem extrazellulären Gehalt von Chrom, Kupfer, Selen und Zink im Plasma *auch* den intrazellulären Gehalt in Erythrozyten, Thrombozyten und Leukozyten bestimmt. Zur Isolierung der Blutzellen entwickelte sie eine Dichtegradientenzentrifugation, mit der die Zelltypen einfach, rein und in hoher Ausbeute aus dem Vollblut abgetrennt werden können. Die Analytik der Spurenelementgehalte in den Blutfraktionen mit Atomabsorptionsspektrometrie sicherte sie mit einer von ihr neu eingeführten Methode zur Qualitätskontrolle.
Bei Patienten mit Diabetes mellitus wurde bislang schon vielfach ein veränderter Haushalt an Spurenelementen vermutet, der aber zumeist durch die Bestimmung der Plasmakonzentration nicht verifiziert werden konnte.
Margarete Rükgauer-Flusche überprüft die Aussagekraft der Analytik von Spurenelementen in den Blutfraktionen anhand der Beziehungen zwischen den Elementkonzentrationen in den Blutzellen und den klinischen Daten von Typ-1- und Typ-2-Diabetikern sowie bei Kindern mit Diabetes mellitus Typ 1. Aus den hierbei gewonnenen Daten ergeben sich vielversprechende therapeutische Ansätze für Patienten mit verschiedenen Folgeerkrankungen.